Destete

Final de una etapa

Alba Padró

Destete

Final de una etapa

LactApp

Grijalbo

ÍNDICE

PRÓLOGO

Me siento a escribir este prólogo justo el día en que mi bebé cumple 7 meses de vida y 7 meses de lactancia materna exclusiva.

Cuando me quedé embarazada, empecé a leer todo tipo de libros sobre embarazo, parto, cómo criar a los niños, pero ninguno de lactancia. Socialmente se habla poco de este tema, y eso que pienso que es el más importante, puesto que de ello depende la supervivencia de nuestro bebé. Efectivamente, cuando nació Amín y empecé a darle el pecho, me surgieron mil y una dudas, y fue entonces cuando conocí a Alba.

La lactancia ha sido lo más duro para mí, sobre todo al principio, por mi ignorancia y las dificultades de agarre que tenía mi bebé hasta que le operaron del frenillo con tan solo 11 días. Por ese mal agarre tuve unas grietas que me dolían cada vez que succionaba el bebé, y lo hacía a cada hora... Afortunadamente, al mes todos los problemas desaparecieron y gozo ahora de una lactancia maravillosa. Me parece un tema apasionante por sus múltiples beneficios tanto para el bebé como para la madre, no solo a nivel físico, sino también emocional. Es un momento único que genera una conexión extraordinaria.

No obstante, he comenzado a plantearme cómo iniciar el destete porque en unos meses tendré que reincorporarme al trabajo. Los rodajes pueden durar de 8 a 12 horas diarias y sería inviable continuar con la lactancia a demanda. Es importante recibir asesoramiento también a la hora de destetar para que no sea ni traumático para el bebé ni para nosotras, ni un cortocircuito para nuestro cuerpo. Y es ahí donde me he dado cuenta de que no hay libros sobre este proceso tan importante. Pero, otra vez, afortunadamente está Alba para resolver todas mis (nuestras) dudas.

Es un honor para mí poder escribir el prólogo de un libro que me apetece devorar ahora mismo. Espero que vosotr@s sintáis lo mismo y, sobre todo, que os ayude a tener un destete de lo más exitoso.

HIBA ABOUK

TODO SE ACABA

Os contaré mi experiencia cuando quise realmente destetar, y digo «quise» porque en nuestro caso fue una decisión mía, mi hijo no quería para nada dejar su teta. Fue cuando me quedé embarazada de nuevo cuando empecé un camino que no tenía vuelta atrás.

MARIA SANTALLUSIA

Si en este momento cada una de las que tenéis este libro entre las manos experimentara una ingurgitación mamaria, yo os daría la misma recomendación a todas: en tres pasos podría proporcionaros la información clave para que todas la superarais lo más rápido posible. Y esto no solo pasa en el caso de una ingurgitación, ocurre en la mayoría de las situaciones relacionadas con la lactancia materna. Con pautas «universales», cada una de vosotras puede conseguir resolver, mejorar o avanzar en su lactancia. Pero ¿y en el destete? ¿Qué claves puedo proporcionaros en caso de que queráis empezar a destetar a vuestro bebé? Hay tantos factores que es preciso tener en cuenta en un destete que no existe un único camino y no puedo recurrir a recetas universales para todas, ¡esto del destete va a costarnos un poco más!

Si hay algo que sabemos cuando empezamos a dar el pecho a nuestro bebé es que la lactancia es algo absolutamente temporal y que es muy pro-bable que en su transcurso necesite-mos ayuda e información, y lo mismo puede pasar con el destete.

Cuando empezamos a pensar en destetar a nuestros bebés, todas queremos que el proceso sea lo más fácil y llevadero posible. Lógicamente, nadie quiere que su hijo sufra en el proceso y muchas deseáis que deje el pecho con rapidez. En la lactancia hay muchos procesos que deseamos que sean rápidos: que el bebé mame en poco tiempo, soluciones mágicas para curar las grietas, que duerma más por la noche, que el bebé espacie las tomas y demande menos. Todo proceso tiene un camino, unos tiempos, unas emociones y unas necesidades, y el destete forma parte de la lactancia, por lo que también necesitamos entender que es una situación a la que vamos a tener que prestar atención y tiempo.

Es posible que en algunas ocasiones los bebés se desteten de manera relativamente sencilla, que nuestros pechos se regulen sin más dificultad y que todo esté bajo control en pocos días. Este tipo de destete existe, pero no todos son iguales, porque, en muchas otras ocasiones, el bebé o el niño no lo pondrá nada fácil, lo que puede generar muchas dudas acerca de cómo hacerlo, de si se está haciendo bien o quizá tengas la sensación de que se te agotan las ideas; además, el pecho puede doler o tal vez no tengas muy claro cómo dejar de producir leche... En general, mil y una dudas.

La mayoría de las madres me dicen que les ha faltado información para llevar a cabo el destete, y es probable que no haya más información sobre ello porque pensamos que se deja de amamantar en un pispás, y quizá ahora te ha tocado (o te va a tocar) descubrir que no es lo que parecía. El destete es mucho más complicado de lo que podamos pensar y está claro que lo que se había escrito hasta el momento sobre el tema se quedaba en lo superficial. Cuando escribí *Somos la leche*, uno de los últimos capítulos estaba totalmente dedicado al destete y pensé, incauta de mí, que era más que suficiente. Hace más de veinte años que acompaño a madres y bebés en su etapa de lactancia, y es cierto que ya había ofrecido información a muchas madres que querían destetar, y tengo que decir que no era

uno de mis temas preferidos. No es que no quisiera ayudar a destetar a las madres que me consultaban; ahora he entendido que lo que me pasaba era que es un tema demasiado complejo y solo podía ofrecer recursos básicos que había aprendido, que repetía como un loro y que a la vez me hacían sentir totalmente insegura.

La primera vez que mi editora me sugirió que escribiera sobre el destete fue justo el día que salió a la venta *Somos la leche*. Y yo le dije que no, que para un segundo libro mejor otros temas no tratados que me gustaban más, que no era necesario hablar del destete, ¿no estaba todo dicho? Menos mal que el tiempo pasa y te abre los ojos.[1] Por suerte, poco a poco y gracias a todas las consultas atendidas de manera virtual en la app de LactApp y presenciales en LactApp Clinic, nuestro punto de atención presencial en Barcelona, me he dado cuenta de la falta de información y acompañamiento que hay y de que muchas madres se sienten abandonadas a su suerte cuando son ellas las que deciden destetar. Parece que solo diciendo lo de «no ofrecer-no negar, distraer y aplazar» ya está todo dicho.

Además, y por desgracia, muchas familias consideran que las asesoras de lactancia, las profesionales de la salud o las IBCLC[2] no brindan este tipo

---

[1] Mi socia, María Berruezo, que siempre lo ve todo antes que los demás, ese mismo día ya me dijo que era buena idea escribir sobre el destete; ya eran dos contra una.
[2] IBCLC o, en su traducción en castellano, Consultoras Internacionales de Lactancia. Es una certificación internacional que garantiza la máxima cualificación en la atención a madres y bebés en lo que a lactancia materna se refiere.

de información y lo peor es que no creen que sea adecuado preguntarnos. Parece que nuestra única labor como expertas en lactancia sea mantener la lactancia materna de cada madre y bebé *ad infinitum,* casi como si hubiera un solo modelo de lactancia válido y el resto tuviera menos valor.

Cada lactancia es única y dure lo que dure tiene un valor inmenso, y la clave es que haga feliz a sus protagonistas. El destete es un proceso que va a aparecer en cualquier lactancia y si esta no es un placer, si se ha transformado en una obligación tediosa o incómoda, es el momento de que nos preguntemos qué queremos hacer.

Y sí, este libro contiene todo tipo de destetes, a cualquier edad, y tiene en cuenta los métodos existentes y algunos más que espero que os ayuden. Os pido que busquéis la información que más os satisfaga, que encaje en vuestro estilo de crianza o que sintáis afín a vuestros sentimientos y expectativas, y que paséis por alto todo lo demás. Quizá esa información no es para vosotras, pero será el camino que elegirán otras madres que están viviendo otras circunstancias diferentes a las vuestras.

Si habéis llegado a este libro buscando una respuesta concreta o una receta mágica para poder destetar a vuestro bebé, o que os garantice que ninguno de los dos vais a verter ni una lágrima, este no es vuestro libro. Quizá ninguno lo sea o, simplemente, no exista. Os pido que tengáis expectativas realistas sobre el proceso y que os preparéis antes de llevarlo a cabo, os escuchéis, valoréis lo que queréis hacer, lo que necesitáis y los recursos de los que disponéis y que, además, empaticéis con vuestros hijos, que son, sin duda, los otros grandes protagonistas de esta situación. Por último, y sin lugar a dudas, pedid ayuda a vuestra pareja, familia, amigas, expertas en lactancia... si lo necesitáis.

Me propongo ofreceros un libro sobre destete casi a cualquier edad y no sé si voy a lograr lo que quiero ni si cumplirá vuestras expectativas; solo puedo deciros que voy a intentarlo y que aportaré toda la información posible al respecto, para que podáis elegir vuestro camino, sea el que sea, y que de verdad resulte más fácil responder la pregunta «¿cómo lo hago para destetar a mi bebé?».

El destete respetuoso y con amor

En este punto empieza el conflicto, ¡muchas queréis que el destete sea respetuoso! Sé que es un tema polémico y que me meto en un jardín, pero antes de que te adentres en el resto del libro (espero que hayas empezado por orden), tenemos que tratar esta disyuntiva e intentar solucionarla.

Lo primero que hay que decir es que todas las madres mamíferas, de alguna manera, fomentan el destete de sus crías y de manera natural, sin que nadie se lo indique (ellas no tienen presiones del entorno, de los sanitarios, de la publicidad...) van a poner fin a la lactancia. Es cierto que el crecimiento de los bebés humanos es el más lento de entre todos los mamíferos y en ese proceso la lactancia materna es clave para su desarrollo. Aun así, las mamíferas humanas podemos experimentar también la necesidad de que nuestro hijo se destete; lo llamamos «agitación por amamantamiento» y no es más que un rechazo y quizá una señal de nuestro cuerpo o nuestro cerebro más primitivo, que nos indica que tal vez sea el momento de destetar. Por otro lado, debemos tener en cuenta que es altamente improbable que te pongas de acuerdo con tu bebé para decidir una fecha en la que destetar. Es muy factible que uno de los dos quiera hacerlo cuando el otro todavía puede no sentirse listo.

Si has buscado información de destete en las redes sociales o simplemente has escrito «destete» en Google, es posible que hayas leído que un destete antes de los 2 años no es respetuoso y que no debe llevarse a cabo, que hay que mantener la lactancia todo lo indicado por la Organización Mundial de la Salud (OMS) y así respetar las necesidades del bebé. Las personas que insisten con tanta vehemencia en que no se destete de manera «prematura» y que esperes a que tu hijo decida dejar de mamar para respetar sus necesidades (seguramente lo dicen con la mejor intención), quizá tengan poco en cuenta las necesidades de la madre y su realidad. Y estaréis conmigo en que no tener en cuenta las necesidades y sentimientos de la madre también es muy poco respetuoso.

Personalmente, sigue sorprendiéndome que el término «respetuoso» se asocie al concepto de «destete correcto». Parece que el destete solo es correcto si lo hacemos de una cierta manera.

También es muy importante para mí pensar en quién soy yo para decirle a una madre que no puede hacerlo de una manera concreta si ella siente que no puede esperar y tiene la necesidad de destetar de inmediato.

Por supuesto que los niños tienen unas necesidades muy concretas y, como iremos viendo, el momento final del destete fisiológico en el ser humano debería medirse en años y no en meses; si respetamos sus ritmos, es probable que el destete se produzca cuando el niño tenga varios años, y eso no suele ser un plan válido para muchas madres.

Y sí, ya sé lo que dicen todas las recomendaciones de los organismos que velan por nuestra salud. Todas ellas, sean de lactancia o relacionadas con nuestros hábitos de vida, van dirigidas a que tengamos una vida más saludable y que enfermemos menos. Esto es aplicable a cualquier recomendación que promulguen: estar activos y no ser sedentarios, tener una alimentación óptima, eliminar de nuestra vida el tabaco y el alcohol. Y, por supuesto, también en lo que a la lactancia materna se refiere:

- La OMS (Organización Mundial de la Salud) recomienda la lactancia materna exclusiva durante seis meses, la introducción de alimentos apropiados para la edad y seguros a partir de entonces, y el mantenimiento de la lactancia materna hasta los 2 años o más.
- Los bebés deben ser alimentados exclusivamente con leche materna durante los primeros 6 meses después del nacimiento. Después de los primeros 6 meses y hasta que el bebé cumpla 1 año, la AAP (la Academia Americana de Pediatría) recomienda que la madre continúe amamantando mientras introduce gradualmente alimentos sólidos en la dieta del bebé. Después de 1 año, la lactancia puede continuar si la madre y el bebé lo desean mutuamente.
- El Comité de Lactancia de la Asociación Española de Pediatría (AEP) recomienda la alimentación exclusiva al pecho durante los primeros 6 meses de vida del niño y continuar con el amamantamiento junto con otros alimentos que complementen la alimentación hasta los 2 años o más, mientras madre e hijo lo deseen.

Ni la OMS, la AAP o la AEP, ni ningún otro organismo oficial nos dicen que llevar a cabo un destete antes de los 2 años no sea respetuoso; solo dice que ellos aconsejan mantener la lactancia materna. En ninguna de sus recomendaciones dicen que sea obligatorio ofrecer el pecho durante 2 años, y mucho menos que el destete respetuoso se inicie a los 2 años.

Creo que en gran parte la confusión surge a partir de las investigaciones de la Dra. Katherine A. Dettwyler en el año 1994. Ella, como antropóloga, investiga cuál sería la duración natural de la lactancia materna en la especie humana[3] y determina que el tiempo mínimo de lactancia serían 2 años y medio. Esto, junto a las recomendaciones de los organismos oficiales, nos lleva a la creencia de que el destete solo puede ponerse en práctica de manera respetuosa y correcta a partir de los 2 años.

Por otro lado, sabemos que las cifras de mantenimiento de la lactancia[4] materna caen en picado a medida que pasan los meses y que solo un 41 % de las madres y los bebés llega a los 6 meses de lactancia. Un 94 % de las mujeres a nivel mundial expresa el deseo de amamantar antes del embarazo. Por supuesto, la cifra de niños que continúan con la lactancia al año o a los 2 años es muy pequeña, casi anecdótica. Simple y raso, los destetes se producen en cualquier momento de la lactancia y todas las mujeres que dejan la lactancia

---

[3] En el capítulo «Tipos de destete» tienes más información de sus investigaciones.
[4] <https://www.ncbi.nlm.nih.gov/books/NBK52688/>

por el motivo que sea necesitan información de cómo hacerlo de la mejor manera posible.

Por tanto, el número de madres y bebés que llegan a la etapa de la mal llamada «lactancia materna prolongada» es muy escaso. ¿Quiere esto decir que las madres que destetan antes de los 2 años recomendados no son respetuosas con las necesidades de sus bebés? Evidentemente, no. La gran mayoría de las madres, por no decir todas, quieren lo mejor para sus hijos y no quieren hacerles daño en ningún caso.

En muchas ocasiones, el destete se produce de forma prematura y no deseada; no podemos olvidar que la sociedad no es respetuosa ni con las necesidades de las madres ni con las de los bebés, y estos son algunos de los principales motivos:

- No se ofrece a las mujeres la atención adecuada en la lactancia, lo que podréis ver en algunas de las historias de destete en el capítulo final de este libro. El sistema falla en la resolución de las situaciones de conflicto más habituales en la lactancia.
- «Conciliación»[5] es una palabra que estamos a años luz de poder entender y aplicar; eso lleva a las mujeres a tener que renunciar, muchas veces sin quererlo, a la lactancia: por falta de tiempo, espacios adecuados para extraer la leche en el trabajo, jornadas de trabajo maratonianas, bajas de maternidad ridículas y apoyo económico casi invisible.
- Por supuesto, hay mujeres que quieren destetar para seguir con su vida laboral, cosa que es igual de respetable; para dejar la lactancia con las mínimas complicaciones necesitan ayuda. También pueden acusarlas o reprobarlas por esta elección.
- El poco valor, casi menosprecio, de la maternidad, que sigue viéndose como un problema. En un reciente informe del Banco de España,[6] se detalla que las mujeres, cuando se convierten en madres y durante el primer año de vida de su bebé, dejan de ingresar, de media, más de un 11% de su salario, mientras que para los hombres la pérdida solo supone el 0,15% de sus ingresos. Cuando una mujer busca un empleo se le pregunta, aunque no es legal hacerlo, si es madre o si quiere tener hijos, y si alguna de las respuestas es afirmativa, supone una desventaja en sus probabilidades de obtener el trabajo; cuando a un hombre le preguntan lo mismo, una respuesta afirmativa le proporciona mejores

---

[5] La conciliación personal, familiar y laboral se define como «la participación equilibrada entre mujeres y hombres en la vida familiar y en el mercado de trabajo, conseguida a través de la reestructuración y reorganización de los sistemas laboral, educativo y recursos sociales, con el fin de introducir la igualdad de oportunidades en el empleo, variar los roles y estereotipos tradicionales, y cubrir las necesidades de atención y cuidado a personas dependientes».

[6] <https://www.bde.es/f/webbde/SES/Secciones/Publicaciones/PublicacionesSeriadas/DocumentosOcasionales/20/Files/do2017e.pdf>

oportunidades de trabajo al entender que será más responsable en su desempeño.

La lactancia y el destete son inherentes al amor que sentimos todas por nuestros hijos. Cuando nos planteemos el destete, lo haremos con todo el amor del mundo hacia nuestros hijos y también hacia nosotras. Si estás leyendo esto es que quieres a tu hijo y quieres hacerlo lo mejor posible dentro de vuestra situación. Vas a acompañar a tu bebé en este proceso, vas a confortarle cuando esté frustrado o enfadado por tener que dejar el pecho; es posible que lloréis juntos, y recorreréis de la mano toda esta aventura... Y eso, sin duda, es amor del bueno.

Pero ¿qué es el destete?

En castellano entendemos como «destete» el momento en el que el bebé deja de amamantar o la acción progresiva de favorecer que el bebé deje definitivamente el pecho. Pero el concepto es bastante más amplio y quizá en otros idiomas[7] se entiende y asume que el destete empieza a producirse de manera irremediable a partir de los 6 meses de vida, cuando el bebé empieza a comer otros alimentos, lo que llamamos «ablactación». Por tanto, a partir de ese punto y en adelante, sabemos que en cualquier momento puede ter-

minar nuestra lactancia. ¿Cuándo llegará el final? Pues no lo sabemos, ya que esto va a depender de muchos otros factores.

Vocabulario básico en el destete

Antes de seguir, hay muchos grandes *palabros* y conceptos en el mundo del destete; irán apareciendo a lo largo del libro y es importante que los domines para que no te generen dudas cada vez que los leas. Los dejo todos aquí:

Ablactación: Hace referencia a la administración de alimentos diferentes a la leche que se le proporcionan al bebé cuando sus necesidades nutricionales son mayores que las que puede cubrir la leche, lo que suele pasar sobre los 6 meses de vida del bebé.

Agitación por amamantamiento: Se trata de un cúmulo de emociones y sentimientos: rechazo, rabia, enfado, cansancio, odio, que suelen aparecer en ciertos momentos de la lactancia y que hacen que la madre no quiera seguir amamantando. Pueden aparecer si se mantiene la lactancia durante el embarazo, en lactancia con niños mayores, durante la lactancia materna en tándem... Son una acumulación de emociones muy negativas que solemos callar por miedo a expresarlas en voz alta y a que nos juzguen. ¿Quién es ca-

---

[7] En inglés, el verbo *to wean* hace referencia al inicio de la alimentación complementaria, que sí supone que el bebé dentro de un periodo de tiempo más o menos variable va a dejar de mamar. En castellano la palabra que se asemeja más al concepto es «ablactación».

paz de expresar que siente odio hacia su hijo? Que no quiere que esté cerca, que quiere que se vaya o desaparezca, que tiene ganas de apartarle de manera violenta. Todos estos sentimientos y muchos más pueden llevar a la madre a querer destetar a su hijo.

Confusión tetina-pezón: Existen aún muchas discrepancias sobre si existe o no la confusión tetina-pezón, que suele llevar al bebé a rechazar el pecho materno. Es una situación que se produce bastante a menudo cuando se inicia la alimentación con fórmula y se administra en biberón. La cantidad de leche que el bebé recibe en poco tiempo es muy superior a la que consigue con el pecho; además, la succión con la tetina es muy diferente a la que hace cuando tiene el pecho en la boca. Estos dos aspectos pueden hacer que el bebé llegue a rechazar el pecho, lo que muchas veces conlleva un destete prematuro.

Destete: En castellano entendemos por «destete» el momento en el que el bebé deja el pecho o el proceso que se produce para que deje de mamar.

Destete dirigido: Tipo de destete en el que la madre o el bebé toman la iniciativa en el proceso para conseguir, en más o menos tiempo, dejar la lactancia materna.

Destete parcial: Tipo de destete en el que solo se eliminan ciertas tomas del día o de la noche. Lo más habitual es un destete parcial nocturno, en el que se deja de ofrecer el pecho por las noches para que la madre pueda descansar más.

Destete respetuoso: Tipo de destete que se realiza a partir de cierta edad del niño y en el que la madre toma la iniciativa de dejar de dar el pecho a su hijo, intentando que se produzca de la manera más considerada, respetando los tiempos y necesidades del bebé o del niño para que la transición sea lo más fácil posible. Como ya hemos comentado, a pesar de ser un concepto ampliamente usado, no tiene en cuenta las necesidades de la madre en el proceso de destete.

Disminución fisiológica de la producción de leche: Con este término hacemos referencia al descenso del volumen en la producción de leche, que se efectúa de manera gradual y escalonada. De esta manera, se regula la producción de leche y en pocas semanas el pecho deja de producir leche de manera paulatina[8] y no es necesario volver a realizar extracciones. Este tipo de bajada de producción láctea permite a la glándula regular de la manera más adecuada la leche sin sufrir obstrucciones o mastitis indeseadas.

---

[8] La producción de leche no desaparece por completo; si meses o años después de haber dejado de amamantar se produce una manipulación del pezón, pueden aparecer gotas de leche.

Huelga de lactancia: Etapa o situación en la que el bebé se niega a mamar o solo quiere mamar en unas determinadas circunstancias o en una posición concreta. Se puede confundir con un destete total, pero si la madre no lo desea, suele ser posible reconducir el proceso.

Lactancia durante el embarazo: Cuando una mujer que está lactando se queda embarazada, puede optar por seguir con la lactancia o destetar al bebé. Si el embarazo va bien y la madre no quiere destetar, no hay razón para hacerlo.

Lactancia diferida: Este término hace referencia al hecho de sacarse leche y ofrecérsela al bebé con biberón o con otro sistema de alimentación, sin que el bebé mame nunca directamente del pecho.

Lactancia irrestricta o lactancia no interrumpida: Términos acuñados para sustituir el término anterior «lactancia prolongada». Desde hace ya unos años se ha optado por hablar de lactancia irrestricta, puesto que el término «prolongado» podía dar a entender que la duración era excesiva.

Lactancia mixta: Forma de alimentación que se basa en combinar la alimentación del bebé con leche materna y leche artificial.

Lactancia prolongada: Término que hace referencia a la lactancia con bebés mayores. Se ha usado durante muchos años y actualmente se tiende a evitar su uso, puesto que la lactancia prolongada no es aquella que va más allá de los 2 años si tenemos en cuenta que el destete natural se sitúa entre los 2 años y medio y los 7.

Lactancia seca o en seco: Este término se refiere a la succión que realizan el bebé o el niño sin conseguir leche o succionando muy poca cantidad de leche, ya sea por estar llegando al final del destete, por un nuevo embarazo de su madre u otras situaciones particulares.

Lactancia en tándem: Se define como la lactancia que se hace al amamantar a la vez a dos hermanos de diferentes edades.

Situaciones o razones para destetar

La lactancia materna es un proceso social, cultural, político e histórico que también forma parte de la sexualidad femenina y que se ve modulada por muchas de estas situaciones y procesos. Cuando empezamos a amamantar, no solemos tener una fecha para el destete, aunque es probable que tengamos alguna idea general: voy a destetar para volver a trabajar, voy a destetar a los 6 meses, destetaré a los 3 meses o también es posible que no tengamos una expectativa concreta. Luego, a medida que avanzamos, llegan las razones y las situaciones por las que queremos destetar. No podemos olvidar, como decía antes, que se producen destetes tempranos relacionados con factores para los que a veces es complicado encontrar soluciones efectivas.

No sé cuál será tu situación y en realidad no importa: si lo has decidido, seguro que está bien. Si me lo permites, solo te diría que si te duele y destetar no es lo que quieres pero no ves otra solución, hables de ello con una experta en lactancia para asegurarte de que destetar es, de verdad, el único camino.

SITUACIONES POR LAS QUE HABITUALMENTE SE DESTETA DE MANERA PREMATURA:

Por sentir dolor al amamantar
Por percibir que se sufre «falta de leche» o que el bebé no tiene suficiente
Por tener que volver al trabajo
Por sentir o experimentar que el bebé rechaza el pecho
Por no querer amamantar

No podemos olvidar que hay toda una serie de circunstancias, algunas de ellas injustificadas, en las que se te puede sugerir o indicar que dejes la lactancia. La recomendación se realiza, en la mayoría de los casos, tomando como referencia la falta de información y los prejuicios sobre la lactancia materna. Por ello incluyo este apartado, por si es tu caso y necesitas más información antes de decidir qué hacer; más aún si realmente no te apetece destetar o sientes que aún no ha llegado el momento.

Situaciones en las que puedes buscar una segunda opinión antes de iniciar un destete:

• Enfermedad materna o medicaciones: Antes de tomar ninguna decisión, revisa la web de los pediatras de APILAM[9] www.e-lactancia.org. En ella puedes resolver las dudas que tengas sobre un medicamento o prueba diagnóstica a la que tengas que someterte. Los prospectos y los vademécums médicos no suelen ser una buena fuente de información con relación a la lac-

---

[9] Asociación para la Promoción e Investigación Científica y Cultural de la Lactancia Materna. Es una asociación sin ánimo de lucro para promocionar la lactancia con ciencia, formación, cultura y comunicación.

tancia y, en muchas ocasiones, se recomienda un destete cuando las medicaciones o pruebas diagnósticas son compatibles con seguir amamantando.

- Vuelta al trabajo: No es raro que nos digan o que imaginemos que la vuelta al trabajo es incompatible con mantener la lactancia, cuando a veces es solo cuestión de organización y conocimiento. Por ejemplo, a muchas madres que trabajáis manejando materiales o productos potencialmente tóxicos se os anima a destetar por si pasara algo. Por suerte o por desgracia, si ocurre algún accidente en tu lugar de trabajo tendrás tiempo para destetar. Y si tu centro de trabajo cumple las medidas de salud laboral y tu salud no está en riesgo, es difícil que lo esté vuestra lactancia. En otros casos parece imposible mantener la lactancia estando muchas horas fuera de casa, pero tal vez ni siquiera se haya tenido en cuenta la posibilidad de llevar a cabo un destete parcial.

- Para buscar un nuevo embarazo: No es necesario destetar para buscar otro embarazo. Es posible que no tengas la regla y desees conseguir un nuevo embarazo. En este caso, suele recomendarse un destete parcial nocturno

para conseguirlo, pero también puedes estar atenta a las señales de tu cuerpo[10] para detectar que estás ovulando de nuevo.

- Nuevo embarazo: En muchas ocasiones se nos invita a destetar cuando nos quedamos embarazadas otra vez. En todo caso, la decisión es solo tuya; amamantar no aumenta el riesgo de aborto o parto prematuro[11] ni supone un perjuicio para ninguno de los tres. Solo en el caso de que amamantar te produjera contracciones sería mejor, si quisieras, que dejaras la lactancia.

- Para someterte a un tratamiento de reproducción asistida: Esta es otra de las situaciones en las que suele recomendarse destetar sin que haya evidencia de que sea necesario. La recomendación de destetar se hace esencialmente por dos motivos: el primero es disminuir los niveles altos de prolactina en sangre, que suelen dificultar un embarazo, y el segundo es la incompatibilidad con la lactancia de los medicamentos que van a recetarte; la mayoría son tratamientos hormonales. Vamos a ello: a partir de los 3 meses, los niveles de prolactina en sangre suelen ser bajos y solo experimentan un pico puntual cuando el bebé succiona el pecho; de la

---

[10] En el capítulo «Más preguntas, más respuestas» dispones de más información.
[11] Monasta, Lorenzo & Cetin, Irene & Davanzo, Riccardo. (2014). «Breastfeeding During Pregnancy: Safety and Socioeconomic Status». *Breastfeeding medicine: the official journal of the Academy of Breastfeeding Medicine*. doi: 10.1089/bfm.2014.0045

misma manera que si tienes relaciones sexuales con tu pareja durante el proceso de reproducción asistida nadie te dice que sea mejor que no te toque, succione o manipule los pechos para no generar prolactina, no hay razón para aconsejar un destete. Y respecto a los medicamentos, la mayoría, por no decir todos, son compatibles con la lactancia. Puedes revisarlos tú misma en la web de la página www.e-lactancia.org. Al final del libro, en el capítulo de testimonios y experiencias, creo que hay un par de ellas que te gustará leer.

- «Porque tu hijo es mayor»: Sí, esto se recomienda con mucha facilidad cuando alguien considera que tu bebé es «demasiado» mayor y que ya no tiene sentido que le des el pecho. Este tipo de opiniones está fuera de lugar; si tú disfrutas de la lactancia, no hay razón para destetar. Tú y tu bebé sois los únicos que tenéis voz y voto en este proceso.

- Porque te lo recomienden: Se recomiendan muchas cosas y muchas fuera de lugar. No siempre las recomendaciones son apropiadas y a pesar de que pueden venir de todo el mundo, a veces este tipo de opiniones procede de boca de profesionales de la salud con escasa formación en lactancia materna.[12] Por otro lado, a veces la familia insiste en que dejes la lactancia si te ven cansada o tienes dolor; seguramente que dejes la lactancia no es lo que quieres oír.

- Porque tu hijo tiene caries o cualquier problema dental: La lactancia ha pasado a ser una de las acusadas principales cuando el niño presenta caries, hipoplasia dental o algún tipo de situación estructural en la cavidad oral. La caries, que quizá es la enfermedad periodontal más conocida y más frecuente en niños, es un proceso multifactorial y a pesar de que hay niños mayores de 12 meses que presentan caries durante la lactancia, la evidencia científica[13] concluye que esta observación no debe dar lugar a la interrupción de la lactancia materna, sino más bien a la mejora de la higiene oral.

- Porque la leche ya no alimenta: Mito absurdo donde los haya. Tenga la edad que tenga, tengas la cantidad de leche que tengas, tengas dificultades para producir leche y estés haciendo lactancia mixta, la leche siempre va a ser de la mejor calidad y nunca va a transformarse en agua o en una sustancia que no sea nutritiva para el bebé.

---

[12] Por suerte, cada vez son más los profesionales de la salud que reconocen sus carencias formativas en lo que a lactancia materna se refiere y buscan recursos o la colaboración de otros expertos, antes de hacer ningún tipo de recomendación que solo se base en una opción personal.
[13] <http:// www.thelancet.com> y <http://www.incap.int/>

Situaciones de dolor en el pecho que se pueden producir en el destete y cómo puedes solucionarlas

Es importante que prestéis máxima atención a este apartado, independientemente del tipo de destete que elijáis.

El destete no debería producir dolor a la madre. Se manejan aún muchas recomendaciones en el destete que pueden dañar nuestro pecho y que están absolutamente fuera de lugar: vendarse los pechos con fuerza, no sacarse leche, no beber líquidos, no tocar el pecho durante el proceso de destete... Aplicar alguno de ellos, o todos a la vez, puede ocasionarte más problemas que otra cosa.

Si te han recomendado alguno de estos métodos, estás siguiéndolos o por lo que sea vuestro destete se complica, aquí tienes la solución a los problemas más habituales. Pero no te asustes al leer esto, porque es más que probable que no padezcas ninguna de estas situaciones durante el destete; este apartado es solo «por si acaso». Prefiero que estés preparada si experimentas alguna de ellas, para que puedas actuar lo antes posible y evitar dolor y sufrimiento, que es mejor no añadir al proceso de destete:

Ingurgitación: Puede producirse en las 48-72 horas posteriores al nacimiento del bebé, hayas tomado la medicación para reducir la leche o no. El pecho está duro, caliente, la piel muy tensa, puedes sentir mucho dolor y hasta es posible que tengas el tejido de las axilas inflamado e incluso que no puedas bajar los brazos.

La ingurgitación es una complicación posterior a la subida de leche, que es un proceso fisiológico y que no suele ser doloroso. Si en el pecho, además de la leche, se acumulan líquidos, se produce un edema, que causa esta molesta sensación. Por suerte, tiene fácil solución con tres medidas clave:[14] frío, masajes de presión inversa suavizante y sacar en cada extracción un poco de leche. No tengas miedo a extraer leche cuando lo necesites; el problema en la ingurgitación no es la leche, es el edema que se ha producido en el pecho. Si sigues estas indicaciones, el pecho se normalizará en las 24-48 horas siguientes.

Sensación de tener el pecho lleno: Si tu bebé ya no es un recién nacido, no vas a tener una ingurgitación, pero sí puedes padecer acumulación de leche. Si notas que tienes zonas del pecho «llenas» pero no tienes dolor, es posible que, sin hacer demasiado, consigas normalizarlo del todo. Si no te molesta ni notas bultos, aplica solo frío y con-

---

[14] En el capítulo «El destete dirigido por edades» tienes más información para resolver la ingurgitación con la máxima celeridad.

sulta con tu médico o farmacéutico para que te indique qué antiinflamatorios puedes tomar. Controla el pecho durante 3-4 días y observa si poco a poco dejas de experimentar esta sensación de plenitud.

Obstrucción o retenciones de leche: Puede aparecer en cualquier proceso de destete, con independencia de la edad del bebé. Vas a notar una zona del pecho inflamada, un bulto definido que puede ser muy doloroso si lo tocas. Aplica frío en la zona afectada y evita el calor, que es poco adecuado en esta situación. Extrae la leche de la manera que mejor te vaya: con sacaleches, a mano o incluso, si te ves apurada,[15] puedes colocar al bebé, que sin duda es el mejor sacaleches del mercado. Cuando estés realizando la extracción, aprovecha para hacer un masaje sobre la zona donde sientas el bulto; primero dibuja círculos sobre la zona afectada y luego, con los dedos, «dirige» la leche hacia el pezón. Súmale los antiinflamatorios que tomes habitualmente cuando tengas dolor y repite la operación cada 2-3 horas. Deberías notar que el bulto disminuye durante las extracciones y que luego, a las horas, vuelve a «llenarse»; no pasa nada, forma parte del proceso habitual y debería desaparecer en un máximo de 72 horas; si no es así, no dudes en consul-

tar con tu médico de cabecera o comadrona.

Mastitis: Por desgracia, una mastitis aguda puede aparecer en cualquier momento de la lactancia y también en el destete. ¿Qué vas a notar? Lo primero es un dolor agudo en un cuadrante del pecho; a esto se le puede unir una mancha roja sobre la zona, fiebre, malestar general, náuseas, dolor de cabeza.

La mastitis es una de estas situaciones que nadie desea experimentar y menos en un destete, y que es relativamente fácil de solucionar con las indicaciones oportunas: aplicar frío en la zona (nada de calor), vaciar el pecho con frecuencia (sí, lo estás leyendo bien: aunque quieras destetar, es mucho más recomendable que saques toda la leche posible que evitar hacerlo; de esta manera, las bacterias implicadas en la formación de la mastitis no van a quedarse dentro del pecho agravando la situación. Además, un efecto secundario de la mastitis es de por sí una bajada de la producción de leche), tomar los antiinflamatorios habituales para el dolor o consultar con tu farmacéutico qué puedes tomar, y mucho descanso (como si tuvieras gripe).

La gran mayoría de las mastitis remiten al poner en práctica estos pasos y

---

[15] Es posible que sientas que no es adecuado volver a colocar al bebé de nuevo al pecho si lo que quieres es destetar. Es un poco contradictorio, es cierto, tan solo es que hay ocasiones en las que la succión del bebé es la manera más efectiva de solucionar la obstrucción.

solo en el caso de que durante el proceso la fiebre no disminuya en ningún momento, aumente o pasen más de 24 horas necesitarás tratamiento antibiótico para evitar que la situación se complique.

Absceso: El absceso mamario se produce habitualmente después de un proceso de mastitis. Un absceso mamario no es más que la formación de colección de pus dentro de la glándula mamaria. Cuando lo tocas, se siente un bulto muy determinado; a veces, según el tiempo que haya pasado desde el inicio del proceso, es blando y la piel sobre él presenta un color rojo amoratado; otras veces está descamada o muy fina y brillante. Un absceso es una situación grave que requiere atención médica y tratamiento adecuado, ya que pone en riesgo tu salud.

Dependiendo del momento en el que se encuentre el absceso y de su tamaño, se pueden intentar diversos abordajes, puesto que va a ser necesario extraer el pus, ya que no hay manera de que este salga a través de la leche y del pezón.

Si el absceso es pequeño (menos de 5 cm) y la evolución no es total, se puede eliminar el pus existente mediante una aguja guiada por ecografía. Este proceso es mucho más respetuoso con el pecho y facilita su recuperación. Puede ser necesario repetir el proceso varias veces para eliminar toda la cantidad de pus acumulada. Si el absceso es mayor de 5 cm o está muy avanzado, no queda otra opción que intervenir en quirófano. Se realiza un corte en la zona afectada, lo más lejos posible del pezón y la areola; se elimina el pus; se limpia la zona y se coloca un drenaje para facilitar la salida de pus y los restos de sangre en los días posteriores. Va a ser necesario hacer curas casi diarias al inicio y seguir con la higiene de la zona. La herida puede rezumar leche; es normal. Y algo muy importante: si te toca experimentar esta compleja situación, la mejor recomendación que te pueden dar es que sigas con la lactancia hasta que se haya curado la herida, lo que puede demorarse unas semanas. Si por la razón que sea el abordaje del absceso ha sido por la areola, la situación puede complicarse un poco, ya que es realmente difícil colocar al bebé para mamar o sacarse leche.

Si tienes un absceso mamario, dejar de amamantar en este momento puede producir abscesos en otros puntos del pecho. Y, por supuesto, una vez superado este proceso tan duro, si quieres destetar, ¡adelante!

Controla tu pecho en el proceso de destete; aunque creas que no tienes leche o le des muy poco pecho al bebé, no pasa nada por ser prudente y estar unos días pendiente de la reacción de la glándula mamaria con el destete.

El destete a través de los siglos y en el mundo

En nuestra sociedad occidental contemporánea, parece que lo normal y habitual es que los bebés se desteten a las pocas semanas o pocos meses de haber empezado la lactancia. Que aquí (cada una allá donde esté) se haga de manera habitual a una determinada edad no implica que se haga igual en otras partes del planeta, y así nos lo indican las pocas encuestas de lactancia que se hacen en el mundo. La edad del destete varía por los motivos citados antes y se relaciona con las opciones y realidades que vive cada madre. Lo que integramos como la edad «normal» del destete quizá no lo es tanto en otra parte del globo o incluso dentro del mismo país. Conocer estas otras realidades actuales, pasadas o cómo se ha modulado el destete a lo largo de la historia nos permite tener una visión menos reduccionista de esta realidad en el crecimiento y desarrollo humano.

Hace 6 millones de años, los primeros homínidos poblaron la tierra y la lactancia aseguraba el mejor desarrollo de las crías; como veremos a continuación, a lo largo de estos millones de años, la lactancia y el destete se han visto modulados por diferentes circunstancias. Esto de mamar y destetar no es una moda, y a través de los estudios realizados en los dientes y los huesos de los fósiles encontrados en la cueva de Atapuerca[16] se determinó que la leche materna era el alimento más importante en la dieta infantil durante los primeros 4 años de vida. Observaron las modificaciones del esmalte que presentaban los dientes de los cráneos infantiles encontrados en el yacimiento y concluyeron que dichas modificaciones podrían indicar una modificación en la dieta de los niños, lo que los investigadores interpretaron como que se los destetaba.

En el mundo antiguo, tanto occidental como oriental, las mujeres han dado pecho mucho más tiempo y han destetado mucho más tarde de lo que ahora consideramos «normal». En el antiguo Egipto,[17] las mujeres amamantaban a sus hijos de manera irrestricta y se daba mucha importancia a la lactancia materna. Los niños empezaban el destete sobre los tres[18] años: «Cuando naciste, ella te llevó a su cuello y durante tres años te amamantó», se puede leer en un papiro egipcio. La importancia que otorgaban los egipcios a la leche materna era notable y también se usaba en la preparación de remedios farmacológicos.

En la antigua Grecia, durante las épocas arcaica y clásica,[19] lo habitual era que las mujeres amamantaran a sus hijos, a pesar de que las nodrizas desempeñaban también un papel fundamental y reconocido en la crianza de los niños, y colaboraban en sus cuidados y su educación. Avicena es el nombre por el que se conoce en la tradición occidental al médico, filósofo y científico musulmán de nacionalidad persa. Uno de sus textos más famosos es *Al Qanun,* canon de medicina también conocido como *Canon de Avicena,* una enciclopedia médica de 14 volúmenes escrita alrededor del año 1020. Lo curioso es que en ella habla de lactancia materna, también de las nodrizas, y parece ser uno de los primeros médicos que empieza a recomendar una edad para el destete: «La lactancia durará de ordinario dos años y el destete no deberá hacerse bruscamente».[20] Nos dicta una edad y la manera pausada de hacerlo.

El destete en la literatura

La lactancia materna nos acompaña desde el inicio de la historia de la humanidad. Y la historia también se escribe. Estos testimonios nos explican qué pasaba en otra época, cómo se concebían los destetes, y podemos

[16] <https://journals.plos.org/plosone/article?id=10.1371/journal.pone.0142895>

[17] Dupras, T. L., Schwarcz, H. P., Fairgrieve, S. I. «Infant feeding and weaning practices in Roman Egypt», *American Journal of Physical Anthropology.* 2001;115(3):204-212. doi:10.1002/ajpa.1075

[18] VV. AA., *La alimentación y la nutrición a través de la historia,* Jordi Salas-Salvado, Pilar García-Lorda, Jose M. Sánchez Ripollés, eds., Barcelona, Novartis, 2005.

[19] Reboreda Morillo, Susana, «La lactancia en la antigua Grecia: entre el mito y la historia», en Massó Guijarro, Ester, «Mamar: mythos y logos sobre lactancia humana». *DILEMATA, Revista Internacional de Éticas Aplicadas* n.º 25, 2017, págs. 23-35.

[20] Dunn, P. M., «Avicenna (AD 980-1037) and Arabic perinatal medicine». *Archives of Disease in Child Fetal & Neonatal,* Ed. 1997;77(1):F75-F76. doi:10.1136/fn.77.1.f75

ver que no hay una edad ni un tiempo estanco en el que se haya producido el destete. Por supuesto, para empezar tenemos que buscar en uno de los libros más leídos y el más impreso del mundo. En la Biblia y en libros apócrifos del Antiguo Testamento hay numerosas referencias a la lactancia materna, la edad del destete aparece en:

> Génesis 21:8-21:8:
> Y creció el niño, y fue destetado; e hizo Abraham gran banquete el día que fue destetado Isaac.
> Macabeos 7: 27:
> Burlándose del perverso rey, se inclinó hacia su joven hijo y en su propio idioma le dijo: «Hijo mío, ten compasión de mí. Yo te tuve nueve meses en mi vientre, te di el pecho por tres años y te he criado hasta ahora».

La lactancia se mantenía hasta los tres años. Al llegar a esa edad, se los destetaba y se celebraba un festejo con un banquete, ofrendas y sacrificios de animales. La mortalidad infantil era muy alta y sin duda había que festejar que un niño había superado cierta edad.

En el Talmud (s. III d. C.), libro sagrado de los judíos, se recomienda destetar a los 24 meses, pero si el bebé tiene algún problema de salud, queda claro que se puede extender el periodo de lactancia materna por el bien del niño:

> Si en algún momento el bebé deja de mamar,[21] la madre puede volver a ofrecer el pecho en cualquier momento hasta los dos años. La lactancia puede extenderse hasta los cuatro o cinco años si el bebé no está sano...

En el Corán (s. VII d. C.), texto sagrado para los musulmanes, se prescribe el destete a los dos años de vida. Y así lo podemos leer en *Al Baqarah* [2:233]:

> Las madres deberán amamantar a sus hijos durante dos años completos, si se desea completar la lactancia. (...) No hay falta si ambos, de común acuerdo, desean destetarlo. Y si queréis que alguien amamante a vuestros hijos, no hay falta en que paguéis por ello, según lo que es reconocido.

El destete también se puede realizar antes de los dos años, siempre y cuando padre y madre estén de acuerdo en ello. La segunda parte del texto hace referencia a la búsqueda de una nodriza si fuera necesario. En el islam, los vínculos que se crean al amamantar a un bebé ajeno son similares a los lazos de sangre, y se reconoce a los niños que han mamado de la misma

---

[21] Hace referencia a las huelgas de lactancia.

mujer como «hermanos de leche», lo que tiene repercusiones en su vida adulta, ya que dos hermanos de leche no pueden contraer matrimonio.

Avanzamos un poco en la literatura universal y encontramos otro ejemplo de destete en la obra de Shakespeare *Romeo y Julieta*. En la escena III Acto I podemos leer:

Nodriza: Sean pares o nones, ese día, en anocheciendo, cumple Julieta años. ¡Válgame Dios! La misma edad tendrían ella y mi Susana. Pero Susana está en el cielo. No merecía yo tanta dicha. Pues como iba diciendo, cumplirá catorce años la tarde de los ángeles. ¡Vaya si los cumplirá! Me acuerdo bien. Hace once años, cuando el terremoto, le quitamos el pecho. Jamás confundo aquel día con ningún otro del año. Debajo del palomar, sentada al sol, unté mi pecho con acíbar. Vos y mi amo estabais en Mántua. ¡Me acuerdo tan bien! Pues como digo, la tonta de ella, apenas probó el pecho y lo halló tan amargo, ¡qué furiosa se puso contra mí! ¡Temblaba el palomar! Once años van de esto. Ya se tenía en pie, ya corría... tropezando a veces.

A Julieta la destetaron a los tres años usando aloe vera para que rechazara el pecho. El aloe aún se usa en muchas partes del mundo para destetar a los bebés por su sabor amargo, que hace que los niños al intentar mamar encuentren un sabor desagradable y dejen el pecho. Parece que Julieta se enoja mucho cuando esto sucede, se enfada con su nodriza por lo que ha pasado. Hablaremos de este tipo de destete y de la necesidad de aplicarlo más adelante y de que, si se lleva a cabo, es importante informar previamente al niño o la niña de que es posible que la teta tenga mal sabor y acompañar la frustración posterior.

También en la obra *Ana Karenina*, de Tolstói, aparece el destete. Concretamente en la tercera parte, capítulo 8:

—¡Hay que ver qué hermosura de niña! ¡Es blanca como el azúcar! —decía una de las mujeres, contemplando a Tania—. Pero está muy delgadita.

—Sí. Ha estado enferma.

—¿También han bañado a ese? —preguntó otra, señalando al menor de todos.

—No. Este no tiene más que tres meses —contestó Dolly con orgullo.

—¡Caramba!

—Y tú, ¿tienes hijos?

—Tenía cuatro. Me han quedado dos: chico y chica. En la última cuaresma he destetado al niño.

—¿Qué edad tiene?

—Más de un año.

—¿Cómo le has dado el pecho tanto tiempo?

—Es nuestra costumbre: tres cuaresmas.

Y se entabló la conversación que más interesante resultaba para Daria Alejandrovna. ¿Cómo había dado a luz? ¿Qué enfermedades había tenido el niño?

En inglés, en todas las traducciones de *Ana Karenina*, Dolly responde cuando se le pregunta por la edad de su bebé: dos años. He revisado varias traducciones al castellano de la obra de Tolstói y no he podido salir de mi asombro al ver que la misma frase se traduce de maneras muy diferentes: casi dos años, un año, más de un año. Por ello busqué la ayuda de mi amiga Irina Comesaña Kotliarskaya y su madre, para saber qué edad era la que aparecía en el texto original. Ellas hicieron una traducción del texto original en ruso y la madre de Irina la interpretó: «En Rusia ha sido tradición quitarles el pecho a los niños al año. Por eso le extraña que tenga más de un año y siga dándole el pecho». De la misma manera que actualmente nos sorprendemos cuando un bebé de cierta edad sigue mamando, los protagonistas se sorprenden por que la nodriza siga amamantando más allá de lo habitualmente establecido en Rusia.

Una de mis autoras preferidas es Lionel Shriver, quizá algunas habéis visto la película basada en una de sus obras más conocidas, *Tenemos que hablar de Kevin*. En esta novela, Shriver detalla muchas dificultades habituales de una madre primeriza con la crianza y la lactancia, y cómo después de una mastitis bilateral en cuyo tratamiento le dan consejos erróneos decide destetar. Seguro que a muchas os sonará este proceso:

Al final, una mastitis puso fin a mi desesperada búsqueda del alimento que tal vez alejara a Kevin de mi leche (...) ¡Cada vez que la camioneta se metía en un bache, mis pechos ardían. No me hacía ninguna gracia la perspectiva de pasar por el penoso proceso de exprimirles la leche cuando llegáramos, cosa que, según se me había indicado, debía hacer religiosamente cada cuatro horas en atención a la mastitis, aunque después tendría que tirar la leche por el sumidero. (...) Tras una segunda tanda de antibióticos, la mastitis cedió. Me resigné a que Kevin se alimentara a base de biberones, dejé que los pechos se me congestionaran y después se secaran (...)

He incluido este libro en concreto, a pesar de no ser un libro tan conocido como los anteriores, porque refleja muchas de las dificultades que experimentan las mujeres en la lactancia y que las llevan a hacer todo lo posible para intentar «salvarla». Mientras luchan, lo pasan tan mal que pueden llegar a odiar la lactancia.

Destete a lo largo de los siglos

Lo que ahora entendemos como normal o habitual en el destete ha sufrido las variaciones más grandes a lo largo de la historia y ha tenido en cuenta factores muy diversos: las necesidades de los hombres de la familia, la incorporación de las mujeres al trabajo remunerado en situaciones de guerra... Por ejemplo, en Francia, durante muchos siglos las mujeres adineradas no alimentaban a sus hijos y tenían nodrizas en casa o directamente los mandaban a vivir a casa de la nodriza, y volvían a buscarlos cuando contaban 2 o 3 años. De esta manera, la amenorrea[22] que produce la lactancia no era tal y podían quedarse de nuevo embarazadas en poco tiempo.

También existen regiones de las que tenemos datos, en lo respectivo al destete, de hace unos años; de esta manera podemos observar la evolución que presentan, aunque creo que las cifras y las conclusiones no os van a sorprender demasiado.

También existen regiones, menos industrializadas, de las que tenemos datos de hace unos años y cifras más actuales sobre el destete; así podemos observar la evolución que presentan.

En Samoa,[23] el conjunto de islas situadas en medio del Pacífico Sur, la edad media de destete en 1951 era de 20 meses, pero, por supuesto, los cambios sociales y culturales hicieron que en el 2009 la lactancia exclusiva a los 6 meses fuera de algo más del 50%. La cifra no parece mala del todo si la comparamos con la que tenemos en España, donde a los 6 meses se cree que algo más de un 46%[24] de las mujeres sigue con la lactancia. La diferencia es que para los niños de estas islas el destete precoz resultó ser nefasto[25] y aumentó de manera exponencial las cifras de malnutrición infantil. Esta es una evidencia más de cómo los índices de lactancia han descendido en todo el mundo, incluso en las zonas más remotas del planeta, y que cuando no tenemos una alimentación sustitutiva adecuada para ofrecer a los pequeños, su crecimiento puede verse muy comprometido.

En Armenia era tradicional que las madres no dieran el pecho a los bebés en los brazos: el bebé permanecía en la cuna y la madre se inclinaba sobre el moisés de madera para amamantar-

---

[22] La amenorrea es la ausencia de regla. La lactancia materna produce amenorrea para evitar la posibilidad de un nuevo embarazo que ponga en riesgo la producción de leche y, por tanto, deje al bebé sin alimento. Cuando una mujer se queda embarazada durante el periodo de lactancia, la glándula involuciona para prepararse para la lactancia del futuro bebé y, por tanto, deja de producir leche.
[23] <https://www.ncbi.nlm.nih.gov/pmc/articles/PMC5226017/>
[24] <https://www.aeped.es/sites/default/files/documentos/201602-lactancia-materna-cifras.pdf>
[25] Archer, Lucy & Dunne, Thomas & Lock, Lauren & Price, Lucy & Ahmed, Zubair. «Breastfeeding in Samoa: A Study to Explore Women's Knowledge and the Factors which Influence Infant Feeding Practices», *Hawaii Journal of Medical and Public Health*. 76, 2017, págs. 15-22.

País	Época	Tiempo de lactancia
Mesopotamia	siglo II a. C.	3 años de lactancia
India	1800 a 1500 a. C.	3 años de lactancia
India	siglo III o IV	5 meses en las niñas y 6 en los niños
Francia (entre los campesinos)	siglo IX	Dos años, los niños, y las niñas, 1 año
Francia	siglo XV	2 a 3 años, iniciando el destete a los 15 meses. En las clases altas solía ser más brusco, mientras que entre las clases bajas el destete era más lento.
Inglaterra	siglos XVII-XIX	1 año
Italia	siglos XIV-XVI	Un promedio de 2 años
Inglaterra	siglos XV-XVI	El destete empezaba cuando los bebés tenían los primeros cuatro dientes y se los destetaba por completo hacia el año de edad.
América del Norte	siglo XVII	12 o 18 meses
Rusia	siglos XVIII-XIX	A la gran mayoría de los bebés se los amamantaba hasta el año, pero desde las primeras semanas se les administraban otros alimentos y al año comían los mismos alimentos que sus padres.

lo. En el año 1952,[26] se describe que a los bebés armenios se los destetaba entre el año y los dos años de vida, mientras que en el año 2015[27] solo el 15 % de los bebés llegaba a los 5 meses de lactancia.

Entre los aborígenes australianos y los habitantes de las islas del estrecho de Torres pasa algo similar. La edad del destete pasó de 2 a 3 años de lactancia, a que en 2015 solo un 4 % de los niños y las niñas llegara al año de lactancia materna. Cabe destacar que al año de vida, un 12 % de los niños australianos en las grandes ciudades (no aborígenes) sigue con la lactancia materna. Este hecho nos demuestra otra realidad: en muchas sociedades, a los niños que más riesgo de exclusión social tienen o cuyas familias cuentan con menos recursos se los desteta de manera más prematura, ya sea por la necesidad de las mujeres de reincorporarse al trabajo remunerado o por la idea errónea de que la leche artificial es más moderna, científica y adecuada para los bebés.

¿Y en España? Según los datos de una encuesta realizada el año 2017 por la AEP[28] (Asociación Española de Pediatría), el 55 % de las mujeres que tenía que volver al trabajo dejaba la lactancia y algo más del 23 % de las madres iniciaba la lactancia mixta. A pesar de que nuestras estadísticas de lactancia no son las más precisas, el INE nos recuerda que en España solo el 24,7 % llega a los 6 meses de lactancia, así que las cifras al año y los dos años son aún mucho más bajas. Estadísticamente, la mayoría de los destetes se produce en los primeros meses del nacimiento del bebé, y las causas principales aducidas para el destete son el dolor, la falta de leche y la vuelta al trabajo remunerado.

Alimentos y rituales en el destete

El destete supone una etapa de cambios y aprendizajes, y en muchos lugares del planeta se celebra de manera especial este momento y se hacen rituales o se ofrecen alimentos concretos a los niños para empezar esta nueva etapa. El destete es, sin duda, una transición en la vida del bebé y la madre, y también una celebración de vida. Estas celebraciones implican que el niño crece, que se hace mayor y entra a formar parte de la sociedad, como un ente separado de su madre. En nuestro mundo occidental, aparte de los rituales relacionados con la religión o los ritos sociales, no solemos tener ninguno específico relacionado con el destete. Por ejemplo, en Europa, en cada país se ofrece a los bebés un alimento en el inicio de la alimentación

[26] <https://adc.bmj.com/content/archdischild/28/138/151.full.pdf>
[27] <https://www.ncbi.nlm.nih.gov/pubmed/31219761>
[28] <https://www.aeped.es/sites/default/files/06-10-15_np._semana_europea_de_la_lactancia_materna.pdf>

complementaria dentro de una gran variabilidad de opciones y, sin más trascendencia, los primeros días le haces alguna foto al bebé, se la mandas a la familia y la subes a Instagram, pero eso es todo. En el mundo aún hay culturas y civilizaciones que mantienen rituales de destete maravillosos y que me han parecido un pequeño tesoro que compartir.

En la India se celebra uno de estos rituales de destete, el *annaprashana*, en el que se celebra la primera ingesta de alimentos sólidos por parte del bebé. En este caso, el ritual de iniciación se hace con arroz. La madre o la abuela del bebé preparan un cuenco con arroz hervido y azúcar, que se bendice con una oración. El bebé se sienta sobre el regazo de su madre o de uno de los hombres de la familia. Se le van ofreciendo estas pequeñas cantidades de arroz mientras todos los familiares lo festejan. El destete puede producirse en cualquier momento entre los 6 y los 24 meses, y a este primer alimento se le irán sumando las legumbres en puré, el pan y las verduras.

En el Tíbet se celebra el *pasni*, el inicio de la alimentación sólida, y al igual que en la India, se inician con el arroz. Esta celebración se hace a los cinco meses en el caso de las niñas y a los seis meses para los niños, aunque la edad para llevar a cabo esta ceremonia está guiada por astrólogos que determinan el mejor momento. Tradicionalmente, es la madre del bebé la que alimenta a su hijo; primero le da el pecho y, después, su primer bocado de arroz, al que luego se le añaden muchos otros alimentos.

Dentro del continente africano hay mucha diversidad en lo que a la edad del destete se refiere. Las madres, en muchos países del continente, destetan a sus bebés entre los 18 y los 24 meses, aunque el proceso se inicia alrededor de los 6 meses. En Uganda el destete comienza con una mezcla llamada *matooke* a base de plátano macho cocido, a veces mezclado con leche de vaca y gachas de maíz, y sigue con la introducción en la dieta de las patatas, las batatas y la mandioca.

En China las tasas de lactancia son muy bajas: a los 6 meses, más del 70 % ha sido destetado. En el año 2008, a raíz del escándalo de la leche adulterada con melamina,[29] aumentó un poco el interés por mantener la lactancia materna, pero también aumentó el interés por la leche artificial procesada fuera del país. A los bebés en China se los desteta con *congee*; se trata de una papilla aguada de arroz que es la base para mezclar otras verduras y legumbres, y se le añaden jengibre y ajo.

---

29 <https://www.xatakaciencia.com/salud/el-escandalo-de-la-leche-china-contaminada-de-melamina>

En Japón se celebra el *okuizome* (お食い初め), un ritual que se remonta al periodo Heian (794-1185). En este ritual el bebé «come» sólidos por primera vez mientras la familia reza por la salud y el crecimiento del niño. En el periodo Heian, cuando la tasa de mortalidad infantil era enorme, se celebraba que el bebé hubiera superado una etapa muy crítica de su vida.

Esta celebración tiene lugar en los 100-120 días de vida del bebé, lo que supone que aún no tiene 4 meses y, lejos de lo que pueda parecer, el bebé no come nada. Solo se le acerca la comida con palillos a la boca, siguiendo un orden concreto en los alimentos que se le ofrecen en la celebración. El ritual ahora no es más que una tradición familiar, pues actualmente ya no implica el destete del bebé ni tampoco el inicio de la alimentación complementaria.

En España no tenemos rituales de ablactación ni de destete; quizá aún no le damos la importancia que se merece. El destete no solo es un cambio en la alimentación del bebé, sino que a partir de él se producen muchos otros cambios tanto para nuestros hijos como para nosotras, así que vamos a ir paso a paso para intentar que el destete, que ahora es el patito feo de la lactancia, deje de serlo.

¿Empezamos de una vez?

Ya tenemos un marco teórico, hemos visto qué se hace o se hacía en otras culturas y momentos de la historia, el destete en la literatura, ya sabes cómo solucionar los problemillas que pueden aparecerte en el pecho durante el proceso de destete y, sobre todo, espero que sepas que hagas lo que hagas, lo harás a tu manera y con todo el amor del mundo.

Todos los bebés y todas las madres van a pasar por un destete tarde o temprano. A pesar de ello, nadie le presta suficiente atención a esta etapa y, sin duda, el destete parece ser el patito feo de la lactancia. Deseo que esta lectura te ayude, te resulte útil, que os acompañe en el proceso (sea el que sea), que puedas anotar en este libro vuestro día a día, que puedas hacer listas de recursos con tu pareja... Y, sobre todo, espero que no te sientas sola en la parte final de esta aventura llamada lactancia.

POR ELLO Y ANTES DE QUE SIGAS LEYENDO, DEBES SABER QUE:

No existe en nuestros días una recomendación única para realizar el destete a una edad determinada.

El destete a lo largo de la historia ha estado modulado por diversas situaciones y no siempre ha existido una edad concreta a la que llevarlo a cabo.

El destete respetuoso es un constructo que suele ignorar las necesidades de la madre.

Tú decides cuándo ha llegado el momento.

TIPOS DE DESTETE

Nunca pensé que el destete fuera tan difícil,
y más con mellizos.

Blanca Martín Quero

¿Hay un único tipo de destete? No, existen varias maneras de llevar a cabo este proceso y dependen, en esencia, de quién lleve la batuta: la madre o el bebé. También de si quieres realizar un destete total o solo parcial, o si quieres dejar que el bebé se destete por sí mismo cuando lo crea necesario —elección que, aunque no lo parezca, también despierta muchas dudas—. Por supuesto, hay situaciones particulares que se salen un poco de lo habitual y que debemos tener en cuenta: destete en múltiples, en caso de tándem... En este capítulo vamos a ver qué tipos de destete existen y cómo aplicarlos.

TIPOS DE DESTETE

- natural
- elegido por el bebé
- dirigido por la madre
- parcial
    nocturno/diurno

- completo progresivo
- de emergencia o impuesto
- especiales

Vamos a ver cómo son estos tipos de destetes y cuál es la mejor manera de llevarlos a cabo.

Destete natural

El destete natural es el que se produce de manera espontánea por parte del niño en algún momento a partir del año de vida. Fisiológicamente, un destete natural no debería producirse antes del año, ya que la alimentación principal del bebé es la leche materna y la alimentación sólida todavía no está totalmente establecida o es posible que aún sea demasiado anecdótica.

Cuando se produce un destete por parte del bebé antes del año de vida, suele ser «inducido» de alguna manera por los adultos, a veces de modo no consciente o sin intención directa de que se produzca.

Habitualmente, cuando los niños dejan de mamar de manera prematura antes del año de vida, puede ser por diversas razones, de las cuales podemos destacar:

• Lactancia con horarios

La lactancia materna no suele funcionar con horarios de alimentación ni limitando el tiempo de succión de cada pecho. Si el bebé no puede conseguir la cantidad de leche que necesita, es posible que no aumente de peso de manera adecuada y se nos «invite» a dejar la lactancia materna o que el bebé directamente rechace mamar si la producción de leche disminuye. No podemos olvidar que la producción de leche funciona según la ley de la oferta y la demanda: cuanta más leche extrae el bebé del pecho, más leche se produce. Si limitamos el acceso al pecho o el tiempo que el bebé pasa mamando, es fácil que la producción se vea afectada, el bebé rechace el pecho y la lactancia se termine.

• Lactancia mixta

Mantener una lactancia mixta suele ser complicado, ya que no todos los bebés son capaces de combinar la alimentación del pecho y la del biberón.

El biberón puede producir cambios en la manera en que el bebé «entiende» la alimentación y eso puede llevar-

le a rechazar el pecho en poco tiempo. Esto ocurre sobre todo por dos motivos: el primero es que no hay ninguna tetina que sea igual que la areola y el pezón, por más que la publicidad insista en ello; podéis estar seguras de que no se parecen en nada. Y, en segundo lugar, los bebés que toman leche en biberón suelen beber mucha más leche de la que necesitan. La leche en un biberón se consume muy rápidamente, de forma que los bebés ingieren gran cantidad de leche en poco tiempo. Eso hace que se acostumbren a una sensación de saciedad muy rápida y cuando les toca mamar, como la leche no sale con la misma velocidad, suelen empezar a mostrar rechazo al pecho, se ponen nerviosos o solo aceptan mamar si la leche sale con un flujo rápido, lo que suele producirse al inicio de la toma.

• Separación de madre y bebé por la vuelta al trabajo

En ocasiones, no es posible mantener la lactancia cuando volvemos al trabajo. Ya sabemos que las bajas de maternidad y las recomendaciones de las organizaciones oficiales no casan y que hay decalaje entre ambas. Se nos alienta a mantener la lactancia materna exclusiva durante los 6 primeros meses de vida del bebé, pero las bajas de maternidad en la mayoría de los países no llega a los 6 meses, y una vez que se está trabajando, no se facilitan ni los tiempos ni los espacios que les permitan mantener la lactancia.

• Indicaciones erróneas para el inicio de la alimentación complementaria

Nos referimos a cuando el inicio con la alimentación con sólidos se lleva a cabo dando más protagonismo a estos que a la leche. La indicación (errónea) de dar el pecho de «postre» a partir de los 6 meses, desplazando o eliminando tomas de leche materna, causa una bajada de producción, ya que el bebé mama cada vez menos. Después de unos meses, los bebés rechazan el pecho definitivamente al encontrar poca leche cuando maman.

• Dolor, situaciones en las que el bebé se asusta

Cuando el bebé tiene dolor en la boca, los oídos o la garganta, puede dejar de mamar de manera temporal. Durante unos días puede intentarlo, pero a la vez llora y rechaza el pecho. Esto se puede interpretar como un destete dirigido por el bebé cuando, en realidad, con un poco de paciencia y mano izquierda la mayoría de los bebés, una vez recuperados, vuelven a mamar.

También puede ocurrir que se asusten después de un mordisco; es algo muy típico a partir de los 8 meses. El bebé muerde, la madre se asusta, grita y, a partir de ese momento, el bebé deja de mamar, también se asusta y llora al intentarlo los días siguientes. Esta situación también se puede solucionar, si la madre lo desea, y reanudar de nuevo la lactancia.

Así que los bebés humanos, igual que el resto de los mamíferos, tienen una edad natural de destete. Pero tenemos un problema para conocer esa edad que nos resulta fácil de determinar en otras especies de mamíferos, y es que los humanos modificamos la edad del destete por razones de muy diversa índole: culturales, sociales, políticas, de contexto histórico... En los humanos no se conoce exactamente cuál sería la edad del destete natural aunque las investigaciones de la Dra. Katherine Dettwyler[1] han arrojado un poco de luz a este tema tan polémico.

En sus estudios ha concluido que el destete natural en los humanos debería producirse entre los 2 años y medio y los 7 años. Para determinar estas cifras estudió al resto de los mamíferos con los que compartimos la maravillosa capacidad de amamantar, para poder extrapolar datos que nos indicaran el momento en el que se produce el destete natural[2] en los humanos:

• El peso de la cría al nacer: los mamíferos más pequeños, como los ratones, por ejemplo, se destetan cuando han triplicado su peso al nacer. Los mamíferos que al nacer tienen un

---

[1] <http://albalactanciamaterna.org/wp-content/uploads/LACTANCIA-PROLONGADA-Katherine-A.-Dettwyler1.pdf>
[2] De las más de 4.000 especies de mamíferos que conocemos, todos tienen una edad en la que el destete se produce de forma natural, sin que exista presión cultural o social. Es seguramente un destete programado genéticamente. En nuestra especie, tan condicionada, es difícil diferenciar lo cultural de lo biológico.

peso similar al de los humanos se destetan tras cuadruplicar su peso, lo que en nuestro caso se traduciría, aproximadamente, en los 2 años y medio.

- El tiempo de gestación: en los grandes primates la duración de la lactancia suele ser seis veces la duración del embarazo. Esto equivale a un mínimo de 4 años y medio de lactancia materna.
- Caída de los dientes de leche: en los mamíferos más pequeños el destete se inicia cuando los dientes de leche se caen y los definitivos los sustituyen. En los humanos, la caída de los dientes de leche se inicia entre los 5 años y medio y los 6 años.
- El peso del adulto: en algunos casos se produce cuando llegan a la tercera parte de su peso adulto. En los niños esto sería hacia los 7 años, y en las niñas, que son más pequeñas, un poco antes de cumplir los seis.

El destete natural no suele ser una elección, sino algo a lo que llegamos sin mucha más planificación: la lactancia nos funciona, estamos cómodas y, a pesar de que haya momentos de cansancio, en general la lactancia sigue siendo una experiencia positiva. No hay razones ni necesidad para dejarlo y el tiempo va pasando sin más, hasta llegar a los 3, 4, 5, 6, 7 años (o más) de lactancia. Este es un tipo de destete muy lento y gradual, en el que poco a poco los niños van dejando de mamar; a veces disminuyen las tomas, en oca-

siones se saltan algunas y llega el día en que te sorprendes intentando recordar cuántos días hace que el bebé no mama y no sueles recordar cuándo fue exactamente la última toma. Ofreces el pecho y mama un poco, pasa unos días más sin pedir el pecho o mamando de forma esporádica, hasta que te das cuenta de que vuestra lactancia ha llegado a su fin.

Quizá, al inicio de la lactancia, te plantearas la opción de amamantar «hasta el infinito y más allá», pero no siempre esa ilusión se cumple o no siempre una vez en ello queremos sustentarla. Aun así, este tipo de proceso de destete natural también plantea muchas dudas, a las que intentaré dar respuesta a continuación.

....

¿Es el mejor tipo de destete?

No diría que sea el mejor tipo de destete a menos que madre y bebé lo hayan querido así; es una opción más, algo que no te planteas al inicio y a lo que por circunstancias acabas llegando. La lactancia en niños mayores es aún un tabú y algo muy desconocido, que no deja indiferente a los que lo contemplan por primera vez.

Amamantar a un niño mayor suele ser fácil pasada cierta edad y una vez superadas las crisis de lactancia, pero por parte de la madre requiere dejar atrás situaciones complejas, soportar muchas veces comentarios desafortunados e hirientes, y también mucha justificación constante de por qué se opta por este tipo de lactancia.

¿Es malo para ellos a nivel emocional, psicológico o para su desarrollo una lactancia ininterrumpida?

No existe ninguna evidencia científica que asegure que la lactancia materna más allá de los 2 años[3] pueda producir perjuicio alguno a los niños. Eso sí, es más que probable que tengas que oír de todo y que te repitan que si tu bebé sigue mamando más allá de lo socialmente considerado normal, va a tener mil problemas de salud emocional en su vida. Estamos tan poco acostumbrados a ver niños mayores mamando que cuando esto sucede la gente tiene tendencia a proyectar todas sus opiniones y miedos: va a ser muy dependiente, va a tener caries, no va a madurar, no va a dejar nunca de mamar...

¿La leche va a seguir alimentándole?

Sí, la leche sigue alimentando[4] tenga la edad que tenga el bebé. En el ámbito popular, parece muy integrada la creencia de que la leche materna tiene fecha de caducidad y deja de alimentar en algún momento, a pesar de que no existen evidencias científicas de que esto sea así. En todo caso, la lactancia materna va más allá de la alimentación, por lo que amamantar no solo es comer, sino que implica otros aspectos relacionados: calma, relajación, contención, que son igual de valiosos.

Hace muy pocas tomas, ¿vale la pena seguir?

Valorar si vale la pena seguir o no es algo que solo podéis determinar vosotros. Si a los dos os apetece seguir y estáis felices con ello, la cantidad de tomas que haga el bebé es quizá lo de menos. Muchas madres encuentran en esas tomas un espacio para estar con sus hijos, relajarse y recuperar el tiempo que no han podido estar juntos; si disfrutas de ello, no hay razón para pensar que no vale la pena.

Y para mi salud, ¿puede ser perjudicial?

No, para tu salud no es malo mantener la lactancia durante años. De hecho, con relación a este aspecto sí hay evidencias que nos dicen que a más años de lactancia materna, más aspectos de protección para la salud materna.

Aquí van los principales beneficios para la salud:

- Facilita que el útero normalice su tamaño después del parto.
- Reduce el riesgo de depresión posparto.
- Reduce el riesgo de padecer anemia.
- Puede ayudar a perder peso.
- Facilita el vínculo con el bebé.
- Previene el cáncer de mama, y el cáncer de ovarios y el riesgo de osteoporosis después de la menopausia.

[3] Loret de Mola, C., Horta, B. L., Gonçalves, H. *et al.*, «Breastfeeding and mental health in adulthood: A birth cohort study in Brazil». *Journals of Affective Disorders*, 2016; 202: 115-119. doi:10.1016/j.jad.2016.05.055
[4] Czosnykowska-Łukacka, M., Królak-Olejnik, B., Orczyk-Pawiłowicz, M., «Breast Milk Macronutrient Components in Prolonged Lactation». *Nutrients*. 2018;10(12):1893. Publicado el 3 de diciembre de 2018. doi: 10.3390/nu10121893

Hay muchos mitos sobre la lactancia en niños mayores y es posible que hayas oído o que vayas a oír de todo en el caso de no querer destetar de manera temprana: que te va a afectar a los huesos, a los dientes, que vas a quedarte sin fuerza o que vas a ponerte enferma... Sabemos que nada de eso es cierto y que estos no serían argumentos válidos para tener que dejar la lactancia si no queremos hacerlo.

¿Y podrá dormir fuera de casa o estar unos días sin mí y luego seguir?

Sí, claro que podrá hacerlo. Como cualquier otro niño, debe estar preparado para la aventura que supone dormir en una casa ajena y esto no tiene que ver con la lactancia;[5] a pesar de que tome el pecho, podrá ser capaz de hacer estas escapadas o estar sin ti unos días[6] si eres tú la que tiene que ausentarse.

¿Y si nos pasamos de los 7 años?

Puede pasar, hay niños que llegan a los 10 años y aún toman algo de teta. Sin duda es algo poco habitual, aunque existe. No se suele contar ni compartir por el miedo al rechazo que puede causar. No os puedo decir que a lo largo de los años haya visto multitud de lactancias tan extendidas, lo que sí me permite el paso del tiempo es afirmar que en este momento estos adoles-

centes o jóvenes son como cualquier otro.

En la escuela me dicen que tengo que dejarlo.

De nuevo, la lactancia es la culpable o el blanco fácil de muchas situaciones. Si tu hijo presenta alguna dificultad de aprendizaje o de comportamiento, es fácil que, si lo comentas o simplemente lo saben en la escuela, la lactancia sea la responsable de todos los males. En ocasiones, se obliga a dejar la lactancia para tratar al niño de las dificultades que pueda presentar, lo que es, sin duda, una mala praxis. Cuando un niño sufre un retraso madurativo, achacarlo a la lactancia es totalmente inadecuado y pone en riesgo la detección y tratamiento precoz del trastorno o dificultad en cuestión.

Mi familia me dice que lo que tiene es vicio, ¿es verdad?

Los vicios son unos hábitos que hacen mal o perjudican, o que son reprobables desde el punto de vista moral. Ya hemos dicho que la lactancia no es perjudicial ni para la madre ni para el bebé.

Opinan que estoy enferma por permitir que tome el pecho.

Por desgracia, algunos pueden acusarte de fomentar una relación insana o enfer-

---

[5] Y aunque parezca que está preparado, pueden avisarte a cualquier hora de la noche para que vayas a buscar a tu hijo.
[6] Algo que puede pasar, si te vas muchos días, es que pierda el reflejo de succión y cuando vuelvas no sepa mamar. Es algo que puede pasar en niños que hacen muy pocas tomas al día. Si cuando te vas aún mama mucho y de manera regular, es más improbable que se destete por esta razón.

miza con tu hijo. Por supuesto que existen relaciones madre e hijo patológicas y que un profesional debe evaluar y tratar, y eso pasa con lactancia o sin ella.

....

Me han dicho que quizá soy yo la que obliga a su bebé a mamar, ¿puede ser?
Tengo malas noticias para los que afirman tal creencia: no se puede obligar a mamar a ningún bebé ni a ningún niño. Cuando un niño deja de querer el pecho, podemos insistir en que vuelva a mamar, pero si no quiere, no hay nada que hacer.

Destete elegido por el bebé

Como hemos comentado, un bebé de menos de un año no debería destetarse solo, puesto que la leche materna es su principal alimento y ellos no saben que existe la posibilidad de alimentarse con leche artificial.

Lo que sí suele ocurrir es que el bebé haga lo que llamamos «huelga de lactancia» o «falso destete», que no tiene por qué ser un destete definitivo, ya que en la mayoría de estas situaciones, y si la madre así lo desea, puede conseguir que el bebé vuelva a mamar. No es que el bebé no quiera mamar más; lo que sucede es que, por determinadas circunstancias, no consigue mamar y lo demuestra llorando y con mucho nerviosismo, en especial cuando se le intenta acercar al pecho. Las principales situaciones por las que se producen estos falsos destetes son:

- Que el bebé tenga dolor en la boca o al tragar.
- Que tenga dolor en alguna zona del cuerpo que apoye a la hora de mamar.
- Que tenga mocos o congestión nasal.
- Que se haya asustado durante una toma anterior (suele suceder cuando nos muerden y gritamos).
- Nuevo embarazo de su madre.
- Cambios en las rutinas de la familia.

Si se produce este tipo de huelga de lactancia, deberás valorar si quieres aprovechar la situación y dejar la lactancia en este punto o si no quieres que vuestra lactancia se termine.

Si ya te va bien que se destete y terminar aquí vuestra lactancia, tan solo controla el estado de tu pecho y realiza una disminución fisiológica de la producción de leche.[7] Según la edad

---

[7] En el primer capítulo tienes la definición de este proceso y la manera de ponerlo en práctica.

del bebé, podrás ofrecerle leche artificial o quizá, al inicio, tu leche extraída y facilitarle el cambio.

En el caso de que creas que aún no es el momento y quieras intentar que el bebé retome la lactancia, te cuento cómo hacerlo:

> - Lo primero y muy importante es ir al pediatra y que revise al bebé, que se asegure de que no hay nada físico que esté interfiriendo en la situación: un bebé que tiene un afta en la boca puede sentir dolor al mamar, un bebé que tiene mocos puede ser incapaz de conseguir mamar y extraer la leche que necesita...
> - También debes pensar si se ha producido alguna situación que sea la responsable de este falso destete: se ha asustado, ha cambiado cosas del día a día del bebé, puedes estar embarazada y tu producción de leche ha cambiado con relación a su sabor y volumen...

Si podemos localizar la causa, es más probable que seamos capaces de reencaminar la situación. ¿Y cómo podemos hacerlo? Lo ideal es «seducir» al bebé, ofrecer el pecho sin que sea evidente lo que queremos conseguir. Me explico: cuando nos sentimos frustradas o asustadas con la posibilidad de que nuestro bebé se destete antes de lo que habíamos imaginado, solemos caer en la tentación de ir ofreciéndole el pecho en todo momento. Constantemente intentamos darle el pecho y es posible que vayas con la teta fuera persiguiendo al bebé e insistiendo para que mame. Cuando nos comportamos de esta manera, solemos producir un efecto inverso en nuestro bebé, y es probable que aún rechace más el pecho o se niegue con más fuerza a mamar, y ¡ojo!, que

dependiendo de la edad puedes llevarte un mordisco nada agradable.

Lo que debemos hacer cuando queremos que vuelvan a mamar es que tengan el pecho cerca, pero que no se vean obligados a mamar. Mamar es una opción y no una obligación, así que las técnicas van a consistir en fomentar dos cosas: la primera, la proximidad; la segunda, la diversión. Sí, lo has leído bien, la diversión.

Para fomentar la proximidad lo que hacemos es intentar que el bebé esté cerca del pecho, sin forzarle a colocarse en la posición que use para alimentarse. Este punto es importante, ya que muchos niños no reaccionan nada bien cuando sienten que los acercamos al pecho, así que deben estar cerca, sin pensar que vas a ofrecérselo:

- Fomenta el juego de ambos dentro de la bañera (si tenéis).
- Facilita la proximidad en las tomas de la noche colechando con tu peque o, si no duerme contigo, usando la cama como zona de juegos y risas. Intenta no llevar parte de arriba ni sostén para que tenga el pecho a pedir de boca.
- Horas de sofá, manta y cuentos para fomentar la proximidad entre ambos, también con poca ropa, practicando alguna actividad o descansando un poco.

En todas estas situaciones, en algunos momentos, intenta hacer reír al bebé: pedorretas, cosquillas, gestos o juegos que le hagan reír... Intenta que se ría mucho, que llegue a ese punto en que casi le cuesta respirar y se parte de risa, en este punto es probable que haga un acercamiento al pecho de manera a veces algo brusca. Puede ser que mame segundos o que esté un rato. Evita hacer comentarios, tocarle demasiado. Intenta permanecer tranquila todo el rato que mame (que ya te digo que no es nada fácil) y espera a ver cómo sigue. Mame 2 segundos o 10 minutos, no digas nada al terminar y evita invitar de manera explícita a que mame más; suele funcionar mejor mantenerte como si no hubiera pasado nada.

A partir de este punto, pueden pasar dos cosas: que siga pidiéndote el pecho como si nada hubiera pasado o que tengas que repetir las técnicas varias veces hasta normalizar de nuevo vuestra lactancia.

¿Y hasta cuándo lo intento? Sí, es posible que te preguntes cuántos días o semanas puedes esperar a que vuelva a mamar. La respuesta es complicada, porque va a depender mucho del tiempo del que dispongas (si trabajas 8-9 horas fuera de casa, al volver es probable que tengas pocas oportunidades para intentarlo) y mucha paciencia en la espera, y es que a veces pueden tardar hasta un mes en querer volver a mamar.

Durante el proceso te recomiendo que vayas extrayéndote leche; por supuesto, siempre que tengas ganas y tiempo de hacerlo. Si el pecho no te molesta, la situación no es tan acuciante, pero si tienes molestias, sientes el pecho lleno o doloroso, no dejes de mantener un ritmo de extracciones siempre que lo necesites. Si al final no sucede lo esperado y el bebé no vuelve a mamar, o te cansas de ofrecer y poner en práctica las técnicas, lo ideal es ir haciendo una disminución fisiológica de la producción de leche para no tener problemas ni más dolor extra.

Y no puedo olvidar el aspecto emocional de toda esta situación. Cuando el destete se produce de esta manera tan inesperada, puedes sentirte extremadamente triste. Son un montón de emociones que se mezclan: tristeza, incredulidad, frustración, rabia, culpabilidad. Es normal sentirse así y requiere un tiempo aceptar la situación. Si no consigues en unas semanas superar la tristeza que te produce el destete de tu bebé, si después de un tiempo sigues encallada en este duelo, no dudes en pedir ayuda a una psicóloga perinatal para acompañarte en este proceso que puede resultar extremadamente doloroso.

Destete dirigido por la madre

Querer destetar es algo totalmente lícito y, a pesar de que hemos visto que el destete natural se produce entre los 2 años y medio y los 7, seguramente es una edad a la que no te planteas llegar directamente y que puede parecerte excesiva.

El destete dirigido por las madres suele iniciarse por cansancio de estas últimas o por situaciones particulares que pueden condicionar la continuación de la lactancia.

Tener ganas de destetar y sentir que ha llegado el momento puede que no coincida con la decisión del bebé, y vamos a necesitar recursos e ideas para conseguirlo. En bebés menores de un año suele ser relativamente más fácil de conseguir, mientras que los niños y niñas más mayores, que tienen claro que quieren mamar y no tienen ninguna intención de dejarlo, pueden ponerlo un poco más difícil. Nadie conoce a tu bebé tan bien como tú, y seguramente deberás ir probando las diversas técnicas

hasta dar con la que os funcione o ir combinándolas según sea necesario. Este tipo de destete dirigido requiere tiempo y paciencia. Debes saber que no va a producirse de manera inmediata, que quizá vas a necesitar semanas o meses hasta conseguir el destete definitivo. Todas las técnicas que se plantean van dirigidas a que el bebé disminuya el número de tomas, el interés por el pecho y que esto cause que cada vez haya menos leche en el pecho y se consiga cerrar el círculo.

Pero antes de todo me gustaría comentar un aspecto importante, que es muy fácil de decir y muy difícil de llevar a cabo: evita que se note. A ver si me explico: ¿sabéis esa sensación en el posparto cuando tu pareja te da un beso o te roza un poco de más y reaccionas apartándote o te pones en tensión porque crees que quiere sexo y a ti no te apetece nada? Pues ahora ocurre justo lo mismo. Cuando somos nosotras las que dirigimos el destete y el deseo de conseguirlo es considerable, cualquier demanda del bebé va a ponernos en guardia: reaccionas tensionándote, poniéndote nerviosa o intentando desaparecer por arte de magia (y deseando tener la capa de invisibilidad de Harry Potter). Pues, aunque parezca imposible, la mayoría de los niños perciben nuestras emociones y su reacción a lo que les transmitimos es aumentar su demanda. Sienten que algo pasa, y siempre que a mamá le pasa algo, lo más seguro es estar bien pegadito a ella, y a la teta, claro. Y también seguro que has experimentado otra cosa; ¿te ha pasado alguna vez que tienes mucha necesidad de que tu bebé se duerma? Pones toda la atención e intención en ello y lo intentas una y otra vez, y cuanto más lo intentas, más despierto y activo parece estar él... Hasta que llega el momento en que lo has probado ya todo y te «rindes», y justo unos minutos después, tu bebé se duerme sin más. Pues es exactamente lo mismo en el destete. Intenta —repito, no es fácil— estar lo más relajada y tranquila posible para facilitar el proceso.

ESTRATEGIAS PARA DESTETAR A UN BEBÉ A PARTIR DEL AÑO[8] DE VIDA

No ofrecer-no negar: Quizá es el método más conocido, pero también probablemente el menos útil de todos. Cuando una madre quiere dejar la lactancia, suele estar harta de la demanda del bebé, que seguramente reclama la teta a todas horas. Cuando un bebé o un niño mama poco o casi ya no mama, no es necesario recurrir a esta técnica, ya que el proceso de destete se ha activado.

La idea general de esta técnica es no ofrecer el pecho al bebé, dejar que sea él el que lo pida. Cuando lo hace, y para evitar que se ponga muy ansioso, le damos el pecho de inmediato y seguimos sin ofrecer hasta que se acuerde de que la teta existe. Como os decía, es una de las técnicas menos útiles; quizá lo que podemos aprender de ella es la importancia de «no negar». Y es que, cuanto más neguemos el pecho a un niño, más lo va a querer y más va a insistir en tomarlo. Si somos capaces de mantener la templanza, darle un poco de pecho y enlazar con otra técnica que os expondré justo a continuación, este será un primer paso hacia el destete.

Limitación temporal: Explícale que vas a darle el pecho (no ofrecer-no negar), pero solo un momento o que solo le vas a dar el pecho 2 minutos. Sirve de poco si aún no tiene edad para comprender el concepto tiempo. Por ello, si aún no lo entiende y si queremos aplicar este método que permite reducir el tiempo de las tomas o poder terminarlas antes, intentamos limitar el tiempo al pecho sin que se dé cuenta.

---

[8] En el capítulo 4, «El destete dirigido por edades», te explico cómo hacer un destete dirigido desde el nacimiento.

- Puede ser con números si ya sabe contar: «cuando cuente hasta 50,[9] se termina la teta».
- Si aún no sabe contar, puedes usar una canción: busca una canción que le guste y que conozca (suelen tener una duración de 2-3 minutos), y cuando se termine la canción, se termina la teta y usas la técnica de distracción que te cuento en el siguiente punto.

La idea es que cada vez estéis menos rato contando o que la canción sea más breve. Si crees que no lo va a entender, es mejor que seas tú la que controle el tiempo sin avisarle. Decide cuánto tiempo puedes aguantar y, poco a poco, disminuye esa cifra.

El proceso debe ser un juego, algo divertido y, al terminar de contar o escuchar la canción, pueden pasar dos cosas: que acepte de buen grado terminar o que quiera más. En ese caso, pasamos a la siguiente técnica, ya sea distracción o aplazamiento.

Distracción: La idea principal es ilusionar al peque con una actividad sorprendente y motivadora. Te recomiendo que, antes de empezar, hagas un listado con ideas y recursos, ya que lo ideal es ir variando lo que propones para no caer en la rutina o que rechace la propuesta. Piensa en sus pasiones aparte de la teta, en sus intereses o en cosas que puedas proponer y le sorprendan.

CÓMO DISTRAER AL BEBÉ

- hacer galletas o cocinar lo que le guste
- salir al parque a jugar con amigos
- jugar con coches
- manipular plastilina o moldear arcilla
- jugar a peluquerías
- salir a buscar hojas y hacer un mural
- pintar con los dedos
- llenar la bañera y poner colorante alimentario
- hacer construcciones

---

[9] El número o el tiempo que va a estar lo eliges tú. Empieza siendo un poco más flexible y ve reduciéndolo.

Aplazar: Principalmente se trata de ganar tiempo. Conseguir poco a poco que el niño sea capaz de esperar un poco antes de mamar. Le hacemos esperar 1 minuto las primeras semanas:[10] «¡Vengo en un momento y te doy teta!». Y esperamos hasta que haya pasado ese minuto y le damos teta. Podemos enlazar con la técnica de distracción. La idea es ir aumentando semana tras semana el rato que les hacemos esperar antes de darles el pecho. Si le propones aplazar la toma y supone un drama, pasa al «no ofrecer-no negar», evita que se creen situaciones de tensión, ya que esto aumenta su resistencia a dejar el pecho.

Negociar: Para negociar, el bebé debe poder razonar y hablar, algo que en la mayoría de los niños se sitúa entre los 2 años y medio y los 3. De esta manera, cuando tu hijo pida teta, vamos a intentar negociar alguno de los aspectos: puedes mezclar todas las técnicas de las que hemos hablado: aplazar, distraer, contar... Además, puedes negociar con situaciones concretas del tipo: en la calle ya no te daré el pecho, en casa de la abuela no habrá teta. Y también dejar claro dónde sí la habrá: antes de dormir, en casa de la tía, por la mañana cuando nos despertemos... La idea es buscar espacios y situaciones en las que te sientas cómoda, a la vez que vamos limitando las veces y los sitios donde damos el pecho.

Modificar las rutinas: Dice el dicho que somos animales de costumbres y los niños más mayores, también. Si modificamos esas rutinas y esos momentos en los que sabemos que el bebé va a pedirnos el pecho, quizá podremos evitar el momento: no te sientes en el sofá después de comer si sabes que va a pedir teta, intenta desaparecer y dejarlo al cuidado de tu pareja (u otro cuidador) cuando sepas que va a tener ganas de mamar, si estás sola y no cuentas con ayuda, puedes intentar salir a la calle o hacer otra actividad diferente, si te pide pecho a primera hora de la mañana, intenta salir de la cama e ir a la ducha o a la cocina y que tenga que ir a buscarte. Sí, es probable que los primeros días no le haga ninguna gracia que le rompas las rutinas y puede llorar o pedir teta en el «sitio/espacio» donde lo hacía siempre; ten paciencia e intenta distraerle haciendo alguna actividad especial o mostrándole algo que pueda sorprenderle.

Ofrecer alimentos: Si intuyes en qué momentos tu bebé va a pedirte pecho por hambre, puedes intentar ofrecerle algo de comida antes de que llegue a pedirte el pecho. No se trata de darle cualquier cosa, hay que aprovechar el momento y ofrecer alimentos saludables. Id a la cocina los dos, preparad algo que le guste, que sea divertido, que pueda manipular según su edad y,

---

[10] Si crees que 1 minuto es poco y tu hijo va a aguantar más, adelante. Empieza con más minutos y ve aumentando los tiempos de la misma manera.

una vez preparado, comed juntos y disfrutad del momento. Si te pide teta otra vez, recurre de nuevo a la técnica del no ofrecer-no negar.

Activar su fantasía: Este método para destetar nace de una madre desesperada por destetar a su bebé «tetadicto»[11] de 2 años. Después de haber intentado todos los métodos, optó por inventar este juego: le contó a su hijo que ya no le daría teta, que ahora la teta era para su hermana recién nacida, pero que la teta le quería mucho y, como ya no le daría leche, le daría la segunda cosa que más le gustaba, en este caso unos pequeños y conocidos dulces de chocolate. Sí, si algún odontopediatra lee esto es posible que esté horrorizado y por ello cabe recordar que lo que la teta le dé al niño debe ser una unidad cada vez que quiera mamar. Si son chucherías o chocolate, deben ser de un tamaño adecuado según la edad del bebé e ir acompañados de una buena higiene dental posterior. Para poner en práctica esta técnica es importante saber qué es lo que más le gusta al niño; no tiene por qué ser comida basura, en todo caso, debe ser algo pequeño y que pueda esconderse en algún rincón del sostén: cromos, tatuajes, adhesivos... Activa su imaginación, imaginad juntos qué puede haber traído la teta esta vez, pensad en el color o el dibujo o la forma; sorpréndete cuando aparezca en tu sostén y reíd mucho con lo que ha pasado. Si le apetece (es posible que te lo pida), puede darle un beso a la teta. Los primeros días que uses esta técnica vas a tener que preparar muchos «regalitos». Tampoco hace falta que haya regalos en todas las tomas; si tu hijo pide de manera muy frecuente el pecho, puedes explicarle que la teta necesita un rato para preparar los regalos (usamos la técnica del aplazamiento, pero camuflada). Una vez que hemos logrado el cometido de que el bebé se destete, la teta deja de traer los regalos de manera gradual.

Separación: Es, sin duda, el último método, idealmente el que aplicamos si nada de lo anterior ha funcionado o si estamos desesperadas y necesitamos dejar la lactancia de manera inmediata. Es el sistema menos respetuoso para el niño, ya que pierde a la vez a mamá y la teta. Dependiendo de la edad de tu bebé y del momento en el que esté a nivel madurativo, lo pasará más o menos mal.

Para los niños, la figura principal de apego acostumbra ser, al menos los primeros 2 años, la madre. Cuando «desaparecemos», tienen que hacer frente a esta situación. Algunos pueden mantenerse más o menos tranquilos y estar «sin teta» y sin mamá los días en los que no estemos en casa, pero otros van a pasarlo muy mal in-

---

[11] A los 2 años, los bebés están en plena crisis de crecimiento y esto les hace demandar mucha teta; suele ser un momento de máxima desesperación de la madre, que quiere destetar a toda costa. De esta situación tan límite nace esta técnica cuya autora es la actriz catalana Maria Santallusia. Dispones del relato de su destete completo en el capítulo 6 del libro.

tentando buscar solos la manera de hacer las cosas que hasta el momento hacían con nosotras, como relajarse, calmarse o dormirse.

La idea de esta técnica es conseguir que el bebé pierda el reflejo de succión y que, después de unos días, aunque pida pecho, ya no sepa mamar. El reflejo de succión es voluntario a partir de los 3 meses de vida del bebé; es decir, el bebé elige si succiona o no. Al igual que todos los demás reflejos neonatales, tiene un tiempo de caducidad. Por ejemplo, el reflejo de extrusión de la lengua, que es el reflejo que evita que el bebé pueda atragantarse con un objeto o un alimento, desaparece sobre los 4-6 meses. De esta manera, una vez que el reflejo se abole, los bebés pueden empezar a comer alimentos sólidos. Otros reflejos, como el de deglución, no desaparecen nunca y lo mantenemos toda la vida. El reflejo de succión está presente hasta el año, ¿quiere decir esto que una vez que llegan al año el reflejo desaparece? Pues no, no desaparece, pero pueden perderlo con más facilidad.

Es muy curioso observar cómo niños que han mamado durante años dejan de mamar unos días y, una vez que su madre regresa, no saben cómo colocar la lengua ni cómo extraer la leche del pecho.

Imagino que ahora tienes todos los métodos en la cabeza y la pregunta es, ¿por

dónde empiezo? Vale, si te sientes abrumada, puedes empezar a poner en marcha este plan, que podrás aplicar paso a paso, según sea la reacción de tu bebé.

Destetes parciales

Lo que buscamos en el destete parcial es mantener la lactancia reservando horas o espacios temporales en los que el bebé mame. Este tipo de destete suele plantearse en el caso de la vuelta al trabajo, cuando no quieras o no puedas mantener la lactancia. También en situaciones en las que la madre necesita «descansar» o la experiencia de la lactancia completa es agobiante. En estos casos, los espacios de no lactancia permiten encarar con ganas y energía el resto del día o de la noche.

El destete parcial más habitual es el nocturno, que veremos a continuación, pero hay otras posibilidades por explorar.

Destete nocturno

Los bebés usan la teta para conciliar el sueño. Es normal y la teta también sirve para esto. Cuando queremos destetar de noche, romper la asociación teta-sueño es complicado, ya que de noche no podemos llevar a cabo las técnicas que usamos durante el día; además, los niños tienen que aprender algo nuevo: conciliar el sueño sin mamar.

El destete nocturno suele ser una opción de muchas madres a partir del año[12]

---

[12] Si tienes un bebé de menos de un año y le quieres destetar de noche, en el capítulo «El destete dirigido por edades» tienes más información.

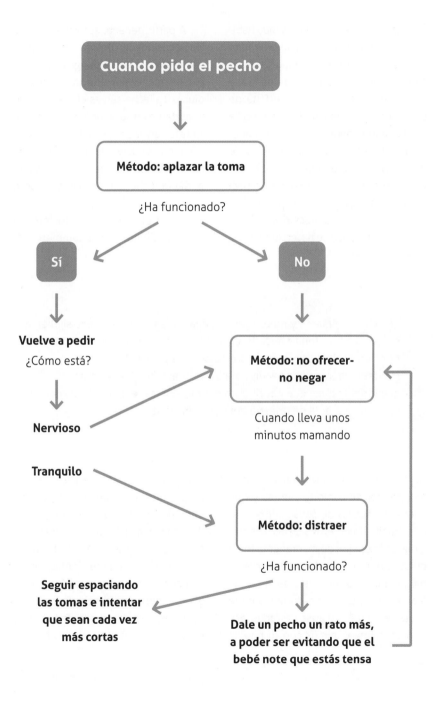

Cuando pida el pecho

Método: aplazar la toma

¿Ha funcionado?

Sí | **No**

Vuelve a pedir
¿Cómo está?

Nervioso

Tranquilo

**Método: no ofrecer-
no negar**

Cuando lleva unos
minutos mamando

Método: distraer

¿Ha funcionado?

**Seguir espaciando
las tomas e intentar
que sean cada vez
más cortas**

**Dale un pecho un rato más,
a poder ser evitando que el
bebé note que estás tensa**

de vida del bebé. Y es que es muy habitual que estemos agotadas de la demanda nocturna, pero no nos importa seguir con la lactancia durante el día. Cuando se acumulan meses y meses de falta de sueño, dolor postural y el bebé no deja de demandar, podemos sentirnos agobiadas y tener la necesidad imperiosa de que la lactancia termine. Además, muchas veces la demanda exacerbada nocturna nos puede llevar a experimentar sentimientos de «agitación por amamantamiento», que se hacen muy difíciles de controlar.

A partir del año, aproximadamente, los bebés pueden dejar de mamar por la noche sin que eso suponga un perjuicio para el mantenimiento de la lactancia diurna. La leche aún es el alimento más importante en su alimentación, pero dejar la lactancia por la noche no suele implicar que la dejen de día y, de esa manera, muchos niños «recuperan» durante el día la leche que no han tomado de noche.

Si nos planteamos un destete nocturno podemos elegir también entre varias opciones:

- destetar totalmente y no ofrecer ninguna toma hasta la mañana siguiente
- reducir algunas tomas nocturnas, simplemente negando alguna de ellas y ofreciendo algo (según corresponda por edad) a cambio
- mantener la toma que hacéis para ir a dormir y eliminar el resto
- mantener la toma que hacéis para dormir, eliminar el resto de las nocturnas y mantener la de primera hora de la mañana

Sin duda, elegir una u otra opción va a depender de cómo te sientas y qué necesidad tengas de conseguir el destete. Habitualmente, una de las más elegidas es la opción de mantener la toma de irse a dormir y la primera de la mañana, y eliminar las del resto de la noche. Mantenemos la de ir a dormir porque suele ser la más gustosa de todas; ese rato de calma y mimos con tu hijo, la

hora del cuento y las caricias. Y no nos engañemos, que con la teta podemos dormirlos mucho más rápido. La primera de la mañana en la cama también suele ser un placer y se mantiene hasta que quieras o hasta que te sientas cómoda con ella. Una vez que notes que ha llegado el momento de eliminar también esas dos, empieza con la de la hora de despertarse, modificando las rutinas[13]

---

[13] Al inicio del apartado «Destete dirigido por la madre» tienes más información sobre cómo ir modificando las rutinas.

y evitando que te encuentre en la cama. Y si ha dejado las tomas nocturnas y la de primera hora de la mañana, es más que probable que en poco tiempo y sin hacer nada especial deje por sí mismo la de ir a dormir, ya que habrá aprendido a conciliar el sueño sin el pecho.

¿Qué más podemos hacer para conseguir un destete nocturno?

• Acostarlo en su habitación

Por supuesto, puedes intentar que se duerma solo en su cama o su cuna, pero es poco probable que lo haga solo si no lo ha hecho nunca. Otra cosa es que ya haya empezado a dormir alguna noche del tirón o que esté algunas horas sin pedir. En ese caso, motivarle con ir a dormir a su habitación puede funcionar. Claro, no vas a motivar a tu hijo de un año a ir a su habitación a dormir, esto funciona en niños más mayores, normalmente a partir de los 2 años y medio o los 3. Intenta que de día vaya pasando ratos en su habitación y, si te es posible, decórala con él para que sea un lugar agradable, seguro y a su gusto. Cuando intentes que vaya a dormir a su habitación por primera vez, pueden pasar varias cosas: puede dormir del tirón y dejarte boquiabierta, puede llamarte unas cuantas veces y tendrás que acudir hasta que se duerma, que te toque meterte en su cama, que directamente se traslade a la que hasta el momento era su cama o que, llegado el momento de irse a su cama, no quiera ni intentarlo. Es cuestión de probar varias noches y ver qué pasa y cómo se siente.

• Dormir con hermanos

Si tienes hijos mayores, podéis intentar que duerman juntos en la misma habitación. Eso sí, no podemos comprometer el sueño ni de él ni de los mayores. Este truco solo funciona si el pequeño al que queremos destetar parece animado a ir a dormir con hermanos. Podéis intentar que vaya durante unos días, si puede ser en etapa de vacaciones o fin de semana, mejor; así, si las primeras noches son movidas, podréis descansar todos un poco durante el día.

• El sol y la luna (o estrellas) / la teta duerme o está cansada

Puedes optar por explicarle que la teta está cansada (si te ayudas del cuento[14] será más fácil) para intentar que vaya entendiendo que por la noche va a dormir sin la teta.

Otro recurso es explicarle que solo va a mamar de día, cuando hay luz. Lo ideal sería, al menos durante una semana, una vez al día (tampoco hace falta que sea algo que le recordamos constantemente), ver cuentos sobre el sol y la luna, hablar de la noche y el día y qué hacemos de día y de noche. De noche, dormimos y la teta va a empezar a dormir por la noche. De esta manera,

---

[14] En el siguiente capítulo vas a encontrar cuentos y estos recursos.

le damos el pecho cuando hace sol[15] y cuando sea de noche, no hay teta.

Y, como siempre, pueden pasar varias cosas: que lo acepte y empiece a dormir sin pedir teta (seamos optimistas) o que, a pesar de haberlo hablado y trabajado, pida el pecho con menor o mayor insistencia. Y aquí hay que preparar ideas. Lo primero que tienes que valorar es dónde vas a dormir tú: vais a seguir colechando, el bebé va a dormir en «su cama» con tu pareja y tú te vas a ir a otra habitación, o vais a aprovechar para que el bebé duerma en otra cama (puede ser que hayas aprovechado para preparar su habitación). Si tú sigues en la habitación con tu bebé, hay que pensar qué harás cuando se despierte y qué le vas a decir, qué le vas a ofrecer o intentar imaginar cómo vas a reaccionar.

¿CÓMO VOY A SENTIRME SI LLORA MUCHO?

El llanto de nuestros hijos está diseñado para alterarnos a nivel fisiológico: nos sube la presión arterial y los latidos cardiacos. Necesitamos que se callen y esa necesidad puede despertar muchos sentimientos encontrados:

- culpabilidad
- calma
- pena
- enfado

- ira
- serenidad
- desesperación
- frustración

Intenta imaginar qué vas a sentir y luego contrasta las emociones que has experimentado. Si las emociones son negativas y te sientes mal, es clave buscar recursos para que puedas autorregularte, entender qué sientes y por qué lo sientes.

Si la pena, el dolor o la tristeza son las sensaciones principales que crees que vas a sentir, es posible que te cueste mucho llevarlo a cabo y estaría bien valorar si realmente ha llegado el momento de destetarlo de noche. No pasa nada, llegará el momento en que te sientas preparada.

---

[15] Ojo, en verano amanece más temprano. Si estás haciendo un destete en verano, si hay luz es de día y tu bebé va a entender que le toca tomar teta, aunque aún esté en la cama.

Si duermes en otra habitación, trabaja con tu pareja las opciones que puede ofrecerle cuando se despierte y pida el pecho. Un poco más adelante, en el «método padre», tienes ideas y recursos que las parejas pueden ofrecer, y por supuesto podéis añadir los vuestros.

Si te quedas en la habitación con tu peque y se despierta pidiendo teta, también te va a tocar preparar tus recursos; te propongo algunas ideas:

¿QUÉ PUEDO OFRECERLE O QUÉ RECURSOS PREPARO CUANDO PIDA EL PECHO?

Explícale las veces que sean necesarias que de noche no hay teta. Te va a tocar aportar cosas que puedan ayudarle a relajarse y conciliar el sueño. Te propongo algunas para empezar; luego tú puedes incluir más:

- comida o agua: no siempre tiene hambre, pero con un poco de comida o bebida puede relajarse
- una crema con un olor que os guste y os relaje para hacerle unos masajes en la espalda o los pies
- ofrece besos, abrazos, mimos, caricias...
- un muñeco u objeto que sea significativo y con el que tenga algo de apego

Recuerda que puede que las primeras noches rechace los mimos o que las cosas o la comida vuelen por los aires... Constancia y paciencia.

El método padre (pareja) / plan padre
Este sistema de destete requiere la participación del padre o la pareja, o un familiar que tenga un contacto intenso con el bebé. Es obvio que, si el bebé no conoce de nada a esta persona, este sistema no va a funcionar. La persona que vaya a acompañar al bebé en las horas de sueño nocturno debe tener la confianza y el máximo conocimiento sobre el bebé para poder acompañarle en esas horas en las que es muy posible que se desespere.

Sería interesante que antes de empezar con el método padre, si es posible, tuvierais todos la oportunidad de practicar un poco. ¿Cómo? Aprovechando las siestas para empezar a fomentar el contacto entre ambos. Es probable que solo podáis hacer prácticas el fin de semana o en alguna ocasión, pero es interesante que ambos vayan familiarizándose y ayudar al bebé a que acepte y tolere a otro cuidador que no seas tú.

En las siestas suele ser todo más relajado. No es necesario que la intención de llevar al pequeño a dormir sea muy visible. De hecho, suele ser mejor y más fácil que se tome como un juego y ver si se relaja y es capaz de dormirse sin el pecho.

Si va a empezar con las noches o ya has pasado la etapa siestas, prepara recursos para cuando se despierte por la noche. Aquí te dejo una tabla con algunos recursos a los que puedes añadir los que creas que pueden funcionaros.

RECURSOS PARA TENER LISTOS EN LOS DESPERTARES NOCTURNOS EN EL «PLAN PADRE»

- prepara agua, leche, o cualquier alimento* que sepas que pueda calmar a tu hijo cuando se despierte buscando el pecho
- objetos de consuelo o a los que esté apegado
- música: canciones que le gusten y que le relajen
- ropa tuya, que huela a ti
- una lámpara que proyecte luces o formas en el techo o las paredes
- portear o mecer al bebé mientras, sentados, damos saltitos en una pelota de pilates

La primera versión de esta técnica es intentar que, si colechamos, no estemos al lado del bebé. Cambia el orden en la cama de manera que el bebé no esté a tu lado y quede al de tu pareja. En ocasiones, y cuando ya mama poco, la pareja consigue calmar al bebé con un pequeño masaje en la espalda, tocándole el pelo o cantando flojito. Lo más probable es que el bebé salte por encima de la pareja sin aceptar que le cuide otra persona que no seas tú, y se venga a tu lado a pedir teta. Si esto pasa, debes decidir: te quedas y le das teta, te quedas en la cama y no le das teta, o no estás en la habitación si el hecho de negar el pecho aumenta la ansiedad del bebé. Es probable que no sepas qué hacer hasta que te encuentres con la situación.

Las primeras noches van a ser agitadas. Es posible que el bebé se enfade, no acepte ningún tipo de cuidado por parte de la pareja y que llore desesperado, grite o intente zafarse de los brazos de tu pareja. Recuerda que tu pareja debe estar avisada de este detalle. Hay bebés a los que no se les puede tocar cuando lloran o que se ponen más tensos y lloran más cuando se los intenta abrazar. Así que la pareja debe observar al bebé, contenerlo emocionalmente y acompañarle en el proceso siguiendo los tiempos que marque el pequeño.

Suele ser positivo que intente relajarse, hablar bajito o trate de sacar al peque del bucle cantando o contándole un cuento. Captar su atención es un paso importante para que vaya calmándose y adormilándose de nuevo.

Otra decisión, como decíamos antes, es valorar si te quedas «en vuestra cama» y dentro de la habitación con tu hijo y tu pareja, o te vas a otra habitación mientras dure el proceso de destete nocturno.

• **Si te vas a quedar en la misma habitación:**

Si es el caso y si colechas con tu bebé, la primera clave es cambiar el orden a la hora de dormir y que el bebé esté lo más lejos posible de ti. De esta manera, cuando el bebé se despierte, será tu pareja el primero que intente calmarle. Puede pasar que tu pareja consiga tranquilizarle y el bebé vuelva a dormirse o, si no lo consigue, el bebé puede ir aumentado su enfado y llorar cada vez con más intensidad. Si no consigue calmar el enfado o va a más, intervén, ofrece mimos al bebé, todo lo que tengas preparado, y recuérdale que no hay teta de noche.

El nivel de enfado es variable, hay bebés que se calman en poco rato y otros que no parecen calmarse de ninguna manera. Es duro, no te lo voy a negar, y es más que probable que los tres paséis noches complicadas. Prepara opciones para ofrecerle si esto sucede y ya sabes, te va a tocar ir probando durante unos días hasta encontrar lo que le ayude a conciliar el sueño sin succionar.

Hay madres que optan por no dar el pecho y otras que eligen ofrecer un poco de pecho para que se calmen y vuelvan a dormir. No hay opciones mejores que otras, tienes que estar tranquila con lo que hayas elegido y hacer lo que te haga sentir mejor.

También es posible que el niño se despierte sin llorar y se desvele. Algunos bebés piden salir de la habitación e ir a jugar al salón o a otra habitación. Puede pasar; a veces, para no oírlos llorar, accedemos a ello y no es que sea malo ni bueno, solo que debes pensar que podéis estar horas despiertos hasta que vuelva a tener sueño o se duerma. En la medida que puedas, intenta que las actividades sean lo más «aburridas» posible y mantén un ambiente oscuro y calmado.

• **Si te vas a ir a dormir a otro cuarto:**

Es posible que inicialmente sea más fácil para nuestro peque seguir durmiendo en «su cama» (o sea, la nuestra) y que seamos nosotras las que nos desplacemos a otra habitación.

Si el niño se queda en la cama en la que duerme habitualmente y tu pareja le cuida, puede estar más cómodo y sentirse mejor que si le trasladamos de cama a «su habitación», que, por muy bonita que sea, seguramente será un espacio nuevo para él.

El hecho de ir nosotras a otra habitación pone en marcha «el plan padre» del que ya hemos hablado con anterioridad. Es difícil saber qué es lo más adecuado y si es mejor quedarse a dormir en la misma cama o irse; hasta que no lo probéis, no lo vais a saber. Hay pequeños que se ponen muy nerviosos cuando mamá está en la cama y no le da teta, y llevan algo mejor que no esté y les es más fácil volver a conciliar el sueño. Que le sea más fácil que no estés no implica que no te llame o que no pida teta, solo que puede que se conforme antes con los mimos o las técnicas que aplique tu pareja. Así pues, toca probar qué os va mejor.

No es fácil estar en otra habitación y oír que reclama teta o que llora, pero, como te explico a continuación, podéis encontrar recursos y pactar una palabra de emergencia. ¿Qué es una palabra de emergencia? Lo que más te puede costar es no acudir a vuestra habitación si oyes llorar a tu bebé, por ello, y para que tanto tú como tu pareja estéis comunicados, pacta una palabra clave de ayuda. Y es que sin saber qué está pasando puedes tener ganas de intervenir, pero igual tu pareja ya está controlando la situación y no te necesita, y por el contrario, si tu pareja no sabe gestionar la situación o no aguanta más, puede llamarte mediante ese código que solo vosotros conocéis y en el que es impor-

tante que no uséis vuestros nombres. Evita: «mamá», tu nombre, «ven, que no puedo más», etcétera. Busca una palabra que en el contexto del sueño no tenga nada que ver: mayonesa, florero, tierra... De esta manera, los dos vais a estar tranquilos y el bebé no va a poder relacionar la palabra de emergencia, pues algunos, cuando se usa el nombre de mamá o algo que conozcan, saben sacarle provecho.

Es posible que las primeras noches tengas que acudir si tu pareja y tu bebé no consiguen controlar la situación. La idea sería que poco a poco fuerais aguantando un poco más antes de ir. Si vas, puede pedirte el pecho. Es complicado decirte qué debes hacer. Si llora mucho, es posible que quieras darle el pecho, y es totalmente comprensible. Si no se calma con las medidas propuestas y quieres volver a darle el pecho, no te sientas mal por hacerlo. Es algo que forma parte del proceso y sabemos antes de empezar que puede ocurrir. ¿Puedes intentarlo algunas noches más o no te ves con ánimos? Decidir qué quieres hacer después de intentarlo unos días forma parte del proceso y es que, si fuera fácil, no estaríamos hablando de todo esto.

Es posible que, si te ves con ganas y energía de aguantar unos días, todo vaya a mejor, tu peque no llore tanto y poco a poco vaya aprendiendo a conciliar el sueño sin la teta. Cuando esto ocurra, la siguiente pregunta será: ¿ya puedo volver a nuestra cama? Puedes volver cuando quieras, pero por experiencias de otras madres, te diría que mejor esperes unos días más. Es decir, desde el momento en que ya duerma del tirón, espera una semana, verifica que sigue durmiendo del tirón y que tu pareja te asegure que no tiene que hacer nada especial para dormirle y que el proceso es casi automático. Si eso pasa, ya puedes volver a la cama; si vas demasiado pronto, quizá vuelva a pedirte el pecho cuando te encuentre en la cama y esto podría significar unas noches más sin dormir para los tres.

En todo caso, tanto si te quedas como si te vas de la habitación, controla tu pecho si dejas de ofrecerle tomas nocturnas. Puedes extraer un poco de leche a mano en la cama; si no quieres limpiártela, puedes usar una toalla para recoger. Si prefieres conservarla, debes emplear las medidas habituales.

Destete diurno

En el destete diurno parcial, lo que se suele hacer es negar el pecho en determinados momentos.

En niños más pequeños, este tipo de destete parcial puede producirse cuando sientes incomodidad o prefieres no amamantar fuera de casa. Una opción es extraerse leche y ofrecerla en biberón cuando salimos de casa o directamente ofrecer leche artificial en estas ocasiones.

En el caso de que quieras darle tu leche extraída, debes tener en cuenta:

- Puedes llevarte leche congelada o fresca.
- En ambos casos la leche debe mantenerse refrigerada. Existen neveras específicas para el transporte de leche materna o puedes adquirir una para refrescos (que suelen ser más pequeñas) y colocar dentro placas de hielo.
- Si es leche fresca recién extraída, no la conserves dentro de un termo ni la calientes y la metas dentro de uno. Si vas a un bar, a un restaurante o a casa de un familiar, no sería necesario, ya que puedes pedir que te calienten agua.
- Si vas a salir poco rato, puedes mantener la leche recién extraída unas cuatro horas. Si hace calor o vas a estar más rato, es mejor transportarla refrigerada.
- Si quedan restos de leche de la toma o el bebé directamente no la quiere, la leche no se puede volver a calentar y es necesario desecharla en la siguiente hora.
- En el termo sí puedes poner agua caliente, que te va a servir para calentar el recipiente.

El destete parcial diurno también es una opción en el caso de que tengas que volver a trabajar[16] y estar separada de tu bebé durante horas. Cuando no estás con tu peque, le ofrecen leche materna extraída (lo que no supone un destete) o leche artificial, y cuando vuelves a casa, sigues con la lactancia materna.

Cuando nuestros hijos crecen, pasan una época en la que piden el pecho en cualquier lugar y esto puede incomodarnos. A partir de los 2 años y medio o los 3 años, podemos empezar a pactar con ellos en qué momentos o espacios no van a tomar el pecho. Es importante que le expliques a tu hijo tanto los sitios o momentos en que no le vas a dar como en los que sí vas a hacerlo, para que entienda las nuevas normas en vuestra lactancia. Habitualmente y, al ser diurnas, suelen aceptar que les ofrezcas algo a cambio de la teta: comida, mimos, juegos...

No suele ser un tipo de destete demasiado complejo y los niños lo integran rápidamente. Ten en cuenta que, aunque no pida teta, es posible que ante situaciones nuevas o que le generen miedo o vergüenza lleve la mano a tu pecho para sentirse seguro. Este es un comportamiento totalmente normal y que puede durar algunos años.

Destete completo progresivo

Una meta para muchas mujeres es eliminar todas las tomas, tanto diurnas como nocturnas, de manera progresiva, dando tiempo al pecho y al bebé a acostumbrarse a la nueva situación. Es un tipo de destete más lento, en el que la necesidad de destetar no es tan urgente. Siempre que sea posible, suele ser más fácil iniciar el destete en las tomas diurnas y dejar el destete nocturno para lo último, y es que por la noche los recursos para entretener al bebé son más limitados.

El destete completo progresivo puede durar meses; en el fondo, es una mezcla del destete natural y el destete dirigido, la principal diferencia se encuentra en la edad del bebé. Mientras que en el destete natural la edad de los niños suele ser superior a 2 años, en este tipo de destete progresivo el bebé puede tener menos de un año o un año y medio. Consiste en ofrecer una lactancia mixta al bebé bastante pronto, lo que facilita la transición del pecho a la leche artificial.

Destete de urgencia o impuesto

Este tipo de destete se hace en situaciones en las que se requiere un destete inmediato en pocos días o semanas. Las causas pueden ser varias: por enfermedad del bebé o enfermedad de la madre, por agitación por amamantamiento, entre otras. Y también existen algunos acontecimientos en los que la madre no va a querer destetar, pero se verá obli-

---

[16] En el capítulo «El destete dirigido por edades» tienes la información para poder llevarlo a cabo.

gada a ello; estoy hablando de las situaciones de separación o divorcio.

En este tipo de destetes de urgencia tenemos poco margen de maniobra. No hay tiempo para preparar al bebé ni prepararnos nosotras, ni esperar a que el bebé tenga tiempo para acostumbrarse al biberón. Además, suele ser necesario destetar en pocos días o en pocas semanas; en estos casos se usan técnicas un poco más drásticas para conseguir que el bebé deje el pecho.

....

¿Qué debemos valorar en estos casos?

• Cómo te sientes y cómo crees que se va a sentir tu hijo.
• Cómo se va a alimentar al bebé a partir de ese momento.
• La gestión de nuestro pecho.

Quizá los dos aspectos más importantes son que el bebé acepte la nueva forma de alimentación, tanto la leche artificial como el método de alimentación elegido para ofrecérsela, y que te preocupes mucho de tus pechos para reducir la producción de leche sin tener molestias.

Cuando se trata de destetes abruptos, dependiendo de la edad del bebé y la experiencia de alimentación (si ya ha tomado leche artificial o ha succionado algo que no sea un pecho), va a

ser más o menos complicado. Vamos paso a paso.

Si el bebé tiene menos de un año, es probable que el método elegido para darle la leche sea un biberón. Si tiene más de un año o le falta poco para llegar al año de vida y no ha tomado nunca un biberón, quizá sea más adecuado buscar otros métodos, ya que a nivel odontológico es más interesante que no lo use ya para comer y en su lugar utilice vaso o vaso de inicio.

No es fácil encontrar la tetina de la que sepan succionar de manera eficaz. No es que haya tetinas mejores que otras, es que, para gustos, los colores, y es posible que tengas que comprar varias hasta dar con la que le guste, no le dé asco o de la que sepa succionar.

Hay muchas marcas comerciales que fabrican tetinas y que las publicitan como «las mejores para la lactancia», y claro, esa afirmación suele corresponder a un precio elevado. Por más que te vendan sus virtudes, es posible que a tu bebé le den completamente igual. Por ello, si no ha tomado ninguna antes o te arriesgas comprando una tras otra, ve primero a las más económicas y busca que sea lo más blanda posible, que no sea de las llamadas anatómicas[17] y sea larga con la base ancha.

Si acepta el biberón, tenemos un paso conseguido; lo siguiente va a ser que acepte la leche. Hay que decir que

---

[17] Las tetinas que se venden con el nombre de «anatómicas» son las que tienen una de las partes aplastada, y suelen afirmar que imitan al pezón materno. Curiosamente, cuando el bebé mama de manera óptima, el pezón sale de la boca alargado, pero no pinzado.

a veces es fácil y que la primera que les das les gusta y les sienta genial, pero también puede pasar que las rechace todas o que le produzcan un molesto estreñimiento. Es muy importante que le pidas a tu farmacéutico que revise la composición de la leche contigo y busquéis entre las opciones la que pueda mejorar las dificultades que presente el bebé.

Hay bebés que lo pasan muy mal cuando nunca han tomado un biberón o succionado una tetina; hay que tener mucha paciencia e ir probando estrategias:

- Intenta calentar previamente la tetina que hayas elegido: sumérgela en un poco de agua caliente para que esté más caliente y el bebé la acepte con más facilidad.
- Ofrece la leche cuando el bebé no esté demasiado despierto ni demasiado hambriento.
- La leche se la podemos dar nosotras, pero las primeras veces es más probable que lo acepte mejor si lo hace otra persona. Es importante que esta persona tenga una relación estrecha con el bebé para saber parar si la situación se desborda.
- A veces suelen aceptar la leche si los sentamos en nuestro regazo, mirando ambos hacia delante (como si estuvieras posando para una fotografía) y el biberón se lo damos en esta posición y lo más horizontal posible. Una vez que lo acepte y sepa comer, podemos modificar esta postura y darle el biberón mirando al bebé a los ojos y en estrecho contacto.
- Nunca intentar vencer al bebé por hambre; si no sabe succionar, le ofreceremos la leche con otros métodos de alimentación.
- Mucha paciencia y tiempo.

¿Cómo gestiono la leche?

En un destete de urgencia, del que pasamos a dar toda la teta del mundo a no dar ni una toma, debemos tener mucho cuidado con el pecho. Dependiendo de la situación que experimentes, si tienes que tomar medicación que no sea compatible con la lactancia o someterte a pruebas que tampoco lo sean, vas a poder guardar la leche o vas a tener que tirarla. La clave está en observar el pecho y ver cómo reacciona, que puede ser de muy diversas maneras, dependiendo de la edad de tu bebé y de las veces que mamara antes del destete de urgencia.

Es importante que si el pecho se pone a tope, te saques leche con la frecuencia que necesites. No sigas los consejos que indican no sacarse leche, no beber agua o vendarte los pechos; bastante doloroso es el proceso para que aún te duela más. Saca la leche (a mano o con sacaleches, como te sea más fácil) y las veces que necesites, intenta sacar cada vez menos e ir espaciando las extracciones. En una semana o semana y media, el pecho no debería molestarte.

....

¿Se va a traumatizar por llorar de noche?

Puede ser duro, tanto para tu bebé como para ti. Es importante que esté acompañado en todo momento, ya sea por ti o por otro adulto que le conozca y que pueda contener y acompañar su llanto, para que, de esta manera, se sienta lo más confortado posible.

Todas tenemos miedo a que sufran y que esto pueda perjudicarles, y es normal que tengas dudas o terror a «romper» vuestra unión; la clave es siempre acompañarlos con todo el amor que podamos o puedan darle, en el caso de que no puedas ser tú quien le consuele.

....

Estoy enferma y debo destetar para empezar un tratamiento que no es compatible con la lactancia: ¿qué es mejor, que prepare a mi bebé o que aguante hasta el final?

No creo que haya una única respuesta válida cuando la salud de la madre obliga a dejar la lactancia de manera inmediata para someterse a un tratamiento que no es compatible[18] con la lactancia.

Algunas madres prefieren preparar al bebé y que el destete sea más gradual, a pesar de que tenga que ser rápido, y otras madres optan por destetar el día que deben someterse por primera vez al tratamiento que hace que la lactancia no siga siendo posible. Valora qué prefieres hacer y adelante, no hay opciones mejores que otras.

....

No sé si es normal que esté más triste por tener que dejar la lactancia que por la enfermedad que me han diagnosticado. Nadie me entiende.

¡Es algo tan común! Las mujeres a las que he acompañado en el destete después de haber sido diagnosticadas, normalmente de cáncer, me cuentan siempre lo mismo: de toda la situación a la que se enfrentan, enfermedad, tratamientos, incertidumbre por su vida, lo que más les pesa es tener que destetar a sus hijos de manera abrupta y perder la lactancia.

Si es lo que estás viviendo y sintiendo, no, no estás loca; al contrario, estás muy cuerda. Y es que lo que dejas atrás es más que la lactancia; cierras, obligada, una etapa, y es normal que por encima de todas las cosas te preocupe el bienestar de tu peque.

Una pregunta también muy habitual es cómo mantener la lactancia o

---

[18] Seguramente no será tu caso, pero antes de destetar, revisa en la web de los pediatras de la asociación APILAM que realmente el tratamiento que debes realizar no es compatible con la lactancia.

cómo iniciarla de nuevo una vez terminado el ciclo de quimioterapia. Sé que es un tema que barajáis y al que es muy complicado dar respuestas concretas. Si me permites un consejo, de la misma manera que en la lactancia y el destete vamos paso a paso, no anticipes: habla con una experta en lactancia por si quizá algún aspecto se puede planificar y, sin duda, si lo necesitas, consulta con una psicóloga perinatal.

....

¿Puedo aplicar algo en los pezones para que no quiera mamar?

Este es un tema muy controvertido. Hay quien cree que esta no es la manera de realizar un destete en un niño mayor y te dirá que no lo hagas de ninguna manera. Yo, sinceramente, creo que no soy nadie para juzgar si este es el camino elegido y entiendo que tendrás tus razones para hacerlo así.

Normalmente se aplica un alimento[19] o producto que tenga mal sabor, amargo, para que de esa manera el bebé al mamar rechace el pecho. Nos puede parecer raro, pero hay países en los que se aplica aloe vera[20] en el pezón y la areola para que el bebé se deste. Se suele aplicar también ajo, limón, mostaza o los productos que se usan para evitar morderse las uñas.

Si lo vas a hacer, es importante que avises a tu hijo de lo que va a pasar, de

que la teta no estará buena y de que es posible que ya no le guste. Si, a pesar de todo, quiere intentarlo, estate muy atenta para acompañar su reacción y poder ayudarle a superar el mal momento. Y recuerda que a veces este sistema no es efectivo, y es que a pesar del sabor desagradable hay bebés a los que parece que les da absolutamente igual.

....

¿Y usar bandas adhesivas?[21]

También son una opción. Volvemos a lo de antes: en muchos foros y en boca de muchos, no son métodos respetuosos para destetar a un bebé, ya que los engañamos o no respetamos sus necesidades. Si no puedes más, has intentado de todo (o no) o necesitas que deje el pecho de manera inmediata, esta puede ser una manera de hacerlo. Si tu bebé entiende el concepto de dolor, el uso de estas bandas puede ser una ayuda para terminar la lactancia, aplicándolas sobre el pezón. Es necesario explicarle que tenemos dolor o que el pezón está enfermo, que no le podemos dar teta, pero que, de nuevo, podemos darle besos, mimos o lo que él quiera para que se sienta mejor.

A veces es necesario llevarlas puestas unos días hasta que deja de pedir el pecho. Y de nuevo es importante tener presente que hay bebés a los que

---

[19] Ya habrás leído el destete de Julieta a los 3 años, cuando la nodriza se untó aloe en el pezón y la areola para que ella rechazara el pecho.
[20] Sanjur, Diva M., Cravioto, Joaquín, Van Veen, André (dres.) y Rosales, Lydia (prof.), «La alimentación de los lactantes y el destete en un medio rural preindustrial», estudio desde el punto de vista sociocultural.
[21] En España las conocemos con la marca comercial: Tiritas® o también como Curitas®.

las tiritas les dan igual y las pueden quitar del pecho y seguir mamando sin más.

....

¿Puedo ofrecer la leche que me extraigo?

Si aún no te estás sometiendo a ningún tratamiento incompatible con la lactancia, puedes ofrecerle tu leche extraída y ver si la quiere. Si no la quiere y no quieres tirarla, puedes guardarla para hacer jabón o guardarla sin saber muy bien para qué, y cuando estés lista podrás realizar algún tipo de ritual con la leche o simplemente tirarla.

....

Y si una vez recuperada quiero volver a dar el pecho, ¿voy a poder?

Este también es un punto que tiene muchos matices. Va a depender de muchos factores y algunos no vamos a poder controlarlos: la edad del bebé, si pierde o no el reflejo de succión, si mantenemos la producción de leche en el intervalo...

Si tienes dudas sobre este punto, contacta con una experta en lactancia antes de empezar el destete y el tratamiento, para que pueda acompañarte en el proceso.

....

Yo no quiero destetar, pero la sentencia judicial ha determinado custodia compartida.

Esta situación está siendo cada vez más habitual y resulta muy traumática. Antes de empezar con este tema, me gustaría dejar claro que no hay ninguna intención de apartar o limitar el contacto por parte del padre con el bebé con la excusa de la teta.

Cuando se produce una situación de separación o destete y esta no cursa de manera amistosa, la continuidad de la lactancia materna puede verse afectada y el problema suele aparecer cuando el bebé se considera «mayor» y la lactancia, demasiado «extendida».

Todos los niños y las niñas tienen derecho a recibir la mejor alimentación y, sin duda, si hay un alimento y una actividad excelentes para su salud y su bienestar son la leche materna y la lactancia materna en sí misma, respectivamente.

Entiendo que es complicado aceptar que tu hijo quizá no esté listo para dejar el pecho o incluso que haya quien puede llegar a pensar que somos las madres las que obligamos a los bebés a mamar para de esa manera evitar que se separen de nuestro lado y dificultar la relación con su otro progenitor.

Si te ves abocada a esta angustiosa situación, te diría que lo primero sería intentar hablar con tu expareja para que acepte anteponer el bienestar del niño a cualquier otra cosa. Según la edad de vuestro hijo, tendría que ser posible llegar a acuerdos que no deberían impedir que el progenitor que no amamanta siga teniendo contacto con él, sin que esto suponga tener que destetarlo de forma abrupta e indeseada.

He acompañado muchos casos y sé que es complicado llegar a este tipo de acuerdos respetando las necesidades del bebé, y es triste que tenga que ser un juez o una jueza el que determine el fin de vuestra lactancia.

Si, por desgracia, has tenido que llegar a este punto, toca plantearse destetar o intentar mantener la producción de leche en ausencia del bebé, y retomarla cuando vuelvas a tener los días de custodia.

Algunas madres, va a depender de la edad del bebé y del tiempo de separación entre ambos, optan por destetar con el fin de facilitarle la transición al bebé y que, cuando se encuentre lejos de ellas, pueda dormir, calmarse o relajarse sin el pecho.

Si se impone la custodia compartida y vais a estar unos días separados, puedes mantener la lactancia si así lo deseas:

- Es complicado, pero quizá podéis llegar a un acuerdo que beneficie al bebé y que pueda pasar ratos con el otro progenitor, pero que siga tomando leche materna: sea mediante leche extraída o reencontrándoos cuando el bebé o el niño lo necesite.
- En el caso de no llegar a un acuerdo en el que el beneficiado sea el menor y si quieres mantener la lactancia cuando estéis separados, puedes:
  - Iniciar las extracciones de leche, idealmente cada 2 horas de día y cada 3 horas de noche.
  - Un sacaleches eléctrico puede serte de más utilidad que uno individual o manual.
  - Si tu peque tiene más de un año es posible que te cueste conseguir una cantidad significativa de leche con sacaleches; es lo de menos. Lo importante es seguir estimulando lo que puedas para que cuando tu hijo regrese a tu lado la producción no haya mermado.

Son situaciones que producen mucha tristeza e impotencia y en las que tanto los progenitores como el estamento judicial menosprecian la lactancia materna y la relación entre madre y bebé a través de la lactancia.

Destetes especiales: de un solo pecho, en duelo, múltiples, tándem, TEA

Hay situaciones en las que el destete puede ser un poco más complicado. Es posible que este apartado no sea útil para la mayoría de vosotras, pero hay tan poca información de destete que vale la pena hablar de ello por si alguna de vosotras estáis en estas situaciones especiales.

Destete en duelo

Vivir la muerte de un hijo es, seguramente, una de las experiencias más traumáticas en la vida. La lactancia o destete en duelo hace referencia a la gestión de la producción de leche cuando nos encontramos con los pechos llenos y los brazos vacíos.

Cada vez aparecen más grupos de duelo,[22] tanto virtuales como físicos, que pueden acompañarte en este proceso. Estos grupos han hecho posible que haya cada vez más información al respecto, y aunque muchas veces aún es un tema tabú, cada vez se tiene más en cuenta la voluntad de la madre para gestionar la leche. Puede ser que tu bebé haya fallecido dentro de tu útero, que haya fallecido a las pocas horas o días de nacer o que haya fallecido posteriormente...

Hace unos años, o aún a día de hoy en algunos hospitales, no se preguntaba a la mujer qué quería hacer con la lactancia, se pautaba la medicación para inhibir la producción de leche sin dar más explicación. Esto no tiene por qué ser así si no quieres. Puedes revisar las opciones que tienes y, a pesar de que es posible que estés en *shock* y te cueste decidir qué hacer, una breve lectura de las diferentes opciones puede hacer que te sientas cómoda con alguna de ellas:

- Tratamiento farmacológico: tomas la medicación pautada para inhibir la producción de leche. A pesar de que esta sea tu opción y de que no quieras saber nada de la leche, existe la posibilidad de que tengas igualmente una subida de leche, por lo que vas a necesitar conocer también la inhibición fisiológica.
- Inhibición fisiológica: mediante este tipo de disminución de la producción de leche lo que hacemos es reducir la cantidad de leche que se produce. Es el mismo sistema que usamos en cualquier destete: sacar cada vez menos leche y espaciar las extracciones, aplicar frío en los pechos y consultar con el farmacéutico qué antiinflamatorios puedes tomar. De esta manera, poco a poco la producción disminuye hasta que ya no es necesario extraer más leche.

---

[22] <https://www.facebook.com/donantes.con.estrella/> En este grupo de Facebook podrás leer más vivencias y, si lo deseas, compartir la tuya. Tanto en el capítulo 6 como en el 7 podrás encontrar testimonios al respecto.

- Donar la leche a un banco de leche: cada vez más bancos de leche materna están preparados para recibir tanto calostro como leche materna. Contacta con el banco[23] que tengas más cerca e investiga los pasos para poder ser donante y que la leche que te extraigas se emplee para la alimentación de grandes prematuros o bebés enfermos. Una vez que hayas superado todos los requisitos para poder ser donante, la donación durará el tiempo que tú quieras o necesites. Recuerda que puedes donar la cantidad que desees.

- Hacer una donación privada de la leche: en ocasiones, la donación de leche no se puede o no se quiere hacer a un banco de leche y existe la opción de donarla a una familiar o amiga[24] que la pueda usar para la alimentación de su hijo o hija. Se trata de un acuerdo privado y no legislado que permite regalar la leche materna que hayas extraído o tengas almacenada.

- Guardar la leche y realizar uno o varios rituales de despedida: desde verter la leche al mar o en un lugar que os guste, hacer una joya de leche, mantenerla congelada hasta que lo necesites... Estos rituales permiten transitar el duelo y no es una opción reñida con las anteriores; puedes donar tu leche y reservar la parte que consideres oportuna para celebrar un ritual de despedida.

En todos los casos, el uso de sacaleches durante unos días es muy adecuado y según cuál sea el plan que tengas, esas extracciones irán decreciendo. No es raro que poco a poco y sin hacer mucho más extraigas cada vez menos leche hasta que ya no tengas que extraer más.

---

[23] Aquí tienes la página web de los bancos de leche en España: <https://www.aeblh.org/> y los de Sudamérica: <https://bit.ly/3jeE6pl>.

[24] Aunque en nuestro entorno no es algo que se conozca mucho, la Organización Mundial de la Salud tiene esta opción como una de las posibilidades para ofrecerle al bebé. Idealmente, deberías hacerte también una analítica de sangre para comprobar que no hay ningún tipo de infección que pudiera afectar al bebé que va a recibir la leche.

Destete de un pecho

Algo que puede pasar es que optes por destetar solo de un pecho[25] o que no quieras iniciar[26] la lactancia con ambos. Lo primero que hay que decir es que con un solo pecho la lactancia puede durar todo el tiempo que tú quieras; por tanto, es viable amamantar de un solo pecho si lo ves necesario.

Si aún no has empezado la lactancia, si aún estás embarazada o acabas de dar a luz, la idea es controlar la producción de leche del pecho que no quieres ofrecer. La subida de leche se producirá o se habrá producido, por lo que te va a ir bien mantener sujeto el pecho cuya producción quieras frenar, lo que no implica que esté vendado o comprimido, solo sujeto. Aplica frío en el pecho y, si es necesario, extrae un poco de leche cuando te haga falta:[27] si notas algún bulto, una zona inflamada o tienes la sensación de que el pecho está cargado. Los antiinflamatorios que te indique el médico o farmacéutico van a ayudarte a que no te duela. Con todas estas medidas va a ir reduciéndose la producción de leche y vas a poder seguir la lactancia con un solo pecho.

Si ya estás amamantando, pueden pasar dos cosas: la más habitual es que tengas más dolor en el pecho del que quieres destetar, pero también puede ocurrir que tu bebé haya dejado casi de mamar de uno de los pechos y quieras dejar de ofrecerlo sin tener problemas.

En el caso de que tu producción de leche esté a tope, es importante ir paso a paso y reducir la producción de manera fisiológica, como te he contado

---

[25] Si tienes grietas o dolor al amamantar en un pecho, si el bebé rechaza o deja de mamar de uno de ellos o si has experimentado una vivencia compleja de dolor y miedo cuando tu bebé mama, como puede ser un absceso, es posible que quieras que un pecho deje de producir leche y seguir con la lactancia de un solo pecho.

[26] En esta situación suele ser habitual no empezar la lactancia de los dos pechos por una mala experiencia previa con ese pecho o por algún problema de salud que haya afectado al pecho.

[27] Es complicado decirte una cantidad concreta de leche, es algo que varía mucho en cada madre y que deberás ir valorando: tanto las veces que necesitarás extracción como la cantidad conseguida.

unas líneas más arriba. Y es especialmente importante que estés muy pendiente de tu pecho en el proceso, ya que si tienes grietas, obstrucciones recurrentes, mastitis o cualquier situación que no has podido solucionar, estas pueden complicarse aún más en el proceso de destete.

Si hace tiempo que tu bebé mama poco de un pecho, tampoco lo dejes sin más. Controla la evolución, que no se ponga a tope y que no te moleste en ningún momento. Si no sientes nada especial, es más que probable que ya hayas destetado de este pecho. Si te molesta, sigue las indicaciones del primer capítulo para realizar una disminución fisiológica de la producción de leche.

Destete en caso de lactancia diferida

En la lactancia diferida el bebé no está mamando y recibe la leche materna extraída, normalmente en biberón. La lactancia diferida implica el uso continuo de sacaleches para mantener la producción de leche; por tanto, cuando planteamos un destete en esta circunstancia, lo que buscamos es disminuir la producción de leche para evitar problemas en el pecho por la retención de leche:

1. Cuenta las extracciones que haces a lo largo del día (seguro que lo tienes claro).
2. Empieza reduciendo la cantidad de leche que extraes del pecho o disminuyendo el tiempo de extracción.
3. Cuando hayas reducido la cantidad y el tiempo de extracción —normalmente un par de semanas después de haber empezado—, podrás eliminar alguna de las extracciones.
4. Si el pecho reacciona sin cargarse y no tienes dolor, elimina otra extracción.
5. Si el pecho reacciona con inflamación o dolor, no elimines extracciones y vuelve al paso 2.
6. Sigue con esta rutina unas semanas hasta eliminar por completo las extracciones.
7. Recuerda que es posible que unas semanas después de la última extracción eliminada sientas el pecho lleno o inflamado. Si es así, será necesario extraer leche, aplicar frío y consultar con tu farmacéutico qué antiinflamatorio puedes tomar.

Dejar el sacaleches también implica terminar la lactancia y puedes experimentar duelo y sentimientos encontrados durante el proceso.

Destete en múltiples (gemelos, mellizos o más)

No es raro que, con gemelos o mellizos, y por diferentes circunstancias, quieras o necesites destetar a solo uno de los bebés. Es posible que haya uno de ellos que mame con más dificultad, de manera menos efectiva, que no gane peso o que te produzca dolor al succionar. Y también puede pasar, por las razones que sean, que quieras terminar la lactancia con los dos, así que vamos por partes.

Cuando pensamos en un destete de múltiples, tenemos que tener en cuenta que es altamente probable que la producción de leche sea muy alta y hay que ir con extremo cuidado en el proceso, ya que, si en una lactancia individual existe el riesgo de padecer obstrucciones o mastitis, aquí este riesgo se multiplica.

En el caso de que solo quieras destetar a uno de ellos, pueden pasar varias cosas: que quieras ofrecerle leche artificial directamente o que optes por extraerte leche y ofrecérsela en diferido.[28] Amamantar a múltiples no es fácil y amamantar y usar el extractor de leche, menos aún. Es posible que te falten horas en el día para poder hacerlo todo.

Puedes tener un sentimiento de culpa por no poder ofrecerles a los dos el pecho y solo darle a uno, y de ahí la necesidad de darle tu leche extraída. Como todo en la lactancia, tú mandas y la decisión es completamente tuya.

Normalmente, en el caso de múltiples, los destetes se producen en las primeras semanas de vida, cuando se inicia la lactancia y aún todo se hace cuesta arriba. Revisa el apartado del capítulo «El destete dirigido por edades» para encontrar la forma de hacerlo de la manera más adecuada, y recuerda que tienes la opción de ofrecer la leche que extraigas al bebé que hayas destetado.

Como te decía, si destetas solo a uno, controla tu pecho para evitar que se formen obstrucciones u otras complicaciones. Si notas bien el pecho, no hace falta que hagas nada. Si te molesta, extrae un poco de leche (de forma manual o con sacaleches) para que la producción vaya reduciéndose de manera óptima y se ajuste a la demanda del bebé que sigues amamantando.

Si te decantas por destetar a los dos, va a depender de cómo haya ido la lactancia hasta ese momento, pero si ambos han estado mamando, la producción puede ser elevada, aunque no lo parezca, así que mucho control sobre el pecho y actúa lo más rápido posible a la mínima señal de que algo se complica.

....

¿Qué hago? ¿Desteto a los dos a la vez o uno a uno?

Solo tú puedes responder a esta pregunta. No es fácil saber qué opción será la más adecuada en vuestro caso.

---

[28] Lactancia diferida, es decir, en un envase que no sea la teta.

Valora cómo te sientes, si los bebés tienen la misma demanda, a cuál de ellos crees que va a costarle más dejar el pecho, cuál depende más del pecho para todo Una vez que tengas esta información, verás más claro qué hacer y cómo afrontar el proceso. Otro hecho a tener en cuenta es el tiempo del que dispones, cómo te sientes respecto a la lactancia y si crees que puedes ir más o menos despacio.

....

Creo que con uno va a ser más fácil que con el otro, ¿cómo lo hago?

Si prevés que con uno de los dos va a ser más complicado, quizá una opción sea ir paso a paso. Es posible que sea mejor destetar primero al que sea menos demandante y, una vez conseguido este primer paso, ir a por el segundo. La idea es que tengas la suficiente fuerza y energía para poder afrontar con calma al más demandante, que puede requerir más tiempo y paciencia. Es cierto que haciéndolo por separado puedes tardar más tiempo que con los dos a la vez, y también es algo que debes valorar y decidir.

....

¿Puedo hacer un destete nocturno con los dos y seguir de día?

Sí, claro. De la misma manera que se puede hacer con un solo bebé, se puede hacer con dos. Puede ser el doble de difícil o también más fácil, puesto que de-

pendiendo de la edad de tus bebés, muchos aceptan dormir juntos;[29] es una opción segura para ellos y eso facilita dejar el pecho.

Si son menores de un año, vais a tener que ofrecer leche artificial en las tomas nocturnas, lo que sin duda también es agotador. Si ya tienen un poco más de un año, ya pueden estar sin mamar por la noche y puedes ofrecerles agua a cambio, y, por supuesto, mucha paciencia y recursos. Hay madres que prefieren destetarlos por la noche juntos y otras madres que optan por hacerlo uno tras otro para tener más tiempo y paciencia de acompañarlos en el proceso de destete nocturno.

Destete en tándem

Destetar al hijo mayor suele ser lo más habitual, pero no tiene por qué ser la única opción. Durante la lactancia en tándem, suelen aparecer por nuestra parte sentimientos ambivalentes hacia el hermano mayor. La llamada «agitación por amamantamiento» se manifiesta con un sentimiento de rechazo hacia el hijo mayor en diversas circunstancias: puede aparecer estando embarazada si el bebé no se ha destetado, durante la lactancia de los dos bebés o incluso solo en determinados momentos, como, por ejemplo, de noche o en situaciones de cansancio o tensión.

[29] «Together or apart? A behavioural and physiological investigation of sleeping arrangements for twin babies», Helen L. Ball (Senior Lecturer in Anthropology and Director, Parent–Infant Sleep Lab) Parent–Infant Sleep Lab and Medical Anthropology Research Group, Department of Anthropology, Durham University.

Cuando aparece la agitación, tenemos la necesidad de destetar al bebé casi de manera inmediata, lo que suele ser complicado por toda la nueva situación que implica la llegada de un hermano o hermana. Es una situación nueva y, muy probablemente, estresante para toda la familia.

Es un sentimiento horrible en el que quieres apartar, a veces hasta con violencia, a tu hijo de tu lado. Lo más habitual es que, llegados a ese punto, decidas destetar al mayor y, claro, no es fácil teniendo a otro bebé todo el día en la teta. Pero también puede pasar que el pequeño tenga dificultades para mamar o no engorde, o que sientas que tu hijo mayor te necesita más que el pequeño y decidas destetar al pequeño y seguir con el más mayor.

Destetar al mayor

Como te decía, lo habitual suele ser que percibas que no puedes sostener la demanda del mayor o que tus sentimientos sean mayoritariamente negativos cuando te pide el pecho o cuando notas que succiona.

Para destetar a tu hijo mayor puedes seguir las pautas que encontrarás más adelante según la edad que tenga; esta es la parte fácil. La parte complicada es que seguramente estarás dando el pecho al pequeño delante del mayor mil veces al día y esto no fomenta que el mayor se olvide de la teta. Y es que después de los meses de embarazo en casi sequía de leche, cuando mamá vuelve a tener leche es el festival absoluto. Ma-

man mucho, a veces más que los pequeños, dejan de comer y quieren mamar a todas horas. No sabes cómo vas a sentirte hasta que estás en ello y si ves que no es lo que esperabas, que te supera o que no puedes más, es el momento de buscar el destete de tu hijo mayor.

En este tipo de destetes más que en ningún otro es clave encontrar el apoyo familiar. De la misma manera que cuando nos convertimos en madre de un segundo o tercer hijo, vamos a necesitar ayuda externa. ¿Quién puede ayudarnos? Pues cualquier familiar o amiga que tenga relación con tu hijo o que lo haya cuidado otras veces. Si te fijas, no menciono a la pareja, y es que vamos a necesitar que también nos cuiden a nosotras. Pero, por supuesto, si estáis de acuerdo en que la mejor persona para ocuparse de mantener a tu bebé distraído es tu pareja, invierte el orden y deja que familiares o amigas cuiden de ti mientras que el padre se ocupa de él.

No se trata de expulsar a tu hijo mayor de tu lado, se trata de que tenga una agenda con actividades que le hagan estar emocionado y entretenido. De esa manera, disminuimos las veces que nos va a pedir teta. Sin duda, habrá momentos en los que estaremos en casa y sin planes, ese es el momento en que la pareja entra en juego, pero también lo hacen las estrategias para que mame menos. Suele funcionar bien limitar la toma y, por supuesto, usar la imaginación. Nada tan potente en un niño como su imaginación, recuerda la técnica de la «teta te trae cosas». Busca cositas con las que puedas sorprender a tu hijo, crea una historia, da vida a la teta para que sea un ente con personalidad propia y que tu hijo reciba todo el amor mediante estas sorpresas. Y busca espacios en los que puedas dedicarle atención exclusiva para que tenga estos ratos de intimidad contigo, sin la teta.

Intenta darle el pecho si te lo pide, que no note tensión o que no te apetece; cuando notan reticencias, suelen aumentar la demanda y les suele costar más soltar el pecho.

¿Qué te agobia más? Valora cuáles son las tomas que prefieres eliminar primero. Es posible que si por el día tu hijo mayor tiene planes y mama menos, quieras eliminar esas tomas, o quizá te pongas más nerviosa en las nocturnas al tener que dar el pecho a los dos. También puedes plantearte si quieres destetar totalmente o de manera parcial. Hay varias opciones y debes valorar qué es lo que necesitas.

Destetar al pequeño

No es algo habitual, pero que no sea habitual no implica que no exista. Se supone que en la mayoría de las lactancias en tándem los mayores son los que son destetados o invitados a destetarse, y se mantiene la lactancia de los más pequeños. Hay casos en los que no es así, y a veces el que se desteta es el más pequeño bien porque es más sencillo de destetar bien porque ante la situación de no poder seguir con la lactancia de los dos, y si el mayor tiene alguna enfermedad, patología o situación que hace recomendable seguir con la lactancia, la madre opta por mantener la lactancia con él.

En estas circunstancias, y al ser pequeños, no es muy difícil conseguir el destete. Lo que suele ser más complicado es lidiar con las emociones y, en ocasiones, con algunos comentarios desafortunados. Y es que no todo el mundo entiende por qué se hace algo así.

Si es tu situación, sientes que lo que toca es destetar al pequeño, por más que no parezca lógico, no lo dudes. Nadie conoce tan bien como vosotros vuestra circunstancia y necesidades. Si necesitas apoyo psicológico, pide ayuda. Los sentimientos de culpa o contradictorios pueden saturarte.

TEA o trastornos del desarrollo

Cuando se sospecha que un niño tiene TEA (trastorno del espectro autista) o ya tienes el diagnóstico de este o de cualquier otro trastorno del desarrollo, es muy probable que la teta sea la causa de todos los males. A veces se les dice a las madres que deben destetar para que el niño mejore o incluso que no se va a tratar al niño hasta que esté destetado. Este tema es muy delicado y en ocasiones las madres se ven abocadas a un destete que no desean por la presión que supone la situación. Si no quieres destetar y tú y tu bebé sois felices con la lactancia, no hay razón para hacerlo.

Si tienes ganas de destetar o crees que ha llegado el momento, hay aspectos que debes conocer:

- Nadie conoce a tu hijo mejor que tú.
- La lactancia prolongada y los trastornos del espectro autista no guardan relación.
- El destete supone muchos cambios en la vida de un niño con TEA, así que es posible que lo ideal sea ir despacio en el proceso.
- Plantea el uso de pictogramas o cualquier otro soporte visual para explicarle a tu hijo la nueva situación y de esta manera también anticipar lo que va a pasar, porque es probable que le ayude en el proceso.
- Los trastornos del desarrollo o madurativos no empeoran o se producen por mantener la lactancia materna.
- Busca ayuda específica en grupos o perfiles que sean expertos en TEA.[30]

El destete, en este caso, idealmente debería ser lento y lo más adaptado a las necesidades de tu bebé, puede ser un camino largo y muy paulatino. Ya sabes que cualquier cambio les puede resultar complicado de gestionar y, sin duda, dejar de mamar es afrontar una situación nueva y desconocida.

Ya veis que a la hora de realizar un destete hay mil opciones. Quizá ya tengas muy claro qué tipo de destete es el que vas a intentar; ahora solo queda ponerse manos a la obra y recordar que este es un gran cambio para los dos, que vais a transitar juntos y que vais a aprender en el proceso nuevas maneras de quereros y relacionaros sin la teta de por medio y, ¡no dudes que lo vais a conseguir!

EN RESUMEN

No hay un único camino en el proceso de destete.

La mayoría de las madres suele elegir un destete dirigido y dentro de este tipo de destete tienes opciones que valorar.

Vuestra circunstancia es única y nadie conoce a tu hijo mejor que tú.

---

[30] <https://lactandoendiverso.com/> Silvia es madre de un niño con TEA y asesora de lactancia.

CÓMO ME PREPARO PARA EL DESTETE

> Y aunque me sentía mal por él, y de noche mamaba mucho, ahora él duerme estupendamente y no lo veo sufrir sin la teta, así que ya no me siento mal.
>
> ANNA BERRUEZO

De la misma manera que deberíamos preparar la lactancia durante el embarazo, en la mayoría de las ocasiones podemos planificar algún aspecto del destete. Cuando empezamos a sentir la necesidad de destetar o nos planteamos que nos gustaría terminar la lactancia, es el momento de prepararnos para ello y conocer qué puede pasar y qué podemos experimentar en este proceso. Es bueno hablar de ello, buscar, leer y entender qué supone un destete.

Este capítulo del libro está pensado para que sepas esas cosas que a veces no se cuentan del destete y que solo descubres cuando ya has empezado. Seguramente no estarán todas las situaciones posibles y, por supuesto, no vas a vivir todo lo expuesto a continuación; esto no es más que una compilación de las experiencias de otras madres durante el proceso de destete. Cuando, después, me las contaron y les expliqué alternativas, me dijeron: «¡Ojalá lo hubiera sabido antes!». En la lactancia la información es poder y en el destete por supuesto que también.

Yo misma no recuerdo haber sentido nunca una tristeza y un vacío tan grandes como cuando mi hija se destetó sin esperarlo. Nadie me había dicho que el destete me dolería. Y no, no hablo de dolor físico al amamantar, hablo de un dolor en el alma que no me habían explicado que sentiría y que a nadie parecía resultarle familiar cuando lo contaba.

Saber qué puede pasar durante el destete no te hace inmune a las situaciones que vas a experimentar; lo que podemos conseguir al conocer estas situaciones es reducir el malestar o la angustia que podemos sentir en el proceso.

....

¿Qué debo tener en cuenta?

Hay muchas cosas que tener en cuenta en un destete. En el resto de las preguntas habituales de este capítulo podrás encontrar respuestas, es posible que algunas otras no se me hayan ocurrido y que no te quede otra que ir aprendiéndolas sobre la marcha.

Debes tener presente que un destete implica cambios en ti y en tu bebé;

los dos vais a tener que adaptaros a la nueva situación, se cierra una etapa y se abre otra. Como todo, hay adaptaciones más o menos complejas, ¿qué os va a tocar? Pues nadie puede saberlo... siempre decimos que la lactancia es una aventura y, cómo no, el final también lo es.

....

Me dicen que lo destete, pero en realidad yo no quiero.

Pues detente. Si no hay razones médicas de peso que recomienden un destete, si tú no quieres, no es el momento. Ninguna opinión es tan importante como la tuya. Si lo que sientes es presión familiar o sanitaria, pero no sientes el deseo de destetar, toca no hacer caso de los comentarios, opiniones y miradas negativas hacia vuestra lactancia. Es tu hijo, es vuestra lactancia y tú mandas sobre todo ello. La decisión de destetar a un bebé es suficientemente importante para que dicha decisión sea solo tuya (o de quien creas que tiene derecho a opinar sobre vosotros).

....

No lo tengo muy claro, hay días que sí quiero empezar con el destete y otros creo que no es el momento, ¿qué hago?

Este sentimiento ambivalente suele ser muy habitual y comprensible cuando empezamos a pensar en destetar. Hay días y noches mejores que otros, y seguramente cuando pasas uno de esos momentos complicados, lo que quieres es destetar de inmediato; en otros momentos más relajados te asaltan mil preguntas sobre si es adecuado o no, si tu bebé va a sufrir mucho, si puedes esperar un poco. Además, nacen los sentimientos de culpa, los miedos a no saber cómo nuestro pequeño hará cosas sin la teta... y ¡boom! El lío en tu cabeza es enorme.

Por mi experiencia con las madres a las que he acompañado, si experimentas este tipo de sentimientos, estás en esta etapa que se asemejaría a estar en la casilla de salida, cuando el destete es una fantasía que empieza a rondar por tu cabeza, pero aún no estás ni te sientes preparada para jugar esta partida. Si te reconoces, te diría que le dieras unas vueltas más, que leas y vayas siguiendo tus instintos; cuando llegue el momento de destetar lo vas a saber al cien por cien.

....

Quiero hacerlo, pero no sé si voy a ser capaz.

Dudar de si vas a poder destetar a tu peque es muy normal. Cuando ves a tu hijo tan enganchado con el pecho, usándolo y disfrutándolo; cuando, además, quizá el deseo es tuyo pero no suyo; cuando sabes lo que viene por delante, que vais a vivir momentos duros. ¡Claro que te planteas si vas a ser capaz! Nadie puede saber qué va a pasar, pero vas a poder. Tardarás más o menos, es posible que no salga a la primera o que quieras parar para retomarlo después de un tiempo. Solo recuerda que el destete se consigue siempre.

¿Es mejor que lo planifique?

Bueno, depende de lo que entiendas por planificar. Si te planteas la planificación como algo muy estanco o cuadriculado, es posible que la cosa no funcione demasiado bien. Planificar implica tener mucha conciencia de la situación y capacidad de adaptación en el día a día.

Puedes planificar aspectos generales, recursos de los que hablaremos más adelante, tener una idea global de cómo será y, a partir de esa idea, una vez que estéis en ello, saber pivotar o modificar la idea principal para adaptaros a vuestra realidad.

Por otro lado, tened en cuenta que a veces planificamos y luego pasan cosas; por ejemplo, te planteas hacer un destete cuando estéis de vacaciones porque crees que vais a estar más tranquilos o vais a tener más tiempo para llevarlo a cabo, pero, cuando llega el momento, tu bebé enferma o está mucho más inquieto de lo habitual, o cuando deberías empezar sientes que no es el momento, o le sale un diente que hace que esté más demandante

Y es que una cosa es la teoría y otra la práctica. Así que, por supuesto, lee, medita sobre el tema, habla con tu pareja o alguien de tu familia que sepas que va a acompañarte en el proceso... Y cuando sea el momento, déjate llevar. Las expectativas causan mucha ansiedad antes de cualquier proceso y en su transcurso.

¿Hay un momento en que sea más fácil conseguir destetar?

La edad de tu bebé influye en esta respuesta. Con los bebés pequeños, como verás en el siguiente capítulo, suele ser un proceso más sencillo que con los más mayorcitos.

Y luego están todas esas «pequeñas cosas» que pueden hacer más fácil el proceso: que sepan dormirse sin la teta, que acepten tomar la leche en algo que no sea la teta (que normalmente es un biberón), que sepan calmarse con otra persona, que no estén en ninguna crisis de lactancia,[1] que no haya novedades en casa ni grandes cambios de hábitos (escuela, mudanza). No es que sea imposible destetar en esos momentos, solo que debemos asumir que el proceso puede resultar un poco más complejo.

¿Hay alguna etapa en la que sea mejor no destetar?

Posiblemente los momentos más complicados sean los relacionados con las crisis madurativas, que son las que no están relacionadas con la producción de leche. Durante la lactancia, transitamos muchos momentos de baches y crisis, y las crisis madurativas son las que todos los bebés, tomen teta o bi-

---

[1] Las crisis de lactancia son momentos de aumento de demanda o modificación del comportamiento del bebé. Podemos predecir los momentos en que se producen: segunda noche de vida, 15-20 días, 6-7 semanas, 3 meses, 4 meses, 8 meses, 1 año y 2 años.

berón, van a experimentar, ya que van más allá de la nutrición y están directamente vinculadas con su crecimiento físico o psíquico.

Estas son las cuatro etapas de su desarrollo en las que puede ser más complicado iniciar y conseguir un destete:

BROTES DE CRECIMIENTO MADURATIVOS

A los 4 meses: Es una etapa en la que los despertares nocturnos aumentan y es más que probable que pensemos que el bebé se queda con hambre, cuando solo está aprendiendo nuevas fases de sueño.

A los 8 meses: Los bebés están en plena angustia por separación. Empiezan a entender que mamá y bebé son entes diferentes y que nosotras podemos «desaparecer» para quizá no regresar. Por tanto, la estrategia es estar muy pegados a nosotras y llorar si no nos ven. Por las noches suelen aumentar la demanda de teta, porque se despiertan desorientados.

A los 12 meses: En este momento de su desarrollo, los niños entran en una fase de crecimiento más lento y eso implica que ingieren menos cantidad de alimentos sólidos; eso sí, el pecho no lo perdonan y siguen mamando con mucha frecuencia.

A los 24 meses: A esta edad los niños adquieren mucha autonomía, pero a la vez tienen mucho miedo y se frustran con facilidad. Y, por supuesto, requieren la teta con la misma intensidad con la que viven esta etapa.

En estos momentos de crisis madurativas, en los que los bebés suelen estar muy demandantes del pecho, necesitan mucho la teta (y mucho a mamá) y van a estar, en general, poco predispuestos a dejarlo. Esto no implica que nosotras, si queremos destetar justo en este momento, no podamos hacerlo, solo tenemos que saber que por las necesidades de cada una de estas etapas podemos tardar más en llegar al objetivo final del destete.

De la misma manera, si prevés cambios vitales o en vuestra rutina diaria, o estos cambios ya están produciéndose, también puede ser complicado conseguir un destete, ya que estas situaciones fuera de la normalidad nos alteran tanto a ellos como a nosotras, y los bebés son extremadamente sensibles a nuestros estados: si perciben una situación anómala, fuera de su zona de confort, lo que hacen es pedir más el pecho y mamar más para sentirse seguros.

¿Cómo preparar vuestros recursos?

Muchas de las técnicas de destete implican el uso de recursos de distracción y para ello es recomendable tener preparada una lista de ideas. Empieza a pensar qué cosas podrías ofrecerle o proponerle a tu bebé para ayudarle a «olvidarse» de la teta.

Te aviso de que no es fácil, la teta es mucha teta y me atrevería a decir que pocas cosas les gustan tanto en el mundo. A pesar de ello, la curiosidad y flexibilidad de los niños es increíble: jugar con harina sobre el mármol de la cocina, salir a la calle a buscar hojas secas, pintar con los dedos las hojas, observar las hormigas o cualquier bicho que les guste, cantar y bailar, preparar bolsitas con alimentos saludables para ofrecerlas en el momento oportuno, jugar a ver las estrellas, proyectar imágenes en la habitación a oscuras, cuentos... Todos estos van a ser recursos de mucha utilidad.

....

¿Total o parcial?

Es una buena pregunta. El destete no tiene por qué ser blanco o negro, y quizá un término medio (un destete parcial) puede resultarnos suficiente para seguir amamantando algunas veces durante el día o por la noche.

Hay madres que quieren mantener parcialmente su lactancia y pueden darse varias situaciones: que quieras destetar para volver a trabajar o que quieras destetar de noche para poder descansar y afrontar la lactancia diurna con más energía, por ejemplo.

Si aún estás en la duda de si destetar o no de manera total, quizá puedes plantear un destete parcial. De esta manera, prepararás el camino del destete completo y si a la vez consigues encontrar un poco de «aire», puede que veas las cosas desde otra perspectiva. Posteriormente, con un nuevo punto de vista, podrás decidir con más seguridad qué quieres hacer.

....

Quiero dejar la lactancia durante los 6 primeros meses de mi bebé, ¿qué puedo hacer para que sea más fácil?

Si tienes claro que vuestra lactancia va a ser inferior a 6 meses (y ojo, que una cosa es lo que pensamos durante el embarazo o justo al inicio de la lactancia y otra cuando estamos en ello), hay cosas que puedes intentar favorecer para que cuando quieras destetar sea un poco más sencillo:

• Ofrecer el chupete una vez establecida la lactancia:[2] a partir de que el

---

[2] Cuando el bebé mame de manera efectiva y no sientas dolor.

bebé esté ganando peso de manera oportuna y no tengas ningún tipo de dolor ni molestia cuando succione, puedes intentar que acepte en ocasiones el chupete para que, de esta manera, vaya familiarizándose con él.

- Ofrecer leche en un biberón: cuando la lactancia esté establecida, puedes ofrecer un biberón en alguna toma. Si no quieres, no es necesario que le des leche artificial tipo 1, puedes darle tu leche extraída. Además, puede ser algo totalmente puntual o simbólico, que facilite que acepte la tetina del biberón y la posterior transición. Y, por supuesto,[3] siempre que sea posible lo ideal sería que fueras tú la persona que le ofreciera estos biberones.

Si consigues que siga estos dos pasos, es más probable que resulte más fácil destetar a tu bebé cuando lo decidas, ya que lo que más suele dificultar el destete en esta etapa es que los peques acepten la transición al biberón.

....

Mi bebé tiene de 6 meses a 1 año, ¿qué puedo hacer para que sea más fácil?

Entre los 6 meses y el año, puede ser de utilidad «jugar» con la alimentación sólida para favorecer que el bebé vaya dejando de mamar. La leche sigue siendo el alimento principal y es importante que siga tomándola, sea materna o artificial. Solo intentamos favorecer un poco más la comida sólida. Intenta también ofrecer la leche extraída o la leche artificial en vaso o biberón, según prefieras, para favorecer que vaya disminuyendo las tomas de pecho.

....

Y si mi bebé tiene un año o más, ¿qué puedo hacer para que sea más fácil?

Los bebés usan el pecho para muchas cosas en su vida y no siempre la principal es comer. El pecho durante la crianza de nuestro hijo es una herramienta esencial que nos facilita el trabajo y que proporciona al bebé mucha tranquilidad. El pecho es, muchas veces, su salvavidas, y es que la teta les sirve para todo.

Las siguientes indicaciones pueden servirte para valorar si el destete va a ser más fácil:

- Si como madre te sientes preparada para ello y cuentas con el apoyo necesario.
- Cuando el niño coma una buena cantidad y variedad de alimentos sólidos.
- Cuando sepa dormirse sin el pecho.
- Cuando sepa consolarse sin el pecho.
- Cuando mame poco de noche o lo haga de manera esporádica.
- Si ha reducido el número de tomas.
- Si sabe beber en vaso o taza.

Lo más probable es que estés pensando que no es el caso, que tu bebé no cumple casi ninguna de las premi-

---

[3] La evidencia científica ha demostrado que siempre que sea posible es mejor que sea el cuidador primario del bebé el que le alimente el primer año de vida.

sas anteriores. Estas indicaciones son para destetes con niños mayores, pensando que el destete natural se sitúa entre los 2 años y medio y los 7 años. ¡No te agobies! Una cosa es lo que nos dicen los antropólogos y otra son tu realidad y necesidades. Que tu hijo solo cumpla una o algunas de las premisas no implica que no puedas iniciar un destete y, por supuesto, que lo consigas.

....

Mi hijo es mayor[4] y toma teta para todo. A veces no sé identificar por qué me la pide.
Observar ayuda a entender la demanda y a anticiparse a ella, y eso hará más fácil el proceso. Una de las primeras recomendaciones anteriores a un destete es ver por qué y cuándo pide el pecho tu hijo:

• ¿Por qué crees que te lo pide?
• ¿Qué ambiente o espacio asocia a una toma?

Hay muchas razones por las que un niño pide el pecho: hambre, aburrimiento, sueño, vergüenza, nervios, frustración.

Así que, antes de empezar el proceso, apunta durante unos días esas situaciones, momentos o espacios en los que te pide e intenta atribuir qué le está pasando. Te pongo ejemplos para que luego puedas ir rellenando las casillas con vuestras rutinas.

También es importante que identifiques las posibles emociones de tu bebé y que las puedas compartir con él, y que poco a poco vayas integrándolas en vuestras conversaciones para que vaya entendiendo qué le pasa y cómo se siente.

De esta manera, en un par de días podrás tener más claro en qué momentos te pide el pecho, la causa de la demanda y, por otro lado, irás preparándote para cuando llegue el momento y puedas disponer de recursos que os ayuden.

---

[4] Por «mayor» podríamos entender a partir de un año.

Hora	¿Dónde te ha pedido el pecho?	¿Por qué crees que te lo ha pedido?	¿Qué crees que podrías hacer para evitar esa toma?
9:33	En la cama después de despertarte	• Pereza • Bienestar	• Salir yo antes de la cama e ir a la cocina para preparar el desayuno
13:50	En el sofá de casa	• Hambre • Aburrimiento	• Ofrecer comida antes • Proponer un juego • No sentarme en el sofá
16:05	En el comedor de casa	• Sueño	• Que le duerma mi pareja • Salir a la calle a pasear y que se duerma en el carrito
19:40	En la calle	• Frustración • Dolor	• Abrazarle • Distraerle y hacer un nuevo plan

Emociones y sentimientos de la madre

¿Cómo controlar tus emociones?
Explora técnicas de relajación, meditación o mindfulness. No es necesario que te apuntes a un cursillo ni que hagas nada especial si no lo has hecho nunca antes, solo has de saber que puede haber momentos en que sientas tensión o angustia, y que conocer este tipo de técnicas puede ayudarte a sobrellevarlos.

También hay otras cosas que puedes hacer en estos momentos de tensión si no dominas nada de lo anterior y que también son de utilidad: salir a andar sola a paso rápido (andar pone el cerebro en orden), hacer deporte, bailar, cantar a todo volumen, tomar un baño relajante, llorar (mejor con un hombro cerca), correr, salir a la playa o a la montaña, nadar, cocinar... Busca qué te funciona y recuerda aplicarlo si lo necesitas llegado el momento.

**Puedes sentirte liberada
y a la vez culpable por tener
esos mismos sentimientos**
¡Por supuesto que puedes sentirte liberada! Quizá hace muchas semanas o incluso meses que quieres dejar la lactancia y por lo que sea no lo has conseguido o no lo has puesto en práctica. Los sentimientos de liberación pueden aparecer y es posible que te sientas relajada y tranquila como en mucho tiempo. Experimentar estos sentimientos es totalmente normal y no pasa nada por tenerlos.

Aquí, en ocasiones, puede aflorar de nuevo la «maldita culpa», que te hace sentir miserable por sentirte bien. La «culpa» es un título que nos regala la vida, a veces desde el embarazo, y que vamos arrastrando durante toda nuestra maternidad. Gestionar los sentimientos que nos produce es clave para que podamos ser felices con nuestras decisiones y, a pesar de que va a aflorar de vez en cuando, seamos capaces de ponerla inmediatamente en su sitio.

Sentirse bien por terminar la lactancia no es malo, tener ganas de dejar la lactancia y alegrarse por haberlo conseguido tampoco lo es.

Amamantar y criar a un bebé es la tarea más difícil del mundo, en la que recibimos poco apoyo y escasas felicitaciones, así que cada madre hace lo que puede con los recursos de los que dispone, y su lactancia, dure lo que dure, debe elogiarse.

**Puedes sentirte mala madre
o muy culpable**
Oír al bebé llorar, protestar o pedir teta entre lágrimas no es fácil. Según sea el destete, el bebé puede reaccionar negándose a la situación y luchar mucho, lo que puede poner todas tus convicciones y sentimientos patas arriba y hacer que te plantees si es o no el momento, si quieres seguir o no, o qué es mejor para tu bebé. La culpa y el sentimiento de ser una «mala madre» es algo que nos acompaña desde el nacimiento de nuestros peques, ¡si no antes!

Los sentimientos que experimenta cada madre son complicados de cambiar, no son racionales y apuntan a algo muy intrínseco en todas las mujeres: siempre sentimos que podemos hacer más o que no hemos hecho suficiente. Si hacemos porque hacemos y si no hacemos porque no hacemos Es imposible que no haya algún aspecto de nuestra maternidad o crianza que no nos haga sentir culpables. Y el destete, o el deseo de un destete, despierta muchos de estos sentimientos.

Tienes todo el derecho a desear un destete, imaginarlo o buscarlo; no hay más que decir.

Puedes sentirte triste

Durante el proceso de destete y una vez terminado este, es posible sentir o experimentar tristeza, ansiedad, cambios de humor, irritabilidad o ganas de llorar.

Como todo en la lactancia, existe muy poca investigación de las causas por las que se producen estos sentimientos. Pero es probable que exista un factor hormonal[5] que determine la aparición de todas estas reacciones emocionales, además de experimentar situaciones que no puedes controlar o que tengas expectativas que no se están cumpliendo. El destete no deja de ser el momento en el que cerramos una etapa, lo que se traduce en vivir una situación de duelo. El duelo es el proceso de adaptación emocional que sigue a cualquier pérdida y destetar no deja de ser una pérdida más.

Habitualmente son sentimientos que duran unos días o unas semanas, para luego empezar a recordar con cariño y ternura nuestra lactancia. Si los sentimientos de tristeza persisten (sobre todo si tienes antecedentes de depresión), no dudes en consultar a una psicóloga perinatal que pueda ayudarte a superar esta etapa.

Puede ser un proceso largo

El proceso de destete, especialmente cuando es gradual o dirigido, puede no ser lineal. Es decir, a priori esperamos que cada vez el bebé mame menos y dependa menos del pecho en su actividad diaria, pero ante ciertos acontecimientos se puede producir de nuevo un retroceso.

Lo más habitual es que el bebé o el niño se ponga enfermo durante el proceso. Cualquier enfermedad común en la infancia que le produzca malestar puede aumentar su demanda de pecho. ¿Qué podemos hacer en estos casos? Pues un poco lo que sientas. Muchas madres sienten la necesidad de no negar el pecho a sus

---

[5] Y es que la oxitocina, que es la hormona que se encarga de exprimir los alvéolos mamarios y llevar la leche hacia el pezón, nos proporciona una reducción de la presión arterial y la ansiedad, mientras que la prolactina, que es la hormona que se encarga de la fabricación de la leche, nos produce bienestar, calma y relajación.

hijos cuando están enfermos para que se encuentren mejor e igual de válido es que no quieras volver atrás y prefieras confortar a tu bebé con abrazos y besos.

Puede ser un proceso fácil o más corto de lo que imaginas

Sí, ¡vamos a ser positivas! Y es que no siempre todo es complicado. Hay destetes fáciles y niños que aceptan muy rápido dejar el pecho. Y es posible que tú hayas preparado recursos, te hayas leído el libro, estés muy mentalizada para tener unos días complicados... y que no pase nada de todo esto, que tu pequeño acepte que no quieres seguir, que no discuta, no llore ni se ponga nervioso. Y parece raro, pero sí hay niños que por su madurez aceptan el destete sin más dificultad o están un poco más nerviosos de lo habitual, pero nada trágico ni excesivo.

Muchos bebés, en especial a partir de los 3 años, son capaces de destetarse en pocos días. La etapa madurativa en la que esté el niño es importante, ya que de ello depende que pueda entender y aceptar la necesidad de su madre de dejar la lactancia.

Puedes sentirte rechazada por tu hijo

Cuando el destete es unilateral, especialmente en niños mayores, y hemos sido nosotras las que tomamos la decisión de dejar la lactancia, es posible que nuestro hijo no esté para nada de acuerdo con la idea. Y está claro que puede enfadarse y que va a demostrarlo. Es una reacción que puede sorprenderte, ya que tu instinto será el de abrazar a tu bebé y querer estar con él, pero es posible que él se niegue a todo tipo de contacto físico, te rechace, evite mirarte o incluso te dé golpes. Y este comportamiento puede dolerte mucho (más allá del daño físico), ya que puedes sentirte horriblemente mal.

También puedes sentirte mal y estar enfadada con él por este comportamiento. Intenta empatizar con tu pequeño y con la situación que está viviendo. El destete es una etapa de muchos cambios para los dos y van a aflorar muchos sentimientos en pocos días; empezar a ponerles nombre a esos sentimientos también es un aprendizaje para él.

Está muy bien poder «hablar» con nuestros peques sobre lo que estamos sintiendo y lo que creemos que pueden sentir ellos, esto nos ayuda a poner palabras a lo que vivimos y sentimos. Busca las palabras, los términos que tu hijo pueda entender según su edad y facilita el ambiente de confianza para que pueda mostrar su tristeza y sus sentimientos de duelo. Ellos también necesitan espacio, tiempo y poder expresarse.

¿Cómo controlar las emociones de tu bebé?

Tu hijo puede sentirse triste o puedes verlo apagado

Sí, para ellos el destete también es duro y durante el proceso de destete o al final de él puedes notar diferente a tu hijo. Más apagado, más serio, menos juguetón... Para ellos, dejar el pecho, en especial cuando son más mayores, representa un cambio muy grande en su vida. Y es que la teta es algo que ha sido un regalo durante años, un regalo del que han disfrutado sin límites y que han podido usar en cualquier situación. Y es que, como has podido comprobar, la teta no solo es comida: recurría a ella cuando estaba nervioso, triste, enfadado, con sueño, aburrido, dolorido, enfermo... Y ahora la teta no está, por lo que, igual que nosotras, debe vivir ese duelo y recolocar la situación; es algo que lleva unos días.

Otros estarán risueños, como siempre; aunque sea así, también es importante dejar espacio para hablar del tema si son mayorcitos o buscar momentos de intimidad para ayudar a canalizar ciertas emociones que pueden costarles expresar.

¿Cómo podéis ayudarle? Diciéndole una y mil veces que le queremos, dándole el doble o el triple de abrazos y besos de lo habitual y también respetando sus emociones y hablando de ellas. Es posible que si aún es pequeño no sepa poner nombre a lo que siente, así que le puedes explicar:

- Es posible que te sientas raro o que estés un poco triste por dejar la teta, ¿quieres que te abrace?
- Quizá te sientes enfadado porque no te doy teta, ¿quieres que hagamos algo juntos?
- Yo también estoy triste, ¿puedo hacer algo para que te sientas mejor?

Hablar de las emociones los ayuda a entender qué pasa, igual que validamos lo que sienten, ayudándolos a vivir el duelo, sabiendo que respetamos lo que sienten y que es normal sentirse así y no hay nada malo en ello.

Tu hijo puede rechazar el contacto con otro cuidador

Es probable que busquemos ayuda cuando buscamos el destete. De hecho, esa sería mi recomendación en cualquier caso. Si no cuentas con ayuda y debes hacerlo sola, por supuesto que vas a conseguirlo, pero en el caso de tener ayuda vale la pena aprovecharla.

Si cuentas con el apoyo de tu pareja o de un familiar, es muy probable que si tu hijo tiene más de 6 meses, demuestre una gran desafección cuando la persona elegida quiera hacerse cargo de él. En niños más mayores este rechazo será mucho más evidente: pueden dar patadas, golpes o mordiscos al cuidador para intentar librarse de sus brazos e ir a pedir teta desesperados. No es fácil para los adultos aceptar esta situación y sobrellevarla, pueden sentirse desde mal hasta inútiles y desear que le des el pecho de nuevo.

Por tanto, como podemos esperar que esto suceda, lo más práctico es hablar con la persona que va a ayudarnos y ver cómo enfocarlo. Buscar recursos y pactar, en el caso de que pase, hasta dónde queréis llegar ambos o hasta dónde creéis que vais a aguantar. Intentar consolar o dormir a un bebé en plena rabieta por la teta y por querer ir con mamá requiere mucha mano izquierda y sangre fría para no estresarse ni responder de manera violenta en esa situación. Y es que no es raro que en un momento de tantísima tensión a los adultos se nos puedan escapar un grito o unas palabras fuera de lugar.

Si la persona con la que planteamos el destete no se ve capaz o creemos que no va a poder aguantar la tensión, es mejor buscar a otra persona que nos acompañe.

¿Cómo afecta el destete a mi pareja?

Para nuestras parejas en el proceso de destete

El destete suele ser una etapa muy compleja y, parejas, si alguna vez habéis sentido que estabais en el banquillo de la crianza, ahora os toca salir a jugar.

Ya sé que vais a decir que lo intentáis, pero vuestro hijo no quiere estar con vosotros; que vuestro bebé quiere estar con su madre y no quiere ni veros; que si os acercáis se enfada-llora-patalea-os rechaza (sí, todo a la vez); que aguanta 5 minutos y quiere irse con su madre Sí, todo esto y más puede pasar, y es más que probable que os pase a la mayoría, pero que ocurra habitualmente no quiere decir que no tenga solución o no debáis hacer nada para evitarlo.

Los bebés, durante el primer año de vida, se vinculan al cuidador primario, que suele ser la madre. Y poco a poco, a lo largo del primer año y hasta el segundo, se vinculan con el resto de los cuidadores. Pueden haber pasado varias cosas: que hayas estado presente y activo en la crianza de vuestro bebé o que, por trabajo u otras circunstancias, hayas estado en el banquillo viendo el partido. Pero el partido no está perdido y hay cosas que puedes hacer desde ya. Conseguir una vinculación más profunda con tu hijo es algo que se puede trabajar. Empieza a tener más interacción con tu hijo, en el caso de que no lo hayas hecho antes, aprovechando el tiempo previo al destete.

Hay pequeñas grandes cosas que pueden facilitar la tarea posterior cuando se inicie de verdad el destete:

PARA LOS MÁS PEQUEÑOS:

- portear al bebé
- mecerlo
- bailar (un tema lento)
- masajes

SI YA ANDAN, PARLOTEAN O NEGOCIAN:

- portear al bebé
- bailar (algo más rápido)
- jugar en casa o por la calle
- intentar que se eche siestas contigo
- leer cuentos antes de dormir (a veces caen)

Este es un trabajo de contacto y conocimiento diario: establecer puentes, aumentar tu confianza y su tolerancia a la frustración. Tómatelo con calma, habrá días mejores que otros y es normal dar pasos atrás en el proceso; lo que te sirva para hoy quizá mañana ya no, hay que volver a ponerle imaginación y paciencia.

Si todo esto ya lo haces, ¡enhorabuena! Y si, por lo que sea, no has tenido la oportunidad de hacerlo, ahora es el momento, ¡nunca es tarde!

Puedes no tener el apoyo de tu pareja
La lactancia es cosa de dos, madre y bebé, sin duda. Pero el apoyo de la pareja en todo el proceso y en todos los aspectos de la lactancia es clave. Y, sin duda, en el destete también es muy importante que la pareja esté presente y forme parte de esta etapa. Claro que puede pasar, a la hora de plantear un destete, que tu pareja no quiera que destetes a vuestro bebé o que no quiera asumir el trabajo que puede suponer un destete.

Es una situación muy compleja y en la que es importante hablar mucho. Si no quiere que destetes, explorad las causas juntos: ¿cree que la lactancia es lo mejor para el bebé y quiere que sigas?, ¿tiene miedo a cómo podréis consolar, calmar o dormir al bebé sin teta?, ¿cree que no le toca involucrarse en este tema?, ¿cree que el bebé es pequeño y aún no está listo?...

Una vez que tengáis las cuestiones sobre la mesa, podréis hablar de qué sentís cada uno. Puedes explicarle cómo te sientes respecto a la lactancia, hablar de sentimientos y emociones. Es la manera de que tu pareja pueda entender qué sientes y qué necesitas.

Te puedes sentir defraudada con tu pareja

A veces nos toca escuchar cosas como «tú quisiste darle el pecho, ahora te las apañas», «yo no tengo tiempo para ayudarte en esto, tengo que dormir y no estoy para estar días sin pegar ojo»... o frases similares que pueden hacerte mucho daño y hacerte sentir defraudada o triste con la reacción de tu pareja.

La lactancia para muchas parejas es una decisión de la madre, en la que ellos[6] no han participado y en la que no se sienten implicados para nada.

Por ello, cuando llega el momento del destete, en el que evidentemente necesitas la ayuda de tu pareja, no sienten que les competa. Es una situación en la que puedes sentirte tremendamente triste y decepcionada con tu pareja, y es duro aceptar que la persona que quieres no te ayuda con lo que le pides.

Puede pasar que no quiera colaborar con el proceso de destete y eso no implica que no puedas hacerlo sola; simplemente puede ser más sencillo y llevadero si cuentas con ayuda.

Estoy sola en el destete, ¿puedo hacerlo sola?

Claro que sí. Sin duda, esta es una realidad a tener en cuenta y puede pasar que no tengas pareja o que si la tienes no quiera o no pueda participar en el destete. No es imposible destetar a un bebé sola, claro que no. Puedes hacerlo perfectamente sola y seguro que lo harás genial.

Dicho esto, también vamos a dar ideas, y es que cuando planteamos que la pareja se implique en esta situación, no solo nos referimos a la pareja: cualquier cuidador que comparta el día a día de la crianza del niño, le conozca y le respete puede colaborar con este proceso.

Puedes tener dolor en el pecho

A pesar de que intentaré darte claves para que no sea así, igual las recomendaciones de otras personas llegan antes o esto ya te esté ocasionando dolor.

Destetar no debería causar dolor físico y se puede destetar sin que lo sientas. El destete es aún una situación que se gestiona muy mal y los métodos recomendados para destetar pueden ser bárbaros e innecesarios:

- Vendarse los pechos.
- No extraerse leche.
- No tocarse ni masajear el pecho.

Todas estas recomendaciones pueden producir una retención de leche tan molesta como innecesaria y, lo que es peor, puede complicarse fácilmente con una dolorosa mastitis.

La glándula reacciona muy bien a la oferta y la demanda, y cuando quere-

---

[6] Hablo en masculino tanto para referirme a parejas masculinas como femeninas.

mos destetar, tan solo debemos indicarle que debe reducir la producción de leche. Para ello, tan solo es necesario que te extraigas leche. La idea es que te saques leche cuando sientas que el pecho está cargado y en las siguientes extracciones vayas sacando cada vez un poco menos de leche y, de paso, vayas distanciando el momento entre extracción y extracción.

Puedes aplicar frío en el pecho e incluso tomar algún antiinflamatorio que puedan recetarte el médico o el farmacéutico.

Con estas medidas, en una semana o semana y media dejarás de tener molestias en los pechos y ya no estarán cargados ni te resultará doloroso.

Busca apoyos (de los de verdad)

La preparación para el destete, al igual que en toda la lactancia, también requiere tener aliados.

Si no hay más remedio, lo harás sola, pero si puedes tener ayuda y apoyo, mucho mejor. Destetar, al igual que lactar, requiere ayuda logística que será clave para facilitar el proceso.

Como ya hemos dicho, tu pareja debería ser la primera en apoyar en el proceso. Los dos debéis estar preparados y hablar de ello, plantear las circunstancias que pueden ocurrir: que el niño llore, que rechace el contacto físico, que tú también te pongas a llorar...

Es preciso plantear cómo nos sentiremos y qué hará cada uno en cada caso. De esta manera, si esta situación ocurre, no vamos a ponernos nerviosos y vamos a sentir que tenemos recursos útiles.

Si no cuentas con el apoyo de tu pareja, o trabaja y no puede ayudarte en el proceso, intenta pedir el apoyo a otra persona que se ocupe habitualmente de tu hijo y le conozca, y plantead de nuevo esas posibles cosas que pueden pasar y sus posibles soluciones.

Rodéate de quien pueda escucharte y acompañarte desde el respeto

Desde el momento en que te plantees que quieres destetar o si tienes dudas sobre ello, es importante contar con el apoyo de la familia o de alguna amiga que haya pasado por una situación similar.

No todo el mundo opina lo mismo de la lactancia y no todo el mundo opina lo mismo del destete. Es fácil que la gente quiera darte sus recetas, consejos o indicaciones a veces de lo más aventurados.

Pueden juzgarte por plantear un destete, decirte «pobrecito, no lo hagas», «debes aguantar» o, por el contrario, es posible que recibas el mensaje de que esto del destete es una chorrada, que dejes de darle el pecho y punto. Es probable que las personas que te conocen no estén preparadas para acompañarte en el destete. Si te haces a la idea de este aspecto, mucho mejor, al menos no te llevarás disgustos.

Lee otras historias de destete

Cada madre y cada bebé son un mundo y de la misma manera lo son las historias de destete, pero cuantas más conozcas, más fácil va a ser que encuentres en ellas las pistas de lo que te gustaría hacer. En el capítulo final de este libro podrás leer vivencias de destete de todos los tipos y maneras; deseo que alguna te resulte de utilidad y te acompañe en el proceso. He incluido historias sobre destete con diferentes edades del bebé y casos diversos, para que encuentres el que más se asemeje a vosotros.

¿Hay otros recursos con información: libros, apps, cuentos para destetar?
Claro que hay más recursos tanto para ti como para tu bebé, y es importante que los conozcas todos. Según la edad de tu bebé, los cuentos de destete pueden ayudaros a explicarles el proceso y, por supuesto, cuanta más información tengas tú, más segura vas a sentirte.

- LactApp: Ya sabéis que nuestro primer bebé, junto con Maria Berruezo, fue crear una app. Y, cómo no, teníamos que hablar del destete. En la app tienes dos apartados sobre el proceso, uno de ellos más general y otro personalizado según la edad de tu bebé, en el que encontrarás qué tipo de leche debe tomar si deja el pecho, métodos para ofrecer la leche, cómo puede sentirse y comportarse el bebé, tus sentimientos, cómo hacerlo... Y, por supuesto, puedes chatear con nuestras expertas en lactancia y consultar las dudas que tengas al respecto.

Otros libros sobre el destete, ¡claro que sí! Cuanto más sepas, mejor:

- *Destetar sin lágrimas*, de Pilar Martínez
   Este fue uno de los primeros, si no el primer libro que dio protagonismo al destete, y le concedió una entidad propia al proceso y dejó clara la necesidad de hablar de ello.
- *Destetar y amar: manual completo para un destete dirigido con amor*, de Patricia Fondevila
   Como su título indica, se centra mucho en el destete elegido por la madre y en las herramientas para llevar a cabo el proceso.

- *The Nursing Mother's Guide to Weaning - Revised: How to Bring Breast-feeding to a Gentle Close, and How to Decide When the Time Is Right*, de Kathleen Huggins y Linda Ziedrich
  Otro libro en inglés sobre el destete para madres y asesoras de lactancia, que ofrece recursos y diversos apartados del destete por edades en bebés mayores.

Y también cuentos para ellos, según la edad o la situación en que os encontréis:

- *La teta cansada*, de Montse Reverte
  Cuento que puedes encontrar gratis por Internet, en el que se habla del destete nocturno y de que la teta debe descansar por la noche.
- *La FiesTETA*, de Míriam Tirado
  Cuento disponible en catalán y castellano, especialmente interesante para bebés mayores a la hora de preparar con ellos el destete y crear recuerdos que guardemos para toda la vida.
- *Tetita*, de Diana Oliver
  Es un cuento centrado en el destete durante la etapa específica de la lactancia durante el embarazo.
- *Las tetas de mamá*, de Cristina Aranda
  Cuento sobre el destete de una niña de 2 años, en el que su madre muestra las técnicas de destete más habituales: distraer, esperar, aplazar, ofrecer alimentos...
- *Què fan les tetes quan dormen?*, de Elisa Capellades
  Cuento que se puede encontrar solo en catalán, dirigido al destete nocturno.
- *Bye-Bye Nah-Nahs: A Weaning Book*, de Rosamond Rice
  Cuento multirracial, con frases en diferentes idiomas, donde los protagonistas van a aprender a decir «adiós» a la teta.
- *Loving Comfort: A Toddler Weaning Story*, de Julie Dillemuth
  Cuento de destete en inglés, dirigido al destete de niños mayores.

- *Nursies When the Sun Shines: A Little Book on Nightweaning*, de Katherine C. Havener
  Cuento también en inglés sobre el destete nocturno.

Y, cómo no, Internet, esa ventana al mundo infinita, donde también podemos encontrar información sobre el destete:

- LactApp Blog
  En el blog puedes encontrar experiencias de otras madres y diversos artículos sobre el destete y sus características.
- Alba Lactancia Materna
  Contiene un apartado específico sobre la duración de la lactancia materna y el destete.
- Y en Facebook, son estos los grupos a los que puedes unirte para encontrar y compartir experiencias sobre el destete de tu hijo:
  – Destete respetuoso
  – Asesoras de destete respetuoso online
  – Destete respetuoso <3
  – Weaning Support by Savethemilk.com (en inglés)

Puedes arrepentirte. Y no pasa nada
Por supuesto que puedes arrepentirte. Muchas madres empiezan el proceso de destete de su hijo y a los pocos días se dan cuenta de que no se sienten cómodas o de que quizá no era el momento adecuado para ello.

Cuando ya estás dentro de la aventura del destete, ¿volver atrás es algo válido? Es posible que los que te rodean te animen a seguir con el proceso del destete o te digan que vas a confundir a tu hijo. Y empiezan las dudas y los sentimientos encontrados.

Si crees que no es el momento, vuelve atrás; no pasa nada por decidir cambiar de camino y esperar a otro momento. Las decisiones que tomes son importantes y lo son porque debes sentirte cómoda con ellas, debes sentirte segura y a gusto con los pasos que vayas a seguir.

Eso sí, ten en cuenta que, si han pasado muchos días y tu bebé tiene más de 3 meses, puede perder el reflejo de succión y cuando quieras volver a retomar el pecho ya no sepa.

Antes de empezar el destete: crea recuerdos

Sí, crearlos. Crea recuerdos bonitos antes de empezar con el destete. Puedes hacer fotos o vídeos, guardar un poco de leche para hacer una joya de leche, escribir un texto, dibujar los dos algún aspecto de vuestra lactancia, guardar un audio con vuestras voces explicando qué va a pasar...

Cuando destetamos nosotras, es más que posible que el final no sea el que habíamos soñado, que el bebé se resista más de lo que nos gustaría, que ambos lloréis, que tengas un sabor agridulce y no es justo. No es justo que ese sea el final y sea lo que recuerdes después de semanas, meses o años de lactancia.

Ahora que puedes y antes de empezar el proceso, te animo a crear esos recuerdos bonitos, que cuando tu hijo crezca y el tiempo pase, os permitan acordaros de vuestra lactancia y de lo bonita que fue.

EN RESUMEN

Hay edades más difíciles que otras para poder destetar.

Debes estar convencida de que ha llegado el momento.

Es necesario fomentar el acercamiento a otro cuidador.

Ponte en su lugar y acepta que para ellos tampoco es nada fácil.

Prepara los máximos recursos posibles y échale mucha imaginación.

Busca ayuda o quien pueda acompañarte sin juzgar.

Paciencia, paciencia y paciencia.

EL DESTETE DIRIGIDO POR EDADES

Ella ha sido capaz de buscar otras formas de estar cerca de mí y yo he ido encontrando otras formas de calmarla. Así que un capítulo cerrado (creo) y a prepararnos para el siguiente.

PAULA ÁLVAREZ

Cuando encontramos información de destete, pocas veces está pensada para aplicarse según la edad del bebé. Como hemos visto en el capítulo anterior, el famoso dogma «no ofrecer-no negar» parece casi el único sistema para conseguir un destete. De acuerdo, ¿y lo usamos en el caso de que el bebé tenga 2 meses o lo aplicamos si tiene 2 años? Seguro que vais a estar de acuerdo en que no, en que para aplicarlo el bebé debe tener una determinada edad y que para un niño de 2 meses este método no sirve de nada. Pues justo esto es lo que vamos a explorar en este capítulo, de manera que puedas resolver tus dudas según la edad de tu bebé.

Aquí recojo las preguntas que me hacen las madres en el momento del destete; es posible que no estén todas y que no encuentres todas las respuestas, pero espero que la mayoría de las dudas habituales queden resueltas. ¡Ah! Y es posible que alguna pregunta que te interese esté en un apartado diferente a la edad de tu bebé, así que mira también en la edad anterior y posterior a la de tu hijo.

Del nacimiento a los 5 días

La decisión de no amamantar suele tomarse antes de dar a luz y cada mujer tiene sus propias razones para decidir no iniciar la lactancia. En el caso de tener clara esta decisión, es mejor conocer lo que puede suceder durante las primeras horas y días después del parto con relación a nuestro pecho. Como en toda nuestra vida sexual y reproductiva, tenemos derecho a tomar nuestras decisiones con la máxima información.

En el momento en que la placenta se separa del útero, nuestro cuerpo pone en marcha el proceso que culminará con la subida de leche. Este mecanismo es automático y puede ser difícil de frenar. Una opción que puedes valorar es tomar una medicación que impide la elevación de la prolactina en sangre y el inicio de la secreción de leche. Es importante tener en cuenta que, como cualquier medicación, puede tener efectos secundarios no deseados y, por lo tanto, un médico deberá prescribirla y tendrás que tomarla siguiendo la pauta que te indiquen. Este tratamiento administrado en el posparto inmediato puede ayudar a que no se produzca la subida de leche. A pesar de ello, el contacto con el bebé puede ser un estímulo muy potente y la subida de leche puede aparecer en los días posteriores al parto; si esto pasa, debes saber cómo solucionarlo (recuerda lo que hemos dicho en el primer capítulo).

Además, es posible que tengas muchas dudas sobre el primer contacto con el bebé, y es que no dar el pecho no implica que no puedas disfrutar del placer de tener a tu bebé piel con piel.

....

¿Puedo dar solamente el calostro a mi bebé y luego dejar la lactancia?

¡Claro! Puedes hacer lo que quieras. Muchas madres optan por ofrecer el calostro y luego dejar la lactancia. Es, sin duda, un gran regalo que le haces a tu bebé. Si lo haces, es importante estar atenta a la subida de leche en los días posteriores al parto, ya que puedes notar molestias en el pecho; se trata de una ingurgitación[1] y puede ser muy molesta.

....

¿Qué pasa si hago piel con piel, pero no quiero iniciar la lactancia?

Cada madre elige qué quiere hacer con la alimentación de su bebé, pero nuestros bebés nacen diseñados para buscar el pecho y mamar. Esto hace que en cualquier contacto piel con piel, el bebé, de manera automática, busque el pecho. Es algo que harán y sabiendo que va a ser así, debes valorar qué quieres hacer. Si te sientes incómoda con la idea, puedes tener a tu bebé sobre el pecho, los dos vestidos; la búsqueda del pecho no será tan potente y puede que esto te ayude a disfrutar de la proximidad con tu bebé sin estar preocupada por si se agarra al pecho. Si quieres disfrutar de piel con piel, puedes intentar ponerlo cuando esté muy dormido y retirarle del pecho cuando veas que va despertándose, para evitar que inicie los movimientos de búsqueda del pecho.

....

Tengo dolor o grietas, no lo estoy pasando bien y no sé si quiero o no dejar la lactancia.

Es totalmente normal que tengas sentimientos encontrados sobre el destete. Puede que tengas ganas de terminar con todo o que te sientas frustrada y enfadada porque las cosas no han salido como esperabas.

Medita un poco qué quieres hacer. Si lo ves claro, no lo dudes, y si te produce una sensación agridulce pensar en destetar, quizá te valga la pena esperar un poco, buscar ayuda; también puedes diferir la lactancia unos días mientras decides qué es lo que quieres hacer. Si te inclinas por esta opción, deberás sacarte leche a mano o con el sacaleches, y alimentar al bebé con esta leche materna extraída. Esto nos permite que el dolor y las heridas que podamos tener en el pecho sean menores, ya que pue-

---

[1] En el primer capítulo dispones de un apartado que va a permitirte dar una rápida respuesta al dolor producido por la ingurgitación.

des modificar la intensidad del sacaleches y parar cuando quieras. De esta manera, te das un respiro y tiempo, vas a ver cómo evoluciona todo y así, con perspectiva y calma, podrás decidir qué quieres hacer. Es como hacer una pausa en el camino para que puedas decidir cuando estés preparada para ello.

....

¿Debo tomar la pastilla para cortar la leche?

Para disminuir la producción de leche, existen diversos métodos. Las pastillas[2] tienen mayor posibilidad de funcionar si se toman justo después del nacimiento. En el caso de que no lo hayas hecho en ese momento y ya estés experimentando la subida de leche, tiene poco sentido tomarlas, ya que deberás seguir las medidas fisiológicas para reducir la producción de leche.

La lactancia materna funciona mediante la oferta y la demanda. Cuanta más leche sacas, más leche tienes. Si se queda leche dentro del pecho, nuestro cuerpo se regula solo gracias a una enzima, el FIL (factor inhibidor de la lactancia), que se encarga de gestionar la producción. Cuanta más cantidad de esta proteína sale con la leche cuando el bebé mama o cuando extraemos leche con el sacaleches, más leche se produce. Y al contrario, cuanto más FIL se queda dentro, menos leche va a producir la glándula.

Como te decía, se trata de que cada vez saques menos leche del pecho, de forma progresiva. Cuando te moleste el pecho, saca un poco de leche, pero deja leche dentro; tienes que ir sacando la cantidad mínima que te sirva para no tener dolor y que, a la vez, permita a la glándula entender que debe reducir la producción. Es un proceso bastante intuitivo y cada madre encuentra por sí misma cuánta leche necesita sacarse para encontrarse bien mientras sigue disminuyendo la producción. Habrá un momento en que será evidente que el pecho ya no necesita este vaciado continuo y será el momento de parar. En unos días, es probable que ya no te moleste el pecho y ya no necesites sacarte leche.

El resto de las opciones para disminuir o eliminar la leche materna no tienen tanta efectividad, pueden ser peligrosas o incluso traumáticas. Solo en determinados casos las pastillas de cabergolina pueden tener algo de efectividad.

....

Tengo los pechos a reventar ¿qué hago para terminar con esto?

La subida de leche no produce dolor, el pecho se siente lleno, caliente, pesado pero no duele. Cuando el pecho está duro como una piedra, la piel está tan tensa que parece que se va a romper y no puedes ni sostener a tu bebé del dolor que te causa, tienes una ingurgitación.

---

[2] En España se usa comúnmente el fármaco llamado cabergolina para inhibir la producción de leche. En otros países se usa también otro fármaco, bromocriptina, a pesar de los graves efectos secundarios derivados de su uso.

Tanto si has tomado la medicación para «cortar la leche» como si no, puedes sufrir una ingurgitación mamaria. En este doloroso proceso, el «problema» no es la leche que se ha acumulado en el pecho, es que se ha producido un edema, una retención de líquidos en el pecho, que impide que la leche salga con facilidad y, a veces, que el bebé se agarre, y si lo consigue puede producir mucho dolor.

Puedes destetar si quieres y resolver a la vez la ingurgitación; es relativamente fácil de solucionar y en unas 24-48 horas el molesto proceso puede estar acabado. Tocará después realizar una disminución fisiológica de la producción de leche.

Seguramente quieres terminar con esto lo antes posible; con estos sencillos pasos puedes encarrilarlo rápidamente:

¿CÓMO SOLUCIONAR UNA INGURGITACIÓN LO ANTES POSIBLE?

- Aplica frío en el pecho durante todo el tiempo que puedas. Las hojas de col proporcionan un frío muy agradable que te evita usar productos que tengas en el congelador, que son más complicados de controlar (si los envuelves demasiado no notarás nada y si tocan la piel sin protección pueden producir quemaduras).
- Ejecuta los masajes de presión inversa suavizante antes de sacarte leche: coloca los dedos formando una V con cada una de las manos. Deja el pezón justo en el centro de ambos dedos (en la zona más ancha que forman los dedos) y comprime hacia las costillas durante 2-3 minutos. Verás que la areola se ablanda y que incluso puede salir leche por el pezón. Una vez hecho, extrae (con sacaleches, a mano...) la leche necesaria para aliviar el pecho y que puedas sentirte más cómoda. Pon en práctica esta técnica todas las veces que necesites.
- Si te han pautado antiinflamatorios, es el momento de tomarlos; te ayudarán a sentirte mejor y a que el pecho mejore más rápidamente.
- Habitualmente entre las 42 y las 72 horas posteriores a haber puesto en práctica estas medidas, el pecho mejora y puedes iniciar la disminución fisiológica de la producción de leche.

Es importante, a pesar de que pueden recomendártelo, que NO apliques calor en el pecho ni te duches con agua muy caliente mientras lo masajeas. También evita vendarte los pechos, no beber agua o no manipular el pecho: son recomendaciones obsoletas que entorpecen el proceso y lo hacen más doloroso.

¿Puedo usar el sacaleches?

Para conseguir un destete sin complicaciones, será necesario ir extrayendo leche del pecho en el caso de que sea necesario. Para ello, puedes usar un sacaleches o emplear la técnica de extracción manual.

Existe mucho miedo a usar el sacaleches, ya que se dice que al usarlo se estimula la producción de leche. Es cierto que puede ocurrir, pero solo cuando se siguen unas pautas determinadas, que no son las mismas que usamos en caso de destete.

Cuando se emplea el sacaleches para disminuir la producción, lo que hacemos es usarlo de manera moderada. Permite extraer un poco de leche del pecho, pero no toda, para que así la glándula entienda que debe reducir la producción de leche. La cantidad que debes extraer no es una cantidad fija, es algo que para cada madre es diferente. Se basa en la observación del pecho antes y después de la extracción.

Si no quieres usar el sacaleches, la extracción manual también es una buena opción. Una vez aprendida la técnica, debes hacer lo mismo que harías con el sacaleches: eliminar un poco de la leche del pecho, dejando aún leche dentro; de esta manera, la producción día a día irá disminuyendo. El proceso completo puede durar entre 7 y 10 días.

Me siento mala madre ¿cómo afrontar el proceso?

La maternidad viene con muchos extras añadidos que a menudo no nos cuentan, uno de ellos es la culpa, una mochila que nos acompaña y que tenemos que aprender a gestionar, pero sobre todo tenemos que aprender a dar valor a nuestras decisiones. Algo muy habitual es que la gente que te rodea, tanto conocidos como desconocidos, crea que tiene derecho a opinar sobre tu maternidad, tu lactancia o tu no-lactancia. Y eso es así y no podemos evitar que puedan opinar, pero eso no significa que tengas la obligación de escucharlos. Lo único válido es lo que tú decidas, lo que tú consideres y lo que tú quieras. Y como hemos dicho en algunas líneas anteriores: con la lactancia puedes hacer lo que quieras: dar calostro y punto, dar teta hasta que tú quieras, dar teta hasta que tu bebé decida destetarse, no dar teta. ¡Lo que tú decidas estará bien!

En definitiva, el destete forma parte de la lactancia, se inicie cuando se inicie, y lo ideal es contar con toda la información necesaria para decidir cómo preferimos que sea este proceso, porque no olvidemos que coincide con la bienvenida de una nueva e importantísima persona a nuestra vida.

Me siento presionada o insisten para que siga con la lactancia.

Si tienes decidido que no quieres amamantar, es tu decisión y es tan respetable como la de las mujeres que deciden que sí quieren hacerlo. Es posible que te digan muchas cosas, que algún sanitario te insista en la importancia de dar el pecho al bebé por los beneficios que implica, que encuentres personas que cuestionen lo que has elegido y te hagan preguntas incómodas y totalmente íntimas.

Ser madre implica someterse a la valoración popular de tus decisiones. La gente opina, pregunta y se mete en cosas que no le competen, hagas lo que hagas. No puedo negarte que es posible que te hagan sentir mal o que te sientas cuestionada por tu decisión. ¿Sabes una cosa? ¡No estás sola! Esto es algo que nos pasa de manera universal a todas las madres, así que: tapones en los oídos, una coraza para que no te hiera lo que te digan y adelante con lo que quieras hacer, que no compete a nadie.

....

Si me extraigo leche para reducir la producción, ¿puedo dársela a mi bebé?

Por supuesto: tanto si has tomado las pastillas para «cortar la leche» como si no las has tomado, puedes ofrecer esta leche a tu bebé. Puedes preparar el biberón como indiquen las instrucciones y añadir en la misma toma la leche materna que hayas extraído con anterioridad.

....

¿Y si me arrepiento o si quisiera una lactancia mixta?

Puede pasar, y todo pasa por volver a ofrecer el pecho al bebé. Es posible que las pastillas no hayan surtido demasiado efecto y que hayas notado la subida de leche. Si has decidido que quieres hacer una lactancia mixta o si solo quieres ofrecer el pecho para «vaciar», puedes hacerlo aunque hayas tomado la medicación para suspender la lactancia. No hay problema para la madre ni para el bebé si este mama a pesar de que la madre haya tomado la medicación. Si quieres volver a amamantar de manera total o parcial, no dudes en pedir ayuda para que te acompañen en el proceso.

De los 5 días al 1er mes

Es posible que lo estés pasando mal y quieras terminar lo antes posible con esto. El listado de causas es diverso, pero quizá alguna de estas es la tuya:

- dolor o grietas
- ingurgitación extremadamente dolorosa
- escaso aumento de peso del bebé
- agobio
- miedo o inseguridad
- causas médicas de la madre o el bebé
- intención de ofrecer solo el calostro
- situaciones personales

No pongo estas causas para justificar en qué situaciones es válido destetar y en cuáles no lo es, las pongo porque algunas de ellas tienen solución, pero es posible que en este momento no las veas o no las hayas encontrado. Tampoco te digo que no destetes, solo que si tienes sentimientos encontrados busques un poco de ayuda o un poco más de la que ya has buscado hasta el momento, y es que no siempre es fácil encontrar expertas en lactancia; en ocasiones, a pesar de que el paradigma está cambiando, los sanitarios no tienen todas las respuestas sobre el proceso.

Ante la situación en la que dejar la lactancia te da pena o te genera muchas dudas, no todo es blanco o negro. Si tienes dolor, puedes extraerte la leche con sacaleches y hacer una lactancia diferida.[3] No quiero que parezca que esta opción sea la maravilla de las maravillas, pero puede darte el tiempo que necesitas para plantearte qué quieres hacer sin comprometer del todo la lactancia. Y si lo has decidido y lo tienes claro, hablemos de cómo hacerlo.

....

¿Qué leche le doy? ¿Se la pido al pediatra?

Sí, sería ideal que hablaras con tu médico o farmacéutico de las diferentes opciones existentes entre las distintas marcas, teniendo en cuenta que a veces dichas recomendaciones suelen responder a preferencias personales o a conocimiento de la marca. Lo que debes saber es que puedes elegir qué marca quieres comprar o, si queréis o lo necesitáis, cambiar de marca. En el mercado cada vez hay más variedad de marcas y características, y es posible que te sientas perdida. Te hago un pequeño resumen de las indicaciones de los fabricantes y el tipo de fórmulas:

LECHES EN EL MERCADO

- **Leche 1 o de inicio:** para bebés desde el nacimiento a los 6 meses de vida.
- **Leche 2 o de continuación:** para los bebés a partir de los 6 meses hasta su primer año.

---

[3] La lactancia diferida es aquella en la que el bebé nunca se coloca al pecho. La madre lleva a cabo extracciones frecuentes, a poder ser con un sacaleches doble, manteniendo el ritmo habitual de tomas del bebé. Los primeros meses suelen ser los más intensos. Muchas madres consiguen mantener la producción de leche con menos extracciones. Algunas mantienen la lactancia en diferido más de un año, hasta que la producción de leche disminuye o hasta que se cansan de usar el sacaleches.

- Fórmulas para problemas menores
  - **Leche antiestreñimiento:** Para bebés que sufren estreñimiento.[4]
  - **Leche anticólicos o fórmulas confort:** Para bebés que parecen presentar dificultades para digerir una fórmula normal y ello les produce malestar digestivo.
  - **Leche antirregurgitaciones:** Preparación que añade productos espesantes para evitar que el bebé regurgite.[5]
  - **Leche sin lactosa o deslactosada:** Leches sin lactosa, el azúcar de la leche, para bebés que se recuperan después de haber tomado antibiótico o haber presentado un cuadro gastrointestinal.
- Fórmulas para bebés enfermos o con patologías
  - **Fórmulas para prematuros:** Suelen administrarse normalmente solo en los hospitales; son preparados con más proteínas, calcio o fósforo.
  - **Fórmulas elementales:** En ellas los nutrientes de la leche están en su forma más simple (aminoácidos); se administran en caso de bebés con alergias o patologías.
  - **Fórmulas hidrolizadas o semielementales:** Son fórmulas lácteas en las que las proteínas se han sometido a un proceso llamado «hidrolización». Este proceso «fragmenta» las proteínas, lo que reduce su capacidad para producir una reacción alérgica. El proceso de hidrólisis produce un sabor amargo que es muy característico de este tipo de fórmulas lácteas y que suele causar rechazo a algunos bebés.
  - **Fórmulas a base de proteína vegetal:**[6] La base de la mayoría de las leches artificiales es la leche de vaca, pero en estas fórmulas es la de arroz o la de soja. Son para bebés que padecen alergias a la proteína de la leche de vaca, galactosemia[7] o para familias veganas o vegetarianas.
  - **Fórmulas para bebés con errores congénitos del metabolismo o específicas:** Según la patología o deficiencia enzimática del bebé, pueden ser leches bajas en grasa. También se usan cuando el bebé requiere la ausencia total de un nutriente de la leche en su alimentación.

---

[4] Bebés que realizan evacuaciones duras que les producen dolor o incluso fisuras en el ano.

[5] Existe mucha discrepancia sobre si este tipo de leches son realmente de utilidad cuando el bebé presenta un reflujo patológico.

[6] Es importante no confundir este tipo de fórmulas creadas para la adecuada nutrición de los bebés con las bebidas vegetales que consumimos los adultos.

[7] Los niños que padecen galactosemia no pueden tomar leche materna, ya que no asimilan la lactosa, que es el principal azúcar de la leche materna. Si toman leche materna por no haber detectado la patología, la vida del bebé corre peligro.

Si tu bebé está sano y no tiene ningún problema, puede tomar leche 1 de la marca que quieras. Es cierto que existe mucha variabilidad de precios entre ellas y es posible que esto te haga dudar. Elige la marca que te dé confianza o que te recomienden (leer las reseñas en Internet también puede ayudarte): la cosa es probar si al bebé le gusta y le sienta bien.

Si quieres ir más allá, puedes revisar la parte analítica y nutricional de las diferentes marcas: nivel de azúcar, proteínas, procedencia de las grasas y elegir la que creas que es mejor en vuestro caso.

¿Cómo se prepara un biberón?

Es muy importante preparar el biberón de manera adecuada. En este punto vas a descubrir que la información que voy a proporcionarte aquí y las indicaciones de preparación que aparecen en las latas de fórmula es diferente. Las que encontrarás a continuación siguen las instrucciones de OMS-UNICEF, CDC y NHS.[8]

Preparar un biberón no es muy complicado, pero sí requiere que seas estricta en algunos aspectos clave:

CÓMO PREPARAR UN BIBERÓN

- Lávate bien las manos durante un minuto como mínimo, con agua caliente y jabón.
- El biberón y la tetina tienen que estar limpios y guardados sobre superficies adecuadas o papel; evita usar trapos de cocina.
- Prepara el agua para el biberón, puede ser del grifo o embotellada, y caliéntala hasta que llegue a hervir.
- Lee atentamente las instrucciones que figuran en el envase de la leche artificial y reconstituye la mezcla con las cantidades justas indicadas de agua y de leche en polvo. Disminuir o aumentar el agua o la leche en polvo constituye un riesgo para la salud del bebé.
- Llena el biberón con el agua indicada; es importante que la temperatura de esta no baje de los 70 °C para conseguir que esterilice la leche.
- Añade al agua la cantidad de polvo indicada en el envase.
- Cierra el biberón con cuidado, ya que es fácil que puedas quemarte, y agita de arriba abajo para que el polvo se mezcle bien con el agua y no queden grumos.

---

[8] <http://www.ifeedproject.co.uk/my-baby-is-here/bottle-feeding/preparing-bottle/>
<https://www.nhs.uk/conditions/pregnancy-and-baby/making-up-infant-formula/>
<https://www.unicef.org.uk/babyfriendly/wp-content/uploads/sites/2/2008/02/start4life_guide_to_bottle_-feeding.pdf>
<https://www.cdc.gov/features/cronobacter/index.html>

- Llena un recipiente con agua fría e introduce el biberón en ella; mueve un poco de vez en cuando el biberón dentro del agua para que se enfríe toda la leche por igual.
- Antes de ofrecer la leche, mezcla de nuevo y asegúrate de que la temperatura de la mezcla es correcta depositando unas gotas de leche en la muñeca. La leche tiene que estar templada, no es necesario que esté caliente.
- Ofrece la leche al bebé. La leche que el bebé no haya tomado puede ser guardada solo durante las dos siguientes horas. Si no la toma, será necesario desecharla.

Imagino que estás pensando en las tomas nocturnas y llevar a cabo todos estos pasos a esas horas no parece nada práctico. Existe otra opción en el caso de que se quieran dejar tomas de leche artificial preparadas. Se trata de seguir los ocho primeros pasos y luego seguir con los siguientes dos:

- Una vez enfriada la leche, se deja en la nevera a una temperatura inferior a 5 grados. Para calentar esta leche tan solo es necesario sumergirla en un poco de agua caliente e ir removiendo para que el contenido se caliente de manera homogénea. La leche preparada solo puede estar 24 horas en la nevera; si no se usa, habrá que tirarla.
- También es muy importante no dejar restos de leche artificial en los biberones y lavarlos a fondo tras cada uso. Para ello resulta muy cómodo usar el lavaplatos; lavándolos a mano es más fácil que queden restos de leche, que pueden ocasionar contaminación cruzada. No es necesario esterilizar los biberones si podemos garantizar un lavado a fondo de todos sus elementos, limpiando con agua y jabón.

¿Es a demanda o tengo que darle con horarios?

La lactancia artificial sigue el modelo de alimentación natural en la alimentación infantil, así que la leche artificial se da también a demanda de los bebés, tanto en cantidad como en número de tomas. No es necesario forzar al bebé para que coma una determinada cantidad y debemos tener en cuenta que igual vamos a tirar mucha leche las primeras semanas.

He empezado a darle leche artificial y no hace caca, ¿por qué?

La leche artificial produce cambios a nivel intestinal en el bebé y no es raro que cuando empecéis con ella te percates de que el bebé hace menos caca. La clave para controlar que todo siga bien es que controles su tripita: que esté blanda y no parezca un tambor, y que cuando por fin haga caca, esta sea blanda. Si vieras que la tripa se le inflama, que está extremadamente molesto o que cuando hace caca son como bolitas duras, consulta con el pediatra de inmediato.

En ocasiones es necesario probar varias marcas de leche de fórmula hasta dar con la que le siente bien al bebé.

¿Tengo que ofrecerle chupete? ¿Cuál es el mejor?

Los bebés que no toman el pecho no suelen tener las necesidades de succión cubiertas solo con el rato que están comiendo y succionando el biberón. Buscar un chupete que le guste y le ayude a suplir toda la necesidad de succión que tenga puede ser muy necesario. Para elegir chupete, busca el que sea lo más delgado posible en la zona donde el bebé va a colocar la encía; de esta manera, tendrá la boca cerrada al succionarlo, sin forzar ni crear tensión en la boca. Los chupetes que son más gruesos en la zona de la encía pueden modificar las estructuras orales del bebé y causar problemas odontológicos.

Si me lo acerco, busca el pecho. ¿Esto va a pasar siempre?

Al menos durante los primeros 3-4 meses, sí. El bebé tiene un instinto muy fuerte de búsqueda del pecho y, aunque lo destetes, si lo tienes cerca, buscará el pecho sin descanso. Es un comportamiento que puede angustiarte, pero poco a poco dejará de hacerlo.

Estaba haciendo lactancia mixta y quiero dejar del todo la lactancia.

Vale, la idea no difiere mucho de un destete partiendo de lactancia materna exclusiva. Si tu bebé hace una lactancia mixta, ya acepta el biberón y la leche artificial, esto facilita el proceso.

Según cómo organices las tomas, puedes intentar:

- Si le das en cada toma solo pecho o solo biberón: suprime cada dos o tres días una toma de pecho y ofrece solo leche artificial, presta atención en las siguientes horas a tu pecho y revisa que no se formen bultos ni retenciones de leche. Si no notas nada, no es necesario que hagas nada especial.
- Si le das pecho y biberón en la mayoría de las tomas: intenta acortar las tomas de pecho de manera que esté menos rato mamando. También puedes ofrecer la leche artificial antes del pecho. Si va tomando más fórmula es probable que mame menos ratos o tenga menos interés.

En todo el proceso no dudes en sacarte un poco de leche si sientes el pecho congestionado. Te la puedes sacar a mano o con sacaleches, como prefieras. La idea es sacar la cantidad justa, la mínima necesaria para sentir el pecho más cómodo. La leche que consigas puedes ofrecérsela al bebé dentro del biberón de leche artificial; eso sí, primero reconstituye la leche artificial de manera adecuada y luego añade la leche materna que hayas conseguido.

Si en 2-3 días tienes el pecho de la toma que has eliminado controlado, sigue eliminando la siguiente toma y continúa con las medidas de control que ya has llevado a cabo. Normalmente, cuando quedan 1-2 tomas de pecho en 24 horas, ya puedes dejar de dar del todo el pecho y terminar por completo la lactancia.

....

Solo le daba pecho para dormir, ¿cómo lo dormiré ahora sin el pecho?

La mayoría de los bebés aprovechan la succión de pecho para relajarse y conciliar el sueño. Cuando los destetamos, hay que ver qué alternativas podemos ofrecerles. Algunos bebés usan o empiezan a usar chupete para dormir. Si lo aceptan y funciona, genial, pero a otros les cuesta más aceptar la nueva situación o aprender a dormir sin mamar. Las primeras noches suelen ser las más caóticas; poco a poco la cosa va mejorando y van encontrando qué les funciona para dormir: mecerlos, portearlos, que los duerma la pareja... Es posible que tengas que ayudarle unos días y cuando aprenda a conciliar el sueño ya no lo necesite, a pesar de que el tiempo es variable y unos niños aprenden a conciliar el sueño sin el pecho antes que otros.

....

¿Cómo lo hago para reducir mi producción de leche?

Dependiendo de la prisa que tengas en destetar, el proceso puede ser más o menos prolongado. Si quieres dejar la lactancia de manera abrupta, contrólate muy bien el pecho. Extrae un poco de leche siempre que lo necesites, aplica frío en la zona y habla con tu médico para que te recete antiinflamatorios. La idea clave es que vayas extrayendo cada vez menos leche y vayas espaciando las extracciones, para que de esta manera la producción disminuya. Normalmente en una semana o semana y media ya no es necesario que sigas con las extracciones, ya que el pecho deja de molestar.

Si el destete que quieres hacer es más progresivo, sustituye cada 3-4 días una toma de pecho por biberón. Si el pecho no te molesta, no es necesario que hagas nada. Si sientes molestias o te incomoda, no dudes en sacarte un poco de leche, y de la misma manera que en un destete abrupto, aplica frío, recurre a los antiinflamatorios y controla el pecho. De esta manera, en un mes o mes y medio puedes haber destetado totalmente al bebé.

Si ya estás dando algún biberón de leche artificial, intenta ofrecer un poco de leche artificial antes de la toma del pecho e ir poco a poco aumentando la cantidad de leche artificial.

Mi pareja no quiere que deje de dar el pecho a nuestro bebé.

Es posible que no os pongáis de acuerdo en este tema. A veces las parejas, conocedoras de los beneficios de la lactancia materna, pueden ejercer una cierta presión en contra de nuestra decisión de destetar. Es muy importante que lo habléis y podáis llegar a puntos de encuentro; a veces creen que si nuestra apuesta inicial durante el embarazo era la lactancia y ahora expresamos nuestro deseo de dejarla, quizá estamos tomando una decisión precipitada de la que podríamos arrepentirnos. También podría ocurrir que tu pareja no se sintiera bien o hasta se sintiera responsable de tu deseo de dejar la lactancia por no haberte apoyado suficiente en el proceso.

Sería muy interesante haber tratado estos temas en el embarazo y teorizar sobre qué puede pasar y cómo creemos que podemos sentirnos. Está claro que se trata solo de un marco teórico y que cuando lleguemos a las prácticas reales lo que habíamos construido como una realidad utópica ahora sea todo lo contrario. Por tanto, lo ideal es que nuestra pareja pueda expresar lo que piensa y siente acerca del cese de la lactancia, aunque tú tengas la decisión final sobre qué quieres hacer.

Del 1er mes a los 6 meses

Una de las causas más habituales de destete en esta etapa es la vuelta al trabajo, y es que las políticas de protección y conciliación familiar no son más que una utopía. No se provee de espacios adecuados, tiempo ni facilidades a las mujeres cuando vuelven a trabajar y quieren mantener la lactancia. Solo vamos a apuntar que, en ocasiones, podemos realizar un destete parcial: dejar la lactancia durante el horario laboral y dar el pecho cuando estamos en casa. En la vuelta al trabajo no todo es blanco o negro, hay grises por valorar. Si dejar la lactancia te hace sentir triste, te recomiendo que hables con una profesional que te ayude a explorar otras opciones.

Y, por supuesto, no podemos obviar que hay madres que, aunque pudieran, no querrían seguir con la lactancia bajo ningún concepto, todo es válido.

¿En qué momento empiezo el destete si tengo que volver a trabajar?

Si tienes que volver al trabajo y se te hace imposible o no te apetece seguir con la lactancia, la recomendación sería destetar un mes o un mes y medio antes, de manera que el destete sea progresivo y tú, a la llegada al trabajo, no lo pases mal por tener el pecho cargado de leche. Si me permites solo un apunte: si quieres dejar la lactancia, sin duda, déjala. Si dejarla te hace sentir triste, quizá una lactancia mixta o parcial[9] puede ser una opción para ti.

---

[9] En el capítulo anterior tienes la manera de realizar un destete parcial que te permita seguir con la lactancia de forma parcial.

¿Cómo destetar totalmente para volver a trabajar?

Como te decía, empieza un mes antes de ir a trabajar. La clave es ir eliminando tomas poco a poco. Elimina una toma, le ofreces leche artificial o tu leche extraída, si tienes de días anteriores, y controla tu pecho. Si no te molesta el pecho, no es necesario que hagas extracciones; si se carga, es mejor que saques un poco de leche (ya sea con sacaleches o a mano) y apliques frío para no tener molestias. Después de 3-4 días, elimina otra toma y sigue el mismo proceso.

Habitualmente, se empiezan eliminando las tomas diurnas y, cuando termines, a por las nocturnas.[10] Aprovechando que en las primeras horas de la mañana suelen estar más tranquilos, es más probable que acepten tanto el biberón como la leche artificial.

A continuación, te propongo una tabla de registro que puede irte bien para controlar cómo va el proceso de destete:

Día en que la has eliminado	Hora de la toma	Has necesitado extracción	Reacción del bebé	Notas
27 de mayo	9:30	1 extracción	No ha querido casi nada del biberón	Ha tomado la leche en jeringa
31 de mayo	11	Le he puesto a mamar	Ha mamado poco rato, pero ha eliminado el bulto que yo tenía en el pecho	Bulto en la zona interior del pecho derecho que ha eliminado al mamar
4 de junio	13:15	Extracción manual	Ha comido 100 ml	Ha tomado leche materna congelada

---

[10] Esto es especialmente importante en el caso de que tu bebé no haya tomado leche artificial. No se recomienda ofrecer por primera vez la leche artificial en las tomas nocturnas, por si se produjera una reacción alérgica, ya que de noche puede ser más complicado detectarlo.

De esta manera, cuando vuelvas a trabajar habrás conseguido un destete total, no deberías tener ninguna molestia con el pecho y el bebé ya debería aceptar la leche artificial y el método de alimentación elegido.

¿Y para hacer un destete parcial para ir a trabajar, cómo lo hago?

La idea es que un mes aproximadamente antes de ir a trabajar vayas sacando las tomas que no podrás hacer si estás trabajando. De esta manera, tanto el bebé como tu pecho se irán preparando para la nueva situación. Es interesante que llegues al trabajo con la producción de leche controlada. Intenta sustituir cada dos o tres días una toma de pecho por leche artificial. Si el pecho te molesta, extrae un poco de leche para que vaya disminuyendo la producción en las horas en las que no vas a estar con tu bebé y no vas a poder o querer extraer leche. Si tienes tiempo de hacerlo de manera gradual, vas a llegar al trabajo sin molestias. Si, por lo que sea, no has tenido demasiado tiempo o si prefieres seguir con la lactancia materna exclusiva hasta el último día, ten cuidado los primeros días. Es importante controlar el pecho, que no se inflame o presente retenciones de leche. Si es así, intenta extraer un poco de leche de manera manual, aunque sea para desechar la leche. Normalmente en unos 15 días, a veces antes, el pecho ya está regulado y no molesta ni hay que hacer nada especial.

Me planteo destetar de manera parcial por la noche para afrontar el trabajo, ¿voy a tener leche de día?

La lactancia nocturna nos ayuda a mantener la producción de leche de día, y una cosa que puede pasar si haces un destete parcial nocturno es que descienda la producción durante el día. Mientras el bebé acepte el pecho durante el día y mame con intensidad, a pesar de no mamar por la noche, es más fácil que la lactancia siga adelante.

Me han hablado del método Kassing, pero si solo le doy biberón, ¿se lo tengo que dar con este método?

El método Kassing es ideal para los bebés que compaginan la lactancia materna con el biberón. Se trata de ofrecer el biberón lo más horizontal posible y el bebé incorporado, de manera que, a pesar de que la tetina queda llena de leche, el bebé pueda regular con más facilidad la cantidad de leche que ingiere. Cuando el bebé lleva un rato succionando (entre 10 y 30 succiones), le sacamos el biberón de la boca, hacemos una pausa y vemos si tiene o no más hambre. Si está inquieto y busca, le tocamos con la tetina los labios, las mejillas, la zona del bigote, y esperamos a que vuelva a abrir la boca; repetimos este proceso hasta que no quiera más leche.

Este sistema permite al bebé tomar el biberón de manera más fisiológica, y es que a veces al ofrecer el biberón los colocamos demasiado tendidos y la leche del «bibe» suele salir con demasiada fuerza; esto puede hacer que el bebé coma más de lo que necesita.

Con este método, ya sea en caso de lactancia mixta o lactancia artificial, el bebé autorregula su alimentación.

....

Para el resto de los biberones que le tenga que dar yo, ¿cómo puedo ha- cer que sea lo más parecido a dar el pecho?

Dejar de amamantar no debería implicar perder cercanía con tu bebé; de hecho, es muy importante que ese contacto físico se mantenga, ¿cómo hacerlo?:

- Siempre que puedas, sé tú la que le ofrezca el biberón.
- Mantén al bebé sentado en tu regazo, realizando el método Kassing descrito en la pregunta anterior.
- Intenta colocar al bebé alternativamente en las tomas en ambas piernas para darle el biberón de un lado y del otro.
- Mira al bebé a los ojos si está despierto, manteniendo el contacto visual lo máximo posible estos primeros meses.
- Ofrece el biberón a demanda, tanto en el tiempo entre las tomas como en la cantidad que el bebé quiera.

Poder disfrutar de estos momentos es una maravilla para los dos.

....

Si hago un destete parcial, ¿qué hago el fin de semana?

A veces los destetes parciales se producen sin buscarlo: vuelves a trabajar unas determinadas horas y dejas de sacarte leche y, por ende, tu bebé no toma leche materna en diferido esas horas. En ocasiones, este destete parcial solo es cuando no estás, pero puede que quieras mantenerlo si estás en casa.

Este es un tema complejo y que va a depender mucho de cómo te sientas. Por ejemplo, si has destetado de día y solo amamantas por la noche, ¿qué ha- ces el fin de semana cuando sí estás en casa y a priori podrías darle el pecho?

Pues va a depender de qué quieras hacer, no hay ni buenas ni malas decisiones. Si te apetece y te sientes cómoda, adelante, sabiendo que quizá las primeras semanas el lunes, o cuando vuelvas a trabajar, vas a tener el pecho un poco más lleno y vas a tener que controlarlo. Si no te apetece y prefieres no ofrecérselo, no existe la necesidad de hacerlo; estás en casa con tu bebé y no ofreces el pecho, y, si lo pide, usas las técnicas de distracción de las que hemos hablado en el capítulo 2 para evitar la toma.

¿Qué leche artificial le doy?

La elección de la leche va a depender de la edad que tenga tu bebé:

- Si es menor de 6 meses, solo puede tomar leche de inicio o tipo 1.
- Si es mayor de 6 meses, puede tomar leche de continuación o tipo 2 o puede seguir con la leche tipo 1 si lo prefieres.[11]
- A partir del año ya puede consumir leche de vaca entera[12] y no son necesarias las leches 3 o de crecimiento.

Respecto a la marca, que es algo que a todas las madres les inquieta, no hay otra opción que probar y ver qué leche le sienta bien al bebé y le gusta de sabor.

¿Cómo consigo que acepte el biberón?[13]

A los bebés que han tomado teta les puede costar mucho aceptar el biberón, a veces no es fácil y rechazan cualquier contacto con el recipiente. Es posible que te toque comprar y probar tetinas diferentes hasta dar con la ideal y la que al bebé le funcione.

Intenta ofrecer el biberón cuando el bebé no esté demasiado despierto ni demasiado hambriento, deja que juegue con la tetina en la boca, la lama o vaya probándola. Es posible que las primeras veces tenga náuseas, que no le guste o no quiera saber nada; hay que darle tiempo para que se acostumbre a ellas.

Acepta el biberón, pero, al terminarlo, no se duerme. Llora y busca el pecho, ¿qué hago?

Los bebés, cuando maman, suelen estar bastante rato haciéndolo. Gran parte de lo que hacen en el pecho, aparte de comer, es relajarse y disfrutar de la succión, porque es una actividad que les proporciona mucho bienestar.

Cuando toman el biberón, es posible que lo tomen en pocos minutos y que su necesidad de succión no quede cubierta. Por ello, a veces, al terminar una toma siguen despiertos y activos, intentando buscar el pecho de nuevo para poder relajarse.

La decisión de ofrecer o no ofrecer chupete es una opción de cada familia. Lo que es cierto es que el chupete puede suplir la necesidad de succión de los bebés a los que ya no se les da el pecho

---

[11] La leche de fórmula tipo 1 es siempre la más adaptada para el bebé, tenga la edad que tenga.
[12] Si en casa se consume habitualmente.
[13] En el capítulo 2 «tipos de destete» tienes más información y técnicas para ayudarle a aceptar el biberón.

Método de suplementación	Aspectos positivos	Aspectos no tan positivos
Vaso	El bebé puede controlar muy bien qué cantidad quiere tomar. El bebé aprende a usar el vaso como los adultos. Es barato.	Es necesario que el adulto controle la toma e incluso que la administre, ya que se puede derramar la leche. Para las tomas nocturnas puede ser un poco complicado, ya que el bebé se tiene que incorporar para tomarla, esto puede hacer que se enfaden al estar cansados o adormilados, o también existe el riesgo de que la leche se vierta.
Vaso de inicio	Al tener una válvula antigoteo, el bebé puede aprender poco a poco a usarla y así evitaremos que se le pueda caer. Es importante que el adulto siempre controle al bebé cuando come, pero con la válvula puesta es menos probable que se derrame la leche. Hay muchos tipos de vasos de inicio con pitorros diferentes (blandos o duros) y los bebés suelen aceptarlos con más facilidad que el biberón. El bebé puede regular la ingesta de leche.	El bebé tiene que aprender a usar la válvula y succionar de ella, esto implica un entrenamiento y tiempo.
Botella de deporte	Antes de intentar cualquier otro método, se puede probar con este tipo de botellas, ya que son muy económicas y muchos bebés las aceptan con facilidad.	Es importante buscar una botella que esté realizada con plásticos de calidad, que no se degraden. Las primeras veces hay que estar muy pendiente del bebé, ya que puede derramar la leche sin llegar a comer nada.

Método de suplementación	Aspectos positivos	Aspectos no tan positivos
Cuchara	Barato y disponible en cualquier casa. No hace falta que sea de ningún material especial, sirve cualquiera que tengas en casa.	El bebé debe tener el reflejo de extrusión de la lengua desconectado[14] antes de ofrecer la leche en cuchara. Se puede derramar con mucha facilidad y es complicado ofrecer la leche de noche. Además, requiere mucho tiempo, templanza y paciencia.
Biberón cuchara	Permite al adulto administrar la leche y respeta el ritmo de hambre y saciedad del bebé. Al no introducirlo en la boca del bebé, no es necesario que tenga el reflejo de extrusión desconectado. El método biberón-cuchara puede evitar que la leche se derrame.	Hay que comprarlos y puede ocurrir que al bebé no le guste. El adulto tiene que administrar la leche y puede resultar incómodo en las tomas nocturnas.

y permite tener recursos para relajarlos. A veces, todo hay que decirlo, con la succión no es suficiente y es necesario mecerlos un poco mientras van succionando para conseguir que se relajen y se duerman.

....

Mi bebé tiene casi 6 meses o 6 meses ya cumplidos, ¿puedo darle leche en algo que no sea un biberón?

Claro, si prefieres no usar un biberón, puedes evitarlo y ofrecer la leche en otro recipiente. ¿En qué? Pues ¡imaginación al poder! Hay muchos métodos para ofrecer leche y que os pueden evitar tener que «desbiberonar» al bebé después, ya que los odontopediatras recomiendan empezar a eliminar el biberón a partir del año. Es cierto que el biberón como método es quizá el que consigue que el bebé tome la leche de manera más rápida y con me-

[14] El reflejo de extrusión es uno de los reflejos protectores del bebé. Este reflejo evita que el bebé trague cualquier cosa que no sea un líquido. Entre los 4 y los 6 meses este reflejo desaparece para que el bebé pueda iniciar la alimentación sólida. Cuando intentemos ofrecer comida a un bebé que aún no tiene el reflejo desconectado, escupirá lo que le demos.

nos pérdidas, ya que con los otros es más fácil que la leche se derrame.

En ocasiones, puede ser necesario recurrir a varios de estos métodos, tanto para encontrar el que mejor funciona como para intercambiarlos según el momento del día: vaso o cuchara de día y por la noche, biberón, por ejemplo.

....

¿Puedo destetar de noche a los 6 meses y no darle nada para comer de noche?

Gran parte de la alimentación de los bebés menores de 6 meses es nocturna, aproximadamente un 33% de la leche que ingieren durante 24 horas la toman durante la noche. Es probable que algún bebé duerma del tirón, pero lo habitual es que se despierten y pidan comida.

....

¿Tengo que ofrecerle agua aparte de los biberones?

La reconstitución de los biberones está pensada para que los bebés reciban la cantidad de agua que necesitan. Si ofreces el biberón a demanda, el bebé podrá recibir la cantidad de agua que necesite. Si has adelantado el inicio de la alimentación sólida, puede ser interesante que ofrezcas un poco de agua y ver si el bebé la quiere.

....

Ahora, con el destete, ¿va a dormir del tirón?

Es poco probable que, por la edad que tiene, duerma del tirón. Los bebés deben despertarse varias veces por la noche para tomar teta o biberón, así que lo normal es que tenga despertares noc-

turnos y tengas que ofrecerle leche artificial.

....

Si le desteto de noche y le doy leche artificial con cereales, ¿va a dormir más?

Hay por ahí un mito muy extendido que dice que los bebés se despiertan de noche por tener hambre y que si se les ofrece leche artificial (o materna) mezclada con cereales, van a dormir más. Me temo que es falso; un bebé menor de 6 meses tiene un sueño fisiológico muy diferente al de los adultos. Eso sí, todos, absolutamente todos, tenemos microdespertares nocturnos y no dejamos de tenerlos por comer más o menos. Es totalmente falso que el bebé a esta edad deje de despertarse.

....

Y si desteto, ¿puedo seguir con el colecho?

Una vez que se haya destetado y empiece a dormir un poco más seguido, o que ya haya encontrado la manera de conciliar el sueño por sí mismo, podrás volver a la cama y ver su reacción. Las primeras veces intenta dormir al otro lado de tu bebé, que tu pareja haga de barrera, y si salta la barrera, recuérdale con paciencia y mucho cariño que por la noche ya no hay teta.

De los 6 a los 12 meses

Muchas mujeres se plantean llegar a los 6 meses de lactancia y, a partir de ahí, empezar un destete que les permita ir dejándola. Una de las principales dificultades que podemos experimentar es que el bebé no quiera saber nada del biberón y se niegue a tomar la leche artificial, este es un punto que angustia a muchas familias y que parece imposibilitar el destete.

....

¿Le doy leche de continuación?

Puedes, si quieres, ofrecer leche de continuación en esta etapa o también leche de inicio o tipo 1, que es la más adaptada y la que el bebé puede asimilar mejor.

....

Si ya toma comida, ¿tengo que darle leche artificial?

Sí, la leche es el alimento principal de los bebés durante el primer año de vida. El segundo semestre de vida del bebé marca el inicio e instauración de la alimentación sólida. En muchas ocasiones, se recomienda eliminar las tomas de leche para ofrecer comida al bebé. Desplazar la leche, sea materna o artificial, no es adecuado; la leche es el alimento que les aporta todos los nutrientes, mientras que los otros alimentos la complementan, así que hay que ofrecer toda la leche que requiera el bebé, más un aumento gradual de los alimentos sólidos.

....

Primero la comida y luego la leche, ¿no?

No: como hemos dicho, a pesar de que se destete, el alimento principal sigue siendo la leche y no hay razón para invertir el orden o eliminar tomas de leche por comida, a menos que esto te facilite el destete. Como sabes, es importante que el bebé tome toda la leche que necesite; durante el primer año de vida el alimento principal del bebé es la leche y los alimentos la complementan. Cuando queremos destetar en esta etapa, podemos intentar ofrecer primero la comida al bebé, sin obligar ni forzar. Haciendo esto es probable que después de la comida quiera mamar menos y nos ayude así a reducir la cantidad de tomas. Si sacamos tomas de leche artificial, debemos ofrecer leche adaptada, derivados o leche de vaca, según la edad del bebé.

....

¿Qué cantidad de leche artificial debe tomar al día?

La recomendación de cantidad por edad está indicada en cada lata de leche artificial, aunque la cantidad que se indica es aproximada y nunca se debería obligar a un bebé a tomar toda la leche preparada. Es clave ofrecer la leche al bebé y que sea él el que diga qué cantidad quiere tomar según su apetito en ese momento, y es que de la misma manera que no sabíamos qué cantidad de leche tomaban del pecho, no deberíamos esperar que se tomen toda la cantidad de leche que les ofrecemos.

Por otro lado, hay que tener en cuenta que la ingesta de leche artificial puede ser variable y que no todos los días van a querer la misma cantidad, y, por supuesto, la leche artificial no es cada 3 horas tampoco.

....

Rechaza el biberón, ¿cómo hago para que lo acepte?

Es probable que si nunca ha tomado biberón o chupete, se niegue a saber nada del biberón y no se muestre entusiasmado con él. Si el método para darle leche debe ser sí o sí un biberón, lo primero que toca trabajar es la paciencia, pero, además, puedes intentar los siguientes trucos:

- Estar calmada y relajada: los bebés captan muy bien y muy rápidamente nuestro estado de ánimo. Cuanto más nerviosas estemos, más fácil será que el bebé lo note y todo el proceso sea más complicado, así que la calma es una buena aliada.
- Ellos también deben estar dispuestos: si están adormilados o relajados, es posible que sea más fácil. De la misma manera, es mejor intentarlo cuando no estén superhambrientos y no tengan ganas de probar experimentos.
- Cambiar de tetinas: es todo un misterio saber qué tetina va a gustarle a tu bebé; puedes ir probando y ver qué pasa, sería raro acertar a la primera. Lo habitual es probar marcas y modelos hasta dar con LA TETINA. Calienta un poco la tetina con agua y deja que vaya jugueteando con ella, que la muerda con las encías y vaya descubriéndola.
- En otro sitio y de otra manera: evita sentarte en la butaca o el sofá en el que le das el pecho, ya que es más probable que no quiera saber nada del biberón en ese lugar. Intenta hacerlo en un espacio diferente y quizá andando o dando saltitos en una pelota de pilates.

¿Le tengo que dar biberón por la noche?

La ingesta de leche nocturna en el primer año de vida suele ser importante. Así que, sin tomar pecho, es posible que pidan biberones también de noche. Claro que no es lo mismo un bebé de 6 meses que uno de 12, pero en general suelen seguir comiendo en algunas tomas nocturnas.

¿Cómo hacer un destete nocturno?

El destete nocturno va a depender mucho de la edad del bebé y lo que quieras hacer (seguir en la misma habitación o dormir en otra cama). Si tu bebé tiene menos de un año, va a necesitar tomar leche artificial de noche a falta del pecho. Si tiene un año, puedes ir intentando ofrecer leche de vaca o agua, según la edad del bebé y lo que prefiera. Seguramente, vas a tener que ofrecerle tú el biberón por la noche y es posible que se despierte o se desvele, lo que a veces puede provocar que a las 3 de la madrugada y con las pilas cargadas, quiera ir al salón a jugar. Intenta estar a oscuras en la habitación y proporcionarle los menos estímulos posibles si se despierta, para intentar que vuelva a conciliar el sueño.

Quiero destetarle para que duerma más, ¿lo hará?

Muchas veces, el destete se hace por agotamiento, y es que los bebés duermen menos de lo que nos gustaría a los adultos y podemos llegar a pensar que si destetamos van a dormir más. No siempre es así. El sueño del bebé es fisiológico y madura conforme va creciendo, y no se asemeja al de los adultos hasta los 2-5 años. Así que es posible que destetando de noche el bebé siga despertándose. Es mejor tenerlo en cuenta por si una vez destetado sigue despertándose y pidiendo alimento.

Pero yo quiero seguir durmiendo con mi bebé en la misma cama.

Claro, colechar con tu bebé es algo que podrás seguir haciendo. Una vez que acepte el biberón o el método de alimentación elegido, tu pareja o tú podréis alimentarlo y volver a conciliar el sueño. Si prefieres hacer el destete nocturno durmiendo en otra habitación, espera un poco y cuando veas que empieza a dormir sin pedir o que es capaz de enlazar los despertares, vas a poder dormir con tu bebé en vuestra cama familiar.

No puedo más, me muerde y no quiero seguir.

La etapa de los mordiscos es dura y aterradora. Estar pendiente toda la toma muerta de miedo por si muerde es horrible. Antes de que te decidas por el destete, te hago unas propuestas por si quieres intentar que deje de morder:

- Intenta ofrecer algo frío antes de empezar la toma, puede ser un mordedor, para que deje toda la rabia y el posible malestar.
- Ofrece el pecho con el bebé pegado a tu cuerpo, recuperando la posición de cuando era un recién nacido, muy pegado a tu cuerpo. Nada de mamar de pie o de lado.
- Mantén contacto visual con tu hijo todo el rato, no te distraigas.
- Muéstrale un juguete o algún objeto que pueda llamarle la atención durante la toma (idealmente intenta que no sea siempre el mismo para que no pierda el interés).
- Haz tomas cortas, no dejes que esté demasiado distraído, o si ves que pierde el interés, retírale el pecho de la boca.
- Si, a pesar de todo, te muerde, intenta decirle con la voz más neutra que puedas: «No se muerde», y deja de darle el pecho.
- Es posible que tengas que llorar, gritar o desahogarte; deja a tu bebé en un lugar seguro y sal de la habitación.
- Si se repiten los mordiscos, avísale antes de cada toma: «si muerdes, no hay teta».

Si nada de esto funciona, en unos días es posible que solo pienses en destetar. Cuando tenemos dolor o heridas por los mordiscos podemos querer dejar de ofrecer el pecho, así que ten cuidado al realizar el proceso de destete, ya que es fácil que pueda producirse una mastitis al dejar de ofrecer el pecho o drenarlo menos. En el momento que quieras dejar la lactancia elimina las tomas de pecho una a una y controla muy bien que no queden restos de leche retenida. Si no quieres volver a ofrecer el pecho al bebé, te puedes sacar la leche con sacaleches.

....

Mi bebé está en plena angustia por separación, ¿es un buen momento para el destete?

La angustia por separación o ansiedad por separación es una etapa del desarrollo del bebé en el que el niño se muestra ansioso cuando se separa de su cuidador primario, que acostumbra ser la madre.

Es la etapa en la que te van a decir que tu hijo tiene «mamitis» (como si fuera algo malo) y que verás como tu bebé, que quizá antes de esta etapa era más sociable y curioso, solo quiere estar pegado a ti y a la teta. Esta etapa no se manifiesta solo de día, también lo hace por la noche; aumentan los despertares nocturnos, la necesidad de tener el pecho en la boca de manera continua y los llantos cuando se despiertan a pesar de que esté justo a tu lado.

Ambas situaciones, su demanda y el aumento de despertares nocturnos, suelen acrecentar nuestro cansancio y las ganas de destetar, ¿pero es un buen momento? Te diría que es un momento complicado, no es imposible destetar en plena angustia por separación, pero sí puede ser una aventura más costosa y en la que pueden derramarse más lágrimas por parte de los dos.

¿Puedes esperar? Y si la respuesta es sí, ¿cuánto puedes esperar? Normalmente, la angustia por separación se alarga hasta el año de vida del bebé, por lo que si comprendes lo que está pasándole a tu bebé y retrasas unos meses el inicio del destete, es más que probable que todo sea más relajado para ambos.

De los 12 a los 24 meses

Tanto en el año de vida como a los 2 años se produce una crisis de demanda de pecho bastante sorprendente.

Cuando un bebé cumple el año de vida debería haber triplicado el peso del nacimiento, o estar a punto de hacerlo, y haber crecido unos 25 centímetros. El crecimiento que el bebé experimenta del nacimiento al año de vida es el más grande que va a experimentar en toda su vida, nunca más va a crecer igual. Por ello, cuando llegamos al año, su crecimiento se estanca temporalmente y eso se traduce directamente en un descenso de su apetito: si no tengo que crecer, no tengo que comer tanto. Por tanto, muchos niños disminuyen la ingesta de sólidos, pasan el día con un trozo de fruta, un poco de pan, un trocito de carne... todo se mide en diminutivos. Pero ¿y la teta? ¿Dejan de mamar?

No, no dejan de mamar. Su demanda de pecho sigue igual, a veces aumenta y los comentarios y los miedos empiezan a surgir: si no le quitas la teta no va a comer, «¡claro, como sabe que le das el pecho, no come!, el pecho le quita el hambre, el pecho no le alimenta, solo le quita el hambre...» y mil comentarios más que pueden ponerte en la disyuntiva de tener que destetar.

Si quieres destetar a tu bebé, hazlo sin duda, pero no esperes cambios significativos en su patrón de alimentación; es posible que sin la teta coma algo más, pero no van a ser grandes cantidades o las cantidades que nos gustaría para estar tranquilas. Y de la misma manera ocurre con el sueño: destetar para que duerman unas veces funciona y otras no, y algunos siguen pidiendo leche o comida de noche.

....

Me gusta amamantar, pero empiezo a estar agotada; ¿por dónde puedo empezar?

Llegados a un cierto punto de la lactancia, una puede tener ganas de plantear un destete parcial, quizá para poder dormir un poco más por la noche, que es lo primero que suele agobiarnos. Elimina algunas tomas, puedes intentar las que te agobien o te cansen más, y valora de nuevo cómo te sientes. ¿Quieres seguir adelante con el proceso o ahora quieres esperar un poco más? Tú decides.

....

¿Ya puedo darle leche de vaca?

Sí, a partir del año se puede empezar a ofrecer la leche de vaca entera como sustituto de la leche materna; ya no es necesario que le des fórmula y, lo más importante, si no ha tomado nunca biberón no es el momento de ofrecerle uno. Puede beber en vaso o vaso de inicio.

....

No quiere saber nada de la leche de vaca, le da asco.

Ya, no es raro que la leche de vaca le dé asco y no quiera saber nada. Puedes intentar ofrecer derivados lácteos en su defecto y ver si le gustan un poco más: queso, yogur... Y si no quiere saber nada de la leche ni los derivados lácteos, no dudes en hablar con un dietista nutricionista que te ofrezca unas pautas adecuadas para su alimentación, para que pueda sustituir la grasa de la leche, la vitamina D y el calcio, entre otros, por otros alimentos.

....

¿Podemos ofrecerle bebidas vegetales?

Puedes ofrecerle las bebidas vegetales como un alimento más, pero no sustituyen la leche materna ni tienen, a nivel nutricional, el mismo valor que la leche. Si quieres ofrecer alguna a base de soja, que esté reforzada con calcio. Además, elige la que tenga menos sal y azúcar en su composición, y evita la bebida de arroz por su alto contenido en arsénico.[15]

---

[15] Hojsak, L., Braegger, C., Bronsky, J., *et al.* «Arsenic in rice: a cause for concern». *Journal of Pediatric Gastroenterology and Nutrition.* doi: 10.1097/MPG.0000000000000502

No dejes de hablar con un dietista-nutricionista para que te aconseje sobre la alimentación de tu hijo.

....

¿Qué cantidad de leche de vaca debe tomar?

A partir del año, la cantidad recomendada es de no más de 500 ml de leche al día. No te asustes si tu bebé no quiere tanta leche. Muchos bebés tienen suficiente con mucha menos cantidad al día. Ofrece leche entera de vaca y derivados lácteos, y deja que sea tu hijo el que elija qué cantidad necesita.

....

Mi bebé tiene anemia, me han dicho que es por culpa de la teta, y que tengo que destetarle para que coma.

Es cierto, la leche materna es relativamente pobre en este micronutriente. Pero el «poco» hierro presente en la leche humana se asocia a la proteína, la lactoferrina, que consigue que el organismo del bebé absorba el 80 % de este hierro. Que la leche materna tenga escasa cantidad de hierro tiene una explicación: muchas bacterias potencialmente nocivas requieren hierro para multiplicarse. Si hay poco hierro en la leche, es por una razón. Se permite el paso por el tracto gastrointestinal del bebé de las bacterias lácticas procedentes de la leche materna, que no necesitan hierro para multiplicarse y que proliferan dentro del intestino del bebé ofreciéndole protección contra las bacterias nocivas.

La naturaleza prevé una acumulación de hierro en el organismo del bebé justo en el momento del nacimiento, para que pueda mantenerse sin carencias y sano durante meses, y eso es gracias a la transferencia de sangre de la madre al bebé a través del cordón umbilical. Pero los humanos, que no sabemos tener las manos quietas e intervenimos en los partos, conseguimos sabotear con un pinzamiento prematuro del cordón umbilical el paso de las reservas de hierro que el cuerpo de la madre debe mandar al bebé tras el parto. La idoneidad del momento en el que debe hacer el pinzamiento del cordón umbilical[16] es un tema que se discute desde hace más de 200 años. El primero en mencionar el tema es Erasmus Darwin 1731-1802 (abuelo del Darwin más conocido de la familia), que ya hablaba de la necesidad de evitar el clampaje prematuro del cordón:

> Otra cosa muy perjudicial para el niño es pinzar y cortar demasiado pronto el cordón umbilical, que se debería dejar intacto no solo hasta que el niño haya respirado varias veces, sino hasta que su latido haya cesado por completo. De otro modo, el bebé es mucho más débil de lo que podría haber sido, ya que la placenta se queda una cantidad de sangre restante que tenía que estar en su cuerpo.

---

[16] Para saber más: <https://pinzamientoptimo.org/>.

El cordón[16] se puede pinzar de manera prematura, cuando se quiere hacer donación, o de manera tardía, o simplemente no pinzarse hasta que deje de latir, lo que a veces tarda 20 minutos o más. Por lo tanto, los bebés a los que se les ha cortado de forma prematura el cordón pueden sufrir anemias y carencias de hierro por más leche materna o artificial que se les dé (el hierro de la leche artificial solo se absorbe en un 10 %), al haber intervenido en los planes de la naturaleza.

Así que el problema de la anemia no reside en amamantar de manera exclusiva durante 6 meses o que los niños coman pocos sólidos. Destetar a un bebé que tiene anemia no parece la mejor solución para que coma. Si el bebé tiene anemia, debe tratarse de manera adecuada y, si tú quieres, seguir con la lactancia.

....

Quiero destetar para que coma más, ¿lo voy a notar?

Es posible que notes que come algo más. Está claro que si de su dieta se elimina la leche materna, va a necesitar compensar el aporte de calorías que no toma e ingerirá un poco más de alimentos sólidos.[17] Te diría que no esperes que ingiera la cantidad de un adulto, solo un poco más y seguramente de manera paulatina. Si destetas solo para que coma más, ten en cuenta que a veces no sucede exactamente lo que queremos y la diferencia en el aumento de demanda de alimentos es mínima. Muchas madres reciben presiones para destetar a sus bebés para aumentar la ingesta de alimentos; son recomendaciones que solo deberías seguir si realmente deseas destetar.

....

Le desteto para que duerma más, ¿será así?

El sueño de los bebés es evolutivo. Y los estudios nos dicen que el 81 % de los niños de un año se despierta por las noches. En estos despertares, de manera inevitable, y si no han aprendido a hacerlo de otra manera, los bebés piden teta. Una vez que aprenden a dormir sin el pecho y a conciliar el sueño, suele ser más fácil que duerman «del tirón», pero puede pasar que sigan despertándose y pidiendo comida.

....

¿Por la noche le puedo dormir yo con la teta y no darle más veces el pecho?

Sí, puede ser una opción ofrecer solo la toma para que se duerma y luego, durante la noche, no darle más pecho. Cuando se despierte por la noche, le contamos que ya no hay teta, que tiene que dormir (seamos nosotras o nuestra pareja) y le acompañamos a volver a dormirse. Si es posible por la época del año, podemos explicar el «sol y la luna»[19] para favorecer que entienda mejor la situación.

---

[17] Es necesario recordar que los bebés prematuros van a necesitar durante la lactancia una suplementación de hierro, ya que su nacimiento precoz les impide disponer de reservas de hierro en el organismo.
[18] También ofrecer leche de vaca, derivados lácteos o alimentos ricos en calcio.

Vamos a ir de vacaciones fuera de nuestra casa, ¿es mejor destetar a la vuelta o hacerlo en vacaciones?

Es una buena pregunta para la que no sé si tengo una respuesta única. Estos años he visto de todo y, por ello, no creo que haya una única respuesta adecuada.

Hay niños con los que es más fácil realizar un destete en otro espacio y en un ambiente más relajado, como son las vacaciones, ya que están más distraídos, no existe la obligatoriedad de seguir unas rutinas tan estrictas y en ocasiones podemos, además, contar con la ayuda de un familiar; para algunas familias el destete en estas condiciones es más sencillo. Lo que no podemos saber es qué va a pasar al volver a casa. Existe la posibilidad de que se mantenga el destete y de que esté todo encauzado, pero también puede ocurrir que una vez que llegue a casa y se sienta en el mismo espacio e inmerso en las mismas rutinas, quiera volver a mamar. O si se ha destetado de noche y ya casi dormía del tirón sin pedir, vuelva a despertarse por las noches.

Si pasamos las vacaciones en casa y destetamos al niño aprovechando todos los aspectos positivos que hemos dicho anteriormente, es menos probable que quiera volver a mamar una vez destetado, ya que no hay cambios en su entorno.

Así que me temo que no puedo aportar una respuesta exacta sobre qué es mejor. De todas maneras, nadie conoce mejor a vuestro hijo que vosotros, y estoy más que segura de que con esta información en la mano podréis plantear qué plan puede funcionaros mejor.

Creo que va a ser muy complicado, mi hijo tiene 2 años y está muy enganchado a la teta.

Sin duda, es posible que no lo ponga fácil y que «luche» por su teta. Cada bebé es un mundo y para muchos el proceso de destete a esta edad es duro. Están empezando con la crisis de los 2 años y dejar la teta no entra en sus planes. No quiere decir que no se pueda hacer, solo que quizá es necesario ir poco a poco, respetando sus tiempos y teniendo paciencia infinita.

Mi hijo tiene dos años y es muy demandante, ¿va a tener más rabietas en el destete?

Si decides destetar sobre los 2 años, es más que probable que tu hijo esté en una etapa compleja en su desarrollo y es posible que las rabietas aumenten o sean más intensas, lo que puede ser duro para ambos. Por tanto, valora si puedes esperar un poco a que pasen los «terribles 2 años» o, si decides hacerlo en ese momento, ten presente este aspecto.

---

[19] Tienes este método detallado en el segundo capítulo del libro.

Y si preparo su habitación, ¿va a ser más fácil conseguir un destete nocturno?

Es una muy buena edad para empezar a animar a tu hijo a tener un espacio para él. Si puede participar en la elección y creación del espacio, es más probable tenga ganas de ir a «su» cama a dormir. Pero debe quedar claro que no es garantía de éxito. Algunos niños empiezan a disfrutar de su espacio, pero por la noche no quieren saber nada de dormir solos y pueden negarse a hacerlo en su habitación o empezar durmiendo en su cuarto y acudir a tu cama en algún momento de la noche.

Intenta fomentar actividades que podáis hacer en su cuarto y que involucren también al otro progenitor; podéis empezar con las siestas y ver qué tal va reaccionando al nuevo espacio y a la idea de dormir solo.

Yo quiero destetar, pero seguir con el colecho, ¿puedo conseguirlo?

¡Sin duda! Dejar la lactancia no debería comportar, si no quieres, dejar de colechar con tu bebé. Es cierto que hasta que no esté destetado por completo puede ser difícil dormir juntos, y es que instintivamente va a buscar el pecho a lo largo de la noche. Si realizas un destete nocturno y empieza a dormir más horas seguidas, o si se despierta y es capaz de volver a dormir en pocos minutos, podrás volver a vuestra cama. Si las primeras noches se despierta y te pide el pecho, mantén la calma y recuérdale que de noche ya no hay teta e intenta usar las técnicas que hayas usado en el proceso de destete: acariciarle, cantarle, hacer masajes en la cabeza, etc.

¿Puedo hacer un destete parcial?

Claro; de hecho, es una edad en que tu bebé ya puede empezar a entender y aceptar esos momentos o espacios en los que ya no te apetece darle el pecho. Es una situación que muchas madres experimentan, ya no apetece amamantar si estás fuera de casa, paseando en la calle o en casa de la abuela, o hay momentos en los que la demanda de tu bebé te sobrepasa y prefieres limitar la lactancia antes de dejarla del todo. El destete parcial más soñado a estas edades suele ser el nocturno, y claro que se puede hacer y mantener el tiempo que ambos queráis la lactancia diurna.

¿En qué momento entre la crisis del año y la de los 2 años es mejor destetar?

Pues existen ventanas de oportunidad pequeñas entre ambas crisis. Idealmente, buscamos el momento en que el bebé supera la crisis del año y aún no ha empezado con la de los 2 años. Esto suele darnos un periodo de 6-8 meses, entre los 15 y los 22 meses.

Sobre los 15 meses,[20] suelen empezar a comer un poco más. Si sientes que ha llegado el momento y quieres destetar antes de llegar a los 2 años, estos meses de margen pueden ser una buena opción para conseguirlo con más facilidad.

....

Si me quedo embarazada y no quiero hacer lactancia en tándem, ¿en qué momento es mejor que le destete, durante el embarazo o cuando llegue el bebé?
Si tienes claro que no quieres amamantar a tus dos hijos a la vez o no te ves haciéndolo, quizá lo ideal sería empezar el destete durante el embarazo y aprovechar que existe una gran probabilidad de que se destete durante este periodo por sí mismo a causa de la bajada de producción de leche.

Se cree que aproximadamente el 60 % de los niños se destetarán durante el embarazo de su hermano, mientras que el 40 % sigue mamando con normalidad, a pesar de la reducción de leche que se produce en este periodo.

Si lo ves claro, el hecho de que tengas más opciones de destetar puede ayudarte sin duda a conseguirlo.

....

Me he quedado embarazada y sufro agitación por amamantamiento.
Sentir agitación al amamantar es algo que puede pasar en algunas situaciones relacionadas habitualmente con la lactancia prolongada:

- después de unos meses o años amamantando
- durante la lactancia en el embarazo
- durante la lactancia en tándem

Cuando la sufrimos, nos cuesta hablar y explicar lo que sentimos. El sentimiento es tan desagradable y perturbador que muchas veces no llegamos a expresar lo que nos pasa. ¿Y qué se siente? Pues mucho rechazo hacia nuestro hijo, la necesidad de que se aparte de nuestro lado, de que deje de mamar, de que nos deje en paz, de que alguien se lo lleve, lejos..., porque podemos sentir que nos enfadamos, que la ira nos invade y tenemos ganas de apartarlo de nuestro lado.

Cuando esto pasa, debemos parar y preguntarnos qué queremos. Sin duda, una opción es destetar, ya sea de manera parcial o total. Pero si tienes sentimientos encontrados y aún no lo ves claro, puedes intentar tener más tiempo para ti pidiendo que te ayuden a

---

[20] Las edades expuestas son aproximadas y la única manera de conocer la edad exacta en la que se produce esta ventana de oportunidad de la que hablamos es observando a tu bebé.

cuidar a tu hijo, usar técnicas de relajación o limitando la toma. Más de la mitad de los niños se desteta durante el embarazo y esa es una opción por valorar, de la misma manera que es necesario valorar si te ves o no en una lactancia en tándem. Suele resultar un poco más fácil destetar en el embarazo que una vez empezada la lactancia, ya que cuando comenzamos con el tándem, nuestro hijo va a disfrutar de un aumento de la producción de leche, que por supuesto le encanta, y va a tener que compartir el pecho con su hermano o hermana pequeños, lo que no suele ser tampoco fácil.

De los 24 meses a los 3 años

Si has llegado hasta aquí, es posible que haya sido toda una aventura. Quizá has pasado unos meses de cierta tranquilidad y ahora la demanda de tu bebé ha aumentado de manera exponencial, lo que te hace dudar de todo. Los 2 años son una etapa compleja para nuestros peques, y es que esta etapa define un nuevo avance en su crecimiento y personalidad. Es la etapa del «no», del «yo» y, sobre todo, de las rabietas. Y no nos engañemos, no tiene la edad de tener buenos modales: «mamá, por favor, me apetece tomar un poco de teta, ¿te va bien ahora o quieres esperar un rato?».

Sus demandas van a ser explosivas, muy poco empáticas y muy egocéntricas. Sus demandas se asemejan más a un: «¡Quiero teta ahora y aquí!».

Por si te lo planteas, no, no has hecho nada mal; y no, tu hijo no es un tirano que quiere tenerte esclavizada, solo es que aún no sabe pedir las cosas de otra manera. Y, por supuesto, está en tus manos ayudarle a crecer e ir aprendiendo empatía e ir formando su inteligencia emocional.

....

¿Le puedo explicar que ya es mayor para mamar?

Esta es una justificación que se nos suele ocurrir con mucha facilidad y quizá no es la más adecuada. Es cierto que tu hijo se ha hecho mayor, pero esa no suele ser la razón por la que no quieres darle el pecho. Y muchas veces, cuando les decimos esto a nuestros hijos, su reacción es totalmente contraria a la que buscamos. Pueden tener retrocesos en su desarrollo o que te digan desesperados que ellos no son mayores, o que siempre van a ser pequeños para poder tomar teta... lo que hace aumentar la tensión en el bebé y su demanda de teta.

....

Aparte de querer un destete, también estamos con la operación pañal: ¿lo hago todo a la vez?

Quizá es demasiado. Está claro que ambas cosas suponen cambios importantes en la vida del bebé y más si tanto la operación pañal como el destete los diriges tú.

Y es que de la misma manera que los bebés tarde o temprano dejan la teta, también tarde o temprano se quitan el pañal. Otra cosa es que necesitemos una de las dos cosas de manera imperiosa. De ser así, valora qué es lo que necesitas antes o qué no puede esperar.

Es posible que el pañal pueda esperar un poco más que el destete, ¿no?

....

¡Me pide el pecho a todas horas y por todo!

Sabemos que la lactancia es mucho más que alimento y que los bebés «usan» el pecho para más cosas aparte de comer. Cuando los bebés crecen, esas veces en las que usan la teta pueden ir a más y, a la vez, ese aumento de demanda es el que puede agobiarnos. Si podemos identificar las situaciones y las causas en las que nuestro hijo pide pecho, vamos a poder anticiparnos y quizá, con habilidad y un poco de paciencia, limitar esas peticiones para que no sean a todas horas.

SITUACIONES EN LAS QUE SUELEN PEDIR EL PECHO

- **Aburrimiento:** Muchos bebés cuando se aburren piden el pecho. Cuando nos aburrimos es por falta de estímulos, y los bebés y los niños pueden llegar a aburrirse con facilidad. Si no tienen nada que hacer ni nada que los motive, es muy fácil que recurran a la teta.

  Prepara juegos, aventuras, recursos, cuentos, actividades... Por tanto, cuando veas que tu peque cae en el aburrimiento, saca de la chistera algo maravilloso que le distraiga y le anime a focalizar su atención en algo que no sea el pecho.
- **Sueño o cansancio:** Ambas son situaciones muy relacionadas con la teta. El sueño puede ser previsible o aparecer también en situaciones de aburrimiento, como hablábamos antes. Cuanto más cansancio y más ganas de dormir, es probable que el niño esté de peor humor y, por tanto, más demandante del pecho. La succión le ayuda a relajarse y conciliar el sueño.

  Cuando sepamos que nuestro hijo va a tener sueño o detectemos que está cansado, habrá que buscar la manera de ayudarle a conciliar el sueño sin usar la teta.[21] Claro que va a depender de dónde estemos, no van a ser los mismos recursos para las 10 de la mañana que para las 10 de la noche. De día podemos buscar recursos más activos: portear al bebé (si por edad puede ser a la espalda, mejor), salir a pasear en el cochecito, salir en coche o en bicicleta. Si es de noche o en un momento en el que no puedas salir, buscamos otros recursos: pasear por el pasillo, hacerle masajes en la espalda o los pies, cantar suavemente... La idea es que puedan llegar a dormirse sin la teta. Conseguirlo es un primer paso importante; a veces ya se duermen solos con otro

---

[21] No hace falta que los recursos de los que hablo o los que os planteáis los pongáis en práctica solo vosotras. Si vuestra pareja, familia o alguna amistad puede ayudaros en estos momentos, puede contribuir a que todo sea un poco más llevadero.

cuidador o en la escuela infantil, la clave es que puedan hacerlo en casa y con nosotras cerca. Y para nosotras el reto es la anticipación del momento de sueño o cansancio.

- **Frustración / rabia:** Todas sabemos (o lo sabrás pronto) lo que es una rabieta o cómo un niño frustrado manifiesta todo lo que siente. Son situaciones que a veces no podemos anticipar, ya que simplemente aparecen en el momento menos pensado: no puede subir al autobús que sale en los dibujos de la tele, no puede recomponer la galleta que se ha roto, no puede atarse los zapatos. Son situaciones que no puedes prever y van a pasar. Con la teta suelen calmarse muy rápido y sin la teta hay que buscar cómo sacarlos del bucle, acompañando sus emociones y poniéndoles nombre. Es, sin duda, la situación más complicada de gestionar.

- **Hambre:** Es, quizá, la situación más fácil de solucionar. Eso sí, pueden tener hambre a cualquier hora del día o de la noche, en cualquier sitio o lugar. Por ello, te toca ir preparando un arsenal de recursos para ofrecer alimentos saludables. Y te propongo que los tengas más o menos preparados por dos razones: la primera es porque hay que reaccionar rápido y, por tanto, te toca ofrecer la comida antes de que esté famélico, porque en esa situación no vas a poder convencerle de que se coma una mandarina si tiene la teta cerca. Prepara recipientes o bolsas con comida que ya esté lista para consumir, como fruta cortada, palitos de pan (según la edad del bebé), palitos de queso, yogur...

  Y la segunda razón es porque es muy fácil ofrecer alimentos superfluos en estas situaciones. No nos vamos a engañar: para los niños y los adultos, este tipo de alimentos tiene un alto poder de atracción. Si un día se te cuela este tipo de alimentos no se acaba el mundo, pero si vas preparada, vas a ver que es mucho más fácil evitarlos.

- **Nerviosismo o tensión:** cuando los niños viven situaciones estresantes o se ponen nerviosos, buscan la teta, ya sea para tocarla o para mamar.

  Por otro lado, es clave que empecemos a hablarles de esas emociones y que sepan ponerles nombre. Esto te ayudará a ti como madre a anticipar estas situaciones, reduciendo así la demanda, y de paso le ayudarás a madurar y crecer, poniendo nombre a las emociones que siente, algo muy importante de cara a su desarrollo emocional.

Me agobio porque pide el pecho llorando o lo exige.

Claro que te agobias, un niño a esa edad puede ser muy insistente y demandante. Y si encima te recuerdan lo mal que lo has hecho: que vaya manera de comportarse, eso es porque le has dado teta, si le hubieras destetado antes, aguantas muchas tonterías, la cosa aún se complica más.

Tiene que ser insistente y no es nada fácil aguantar estoicamente las rabietas y «pollos» que puede montar cuando no le des el pecho. Ponte en su lugar, para él también es duro y no está pasándolo nada bien. Le has regalado algo maravilloso durante muchos meses y ahora se lo quitas. Igual no has leído *Somos la leche* o igual sí, pero creo que es el momento de recordar esto:[22]

Vamos a suponer que te regalo un coche (un cochazo, diría yo) y, por si fuera poco, como te quiero tanto yo me hago cargo de todo: de llenar el depósito cada vez que lo requieras, de pasar la ITV, me ocupo de limpiarlo a fondo, de pagar el seguro religiosamente, de las reparaciones... Vaya, que me ocupo de todo y con mucho gusto. Aquí tienes tu regalo, me hace inmensamente feliz hacerte este regalo. ¡Disfrútalo! Y pasan dos años (por decir una cifra, aunque podría ser entre un año y cinco), y te miro a los ojos y te digo: «¡Basta! ¿Sabes?... Me he cansado, ya no me gusta que dispongas de MI coche, ya estoy harta de que lo necesites constantemente y he decidido que se acabó. Hasta aquí hemos llegado. Espero que lo comprendas y respetes mi decisión, te quiero mucho pero ya no puedo más».

¿Qué opción elegirías?

A) Muchas gracias. Me ha encantado disfrutar del coche todos estos meses, vaya regalazo me has hecho. He sido muy afortunado y te lo agradezco infinitamente, ha sido maravilloso.

B) ¿Por qué? ¿Qué he hecho? ¿Por qué me lo quitas? ¡No quiero! Ya me he acostumbrado, lo necesito, ahora no puedes hacerme esto... No me habías avisado. ¡No es justo!

Ahora cambia «el regalo» y piensa en la lactancia. Piensa en lo que siente un niño mayor cuando la madre decide un destete unilateral. Raramente un niño va a optar por la opción A, más bien va a aferrarse con uñas y dientes a su regalo, opción B. No digo que una madre no pueda destetar cuando crea que ha llegado el momento, solamente digo que es necesario hacerse una idea de lo que el niño puede sentir cuando su madre decide quitarle EL REGALO y que este puede ser un proceso duro.

Así que intenta mantener la calma, pero si necesitas llorar, gritar o alejarte un rato, tómate tu tiempo y espacio.

---

[22] Texto extraído del libro *Somos la leche* en el capítulo titulado «Todo se acaba».

Ya lo hemos intentado un par de veces y no hay manera de conseguirlo.
Suele ser habitual que se hagan varios intentos de destete y que el proceso pueda ser extremadamente duro. En ocasiones, nuestros hijos no están de acuerdo y están dispuestos a luchar todo lo que haga falta. La tensión que se genera en el proceso es tan grande que puedes sentirte desbordada. Algunos niños reaccionan con mucha tensión y angustia ante un destete dirigido por nosotras, y lo que hacen es aumentar la demanda y la exigencia del pecho, lo que aún tensa más la situación. Se produce un efecto bola de nieve que suele terminar con el abandono del proceso.

....

Hemos empezado y no soporto escucharle llorar, ha llegado a vomitar.
Sí, en ocasiones las reacciones de los niños cuando les negamos el pecho pueden ser muy potentes, y si lloran mucho, pueden llegar a vomitar. No se ha provocado el vómito, no lo hacen para fastidiar ni para llamar la atención, lo están pasando realmente mal.

Quizá estaría bien revisar el acompañamiento que les estáis proporcionando, ver si podéis poner en práctica estrategias para que se sientan más acompañados y contenidos. Valorad si existe alguna situación en su día a día que les haga estar más nerviosos.

Si a pesar de eso nada funciona, replantéate si es el momento ideal para el destete, y en el caso de que lo sea, tenéis que ver si podéis llevar a cabo un proceso más paulatino que le permita llevarlo con más tranquilidad y menos angustia.

....

Llevamos unos días con el destete y se está complicando.
Puede pasar que el inicio del destete dirigido sea más o menos fácil y parezca que en poco tiempo vais a conseguirlo, pero luego, en pocos días, todo se complique: esté más irritable, llore por todo, tenga una rabieta tras otra... y ese comportamiento os genere muchas dudas sobre lo que estáis haciendo.

Puedes hacer una pausa si sientes que la situación os sobrepasa, valorar qué está pasando, qué podemos mejorar y qué técnicas no han funcionado; una vez analizado todo, valorad si es necesario hacer una pausa técnica y aplazar el destete, o empezar de nuevo y ver si funciona mejor.

....

He destetado de noche y está mucho más demandante y ansioso de día.
Cuando realizamos un destete parcial nocturno, puede ocurrir que el niño aumente la demanda durante el día. A veces, por la ansiedad que le produce la nueva situación, durante el día quiere mamar a todas horas, lo que suele ser un agobio máximo para nosotras.

Si esto pasa, puedes intentar también reducir las tomas diurnas o si el plan era hacer un destete parcial, ver si poco a poco se relaja un poco y la demanda vuelve a ser la habitual.

....

¿Cuáles son los rituales para el destete?

Los rituales de destete os pueden servir tanto para cerrar vuestra etapa de lactancia y tener un recuerdo bonito del final de una etapa como para ayudar al niño a llevar a cabo la transición, oficializando el momento.

¿Qué tipo de ritual? Pues depende de vosotros y de vuestros gustos. Algunos de los que he visto consisten en organizar una fiesta, planear una tarde madre-hijo, preparar una comida o algo especial, comprarse una pulsera o tobillera a conjunto, revisar las fotos de cuando nació y hablar de su nacimiento y lactancia, dibujar juntos, salir a andar por la montaña o por el bosque y verter un poco de leche en un sitio especial.

Planear los dos el momento puede ser divertido y toda una aventura: elegid el día, qué haréis, ¿vendrá alguien ese día? ¿Vais a comer algo especial? ¿Vais a poner música?

....

Le he destetado para que duerma por la noche, ¡no puedo más!

El 54 % de los niños de 2 años sigue despertándose por la noche, y es normal. Y algo menos de la mitad va a empezar a no despertarse. Es lógico que estés agotada y no puedas más, los despertares sumados a la demanda intensa suelen ser agotadores.

....

Hace mucho tiempo que tengo agitación. ¡Estoy harta!

La agitación por amamantamiento puede ser muy desagradable y difícil de controlar. A veces no queda más que empezar con el destete, ya que los sentimientos que genera son muy desagradables.

Si has estado intentando controlar estas emociones, es totalmente comprensible que haya llegado el momento en que ya no puedas más y puede que te plantees un destete lo más rápido posible. Recuerda que si el momento del destete coincide con la crisis de los 2 años de tu hijo, puede ser un proceso un poco más complejo.

....

¿A partir de los 2 años es más fácil conseguir el destete nocturno?

Hacia los 2 años de edad, los niños empiezan la mielinización cerebral, que es la que les permite empezar a razonar y hablar. Este proceso facilita que les expliquemos el proceso de destete y que poco a poco acepten negociar. Y, además, podemos expresar cómo nos sentimos: estamos cansadas, ya no nos gusta dar la teta por la noche y ayudarlos a verbalizar cómo se sienten ellos en este proceso.

....

Si empezamos con el método padre, ¿puedo dormirle yo en su cama y luego ya no volver a darle el pecho y que le atienda su padre?

Sí, es una opción. Si tu bebé ya tiene edad para disfrutar de su propia habitación y la usa de día para jugar o pasar ratos solo, podéis intentar darle la toma antes de dormir en su cama. Si se despierta, puede intentar ir su padre a la habitación a calmarlo, acunarlo o dormir a su lado según necesite... Podéis poner en marcha el método padre, de manera que intente calmarlo y, si se ve superado, te avise con vuestra palabra clave.

También puede pasar que no llore y aparezca en vuestra cama.

....

Y si yo duermo en otra habitación para aplicar el método padre, ¿voy a poder volver a dormir con ellos en la misma habitación?
Claro, tu destierro no debería ser para siempre. En cuanto duerma más o menos del tirón, sepa calmarse o conciliar de nuevo el sueño solo, vas a poder volver a la cama. Es posible que te pida el pecho a tu regreso, y que te toque recordarle que ya no mama por la noche y ayudarle a conciliar el sueño de nuevo.

....

Ha nacido su hermano o hermana y ya le había destetado, y ahora me pide volver a mamar, ¿qué debo hacer?
Que pidan el pecho en este momento no es raro. Aceptar la llegada de un nuevo miembro de la familia, acomodar muchas emociones nuevas y aprender a compartirnos requiere tiempo y paciencia. No es raro que cuando nos ven amamantar, ellos también quieran intentarlo de nuevo.

Si te sientes mal negándole el pecho, puedes intentar utilizar la técnica de «activar su fantasía»[23] y, de esta manera, ayudarle a vivir todas las emociones que va a experimentar.

Por otro lado, si te apetece, no pasa nada por dejar que mamen o al menos que lo intenten. La mayoría solo quiere tocar el pecho o darle besos, y es poco probable que sepan mamar si ya hace un tiempo que no lo hacen. Solo con nuestra proximidad y la de la teta tienen suficiente para sentirse mejor.

....

Quiere tocar o besar el pecho, ¿es normal?
Sí, es algo muy habitual y, a pesar de que es una situación que puede sorprendernos, lo hacen muchos niños y niñas con el fin de tranquilizarse o relajarse, o cuando se ponen nerviosos ante una situación nueva, suelen querer tocar el pecho o hacerlo de manera automática, casi instintiva. Puede parecer raro o inusual, pero es un comportamiento que tienen incluso los niños que no han sido amamantados.

....

¿Va a recordar nuestra lactancia?
Los niños, a partir de los 3 años, sí tienen recuerdos de la lactancia. Es posible que no recuerde todo, que cuando crezca tenga algunos flashes de momentos especiales, que recuerde el sabor de la leche o cosas que hacía cuando mamaba. Si tienes fotos o recuerdos de vuestra lactancia, seguro que los dos vais a poder rememorar el tiempo que habéis compartido.

---

[23] Revisa la técnica en el segundo capítulo.

De los 3 años en adelante

Llegamos a la última etapa de este capítulo. Si tienes un bebé de 3 años o más que todavía mama, has superado y vivido muchas cosas. Un punto en común a partir de esta edad es que vas a poder hablar mucho con tu hijo sobre vuestra lactancia y el destete. Podréis negociar y llegar a acuerdos satisfactorios para los dos. Piensa, además, que estás cerca de un destete natural, y a veces con poco que hagas, se consigue destetar.

....

Hace tiempo que me presionan para que le destete

Es muy habitual que, a medida que los niños crecen y superan cierta edad, te sientas presionada para dejar la lactancia. La lactancia con niños mayores es aún una *rara avis* y muchas personas van a creerse con el derecho de decirte qué debes hacer. Si no te apetece destetar, no lo hagas. Es vuestra lactancia y nadie más que vosotros decide en ella. La lactancia no tiene fecha de caducidad y nadie debería indicártela.

....

Tengo la sensación de que no lo va a dejar nunca

Sí, es normal que lo sientas. Hay momentos y épocas en las que no le ves el final a esto de la lactancia. Solemos decir que los 2 años son la traca final y parece que no hay nada más allá, es cuando tu hijo crece y descubres que sigue habiendo etapas de mucha demanda, sientes que vuestra lactancia no va a terminar nunca o no sabes ni cómo hacerlo para dejarla. Hagas lo que hagas, vas a destetar. Vuestra lactancia no va a durar para siempre y, a medida que crecen, con un poco de ayuda extra, van dejando el pecho sí o sí: cuando empiezan a ir a la escuela pasan horas sin mamar, interactúan más con otros miembros de la familia, lo que también hace que mamen menos, por la mañana no hay tiempo para mamar en la cama.

....

Quiero destetar porque me da vergüenza amamantarlo.

No es fácil amamantar a un bebé mayor y tener que aguantar ciertas cosas. Cuando van creciendo, y a pesar de que puedes ir pactando dónde amamantarlo, si tu círculo más íntimo sabe que aún le das el pecho, puede hacerte preguntas incómodas que te lo hagan pasar mal, o incluso hacerle comentarios desagradables a tu hijo: eso es caca, pareces un bebé, esto no lo hacen los niños mayores.

No hacéis nada malo, pero, sin duda, si sientes que la lactancia ha dejado de compensarte, es el momento de iniciar el destete.

....

Mama muy poco, una o dos veces al día, ¿se está destetando solo?

Sí, es muy posible que sea un destete natural, en el que poco a poco, de la misma manera que se apaga una vela, deje de mamar y vuestra lactancia se termine. En el destete natural lo habitual es que llegue el día en el que mamen de manera errática, hay días que sí y otros que no, hasta que llega el día en que no te acuerdas de cuándo fue la última vez que le diste el pecho y es posible que no pida más y vuestra lactancia haya terminado.

....

Mama poco, pero no sé cómo eliminar las tomas que nos quedan.

Si mama poco y hace una o dos tomas al día, es probable que ya estés al final del proceso de destete. Pueden pasar dos cosas: que en las siguientes semanas deje de mamar sin que tú hagas nada especial o que le ayudes a ir dejando esas tomas.

Habitualmente, estas tomas suelen darse en situaciones de rutina: por la mañana al despertarse, antes de acostarse, el rato que estáis en el sillón o en el sofá. Para ayudar a dejarlas, intenta modificar las rutinas: que por la mañana ya no te encuentre en la cama, que le duerma tu pareja o que estéis fuera de casa cuando pide en el sofá. De esta manera, eliminarás estas tomas que quedan y habrás destetado totalmente.

....

Quiero destetar porque creo que ya no sale leche del pecho, ¿es posible que esté mamando en seco?

Sí, es posible que ya casi no salga leche. De hecho, muchas veces son nuestros hijos los que nos dicen que no sale leche o que casi no sale nada. Cuando esto pasa, los niños pueden estar un tiempo mamando sin recibir apenas leche; es lo que llamamos «lactancia seca» o «lactancia en seco». La lactancia materna va mucho más allá

de la alimentación, y este tipo de proceso lo demuestra.

La lactancia es placer para los niños, proximidad, amor, intimidad y eso pasa haya o no haya leche. Si crees que tu bebé mama en seco y te incomoda, sin duda es el momento de empezar el destete, pero si quieres destetar porque te han dicho que ya no sale leche o que no le aporta nada, pero ambos estáis a gusto y lo disfrutáis, no hay razón para destetar solo porque no salga casi nada de leche.

....

Ha cambiado la manera de mamar y ahora me molesta.

Algo que puede pasar es que a medida que el bebé crezca, tú tengas menos leche, y también que su estructura oral se desarrolle y ambos factores le hagan buscar maneras diferentes de mamar: se agarra más a la punta del pezón, cierra la boca o incluso puede dejarte los dientes marcados en la teta. Cuando al mamar causa dolor es muy desagradable y a veces, por más que le dices que se coloque bien y abra la boca, no lo consigue y el dolor no se va.

Puedes intentar recordarle que tiene que abrir mucho la boca, mamar «como un león». Este es un juego que hacemos a partir de los 3 años en adelante para intentar solventar la situación. Se trata de que estéis 4-5 días aprendiendo cosas acerca de los leones: cuentos, vídeos, pelis... y jugar a abrir la boca como si fuera un león, cuando tú le digas: «boca abierta como un león», tu hijo tiene que abrir mucho la boca. Tenéis que jugar ambos a abrir la boca como un león, y jugar a que lo haga cada vez que se lo pidas. Cuando lo tenga integrado y vaya a mamar y veas que cierra la boca, dile que ponga la boca como un león. Suele funcionar y a veces te evitas tener que destetar si es solo ese el problema.

....

Mientras mama, hace cosas que me ponen nerviosa, como tocarme la oreja, el ombligo o el otro pecho. Si lo desteto, ¿dejará de hacerlo?
Esas pequeñas grandes manías son muy habituales y no menos desquiciantes. No siempre al destetar dejan de hacerlo, especialmente los rituales que hacen y que no están relacionados con la sintonización del pecho: tocar la oreja, el ombligo, el codo o el pelo son hábitos que los tranquilizan y les dan seguridad. Poco a poco dejarán de hacerlo, al menos de manera tan frecuente.

....

Yo lo tengo claro, pero mi hijo no; cada vez que lo intento es un caos.
A veces no lo ponen fácil y el destete puede ser un caos total: llantos, rabietas, mal humor... Y es que para ellos no es sencillo dejar la teta y pueden oponer mucha resistencia a este cambio en su vida. No es que hayas educado mal a tu hijo, que sea un tirano o un consentido, solo lo pasa mal y está expresándolo como puede. Son situaciones que pueden irritarte, hacerte enfadar o incluso ponerte muy triste. No dejes de acompañar a tu hijo en su proceso, pon nombre a las emociones de ambos y busca la manera de que poco a poco se sienta mejor y se adapte a la nueva situación, cosa que seguro que hará.

....

Hablo mucho del tema destete con mi hijo y me dice que aún no quiere.
Dependiendo de la edad de tu hijo, seguro que habréis hablado del tema destete para intentar encontrar acuerdos. Cuando tenemos niños a partir de 3 años, el destete puede ser un tema de «discusión» entre los dos: ¿Cuándo lo haremos? ¿Cómo será? ¿En qué momento?...

La resistencia al cambio es habitual a ciertas edades y también es posible que te hagan una propuesta de cuándo o cómo prefieren que se termine, e incluso que propongan una fecha en la que van a dejar el pecho.

....

Hablamos sobre el destete y me dice que lo dejará en una fecha o situación determinada, ¿será así?
Según la edad de tu hijo y su madurez, puede ponértelo difícil. Algunos bebés se niegan totalmente a ser destetados, otros negocian o intentan pactar el momento: «dejaré de tomar teta cuando cumpla 5 años» o «dejaré la teta cuando sea mayor», y rechaza de pleno cualquier otro planteamiento que puedas sugerirle. Si tu hijo ha fijado esa fecha en el calendario, puedes aprovechar para hacer algo juntos para «celebrarlo»: una salida a merendar, una salida a un parque de atracciones, un día en la montaña o en la playa, algo

que os guste a los dos y sea la despedida perfecta para todos los años de lactancia que habéis compartido.

Y es que a medida que crecen suele ser más fácil destetar, ya que puedes negociar y pactar con ellos, suelen atender a razones y tienen cada vez más empatía.

....

¿Cuando vaya a la escuela, va a ser más fácil?

Suele ayudar cambiar los hábitos y pasar tiempo separados para conseguir que mamen menos y, de esta manera, reducir las tomas. Ten en cuenta que los primeros días de escuela puedes notar que está incluso un poco más demandante. No es raro, debe poner en su sitio muchas novedades, y aunque parezca que van a la escuela tranquilos, cuando están con nosotras sacan toda la ansiedad, el cansancio y los miedos que hayan podido experimentar.

Después de unas semanas, todo debería normalizarse y este puede ser un muy buen momento para iniciar el destete dirigido.

....

Si le preparo su habitación, ¿puede ser un incentivo para que se destete por la noche?

Puede ser un incentivo para que se vaya a su cama y mame menos de noche. Puede pasar que esté un rato durmiendo en su cama y, en algún momento de la noche, se presente de nuevo en tu cama pidiendo teta. Si esto pasa, puedes optar por dejarle venir a tu cama y no ofrecer el pecho (o sí, en el caso de que estés haciendo un destete parcial o lento), o acompañar a tu peque a la cama de nuevo e intentar que vuelva a conciliar el sueño.

....

¿Dormir fuera de casa va a ayudarle a destetarse por las noches?

No todos los niños están preparados para dormir fuera de casa. También es cierto que no es lo mismo ir a dormir a casa de un familiar al que conozca bien y cuya casa él conozca bien que ir a dormir a casa de algún amigo. Puede pasar que tengas que ir a buscarle de madrugada si no consigue dormir o si se inquieta en exceso.

Si tu hijo ya duerme en algunas ocasiones fuera de casa (en casa de amigos o familiares) y lo lleva bien, ir a dormir unos días a casa de la abuela, por ejemplo, puede ayudar a que empiece a encadenar noches sin teta y a conciliar el sueño sin succionar. Esto puede facilitar que al volver a casa siga el mismo patrón. De todas maneras, una vez en casa, recuperando la normalidad y la confianza, puede volver a pedirte el pecho; es el momento de tener claro qué quieres hacer y si quieres no ofrecer el pecho y calmarlo usando las técnicas y recursos de los que hemos ido hablando a lo largo del libro.

....

Quiero destetar porque está muy «enmadrado» y dependiente. Creo que es la manera de ayudarle a madurar.

La sociedad lleva muy mal que los niños estén «enmadrados», curiosamente es un término despectivo, del que no hay versión en masculino. Es más, si tu hijo está «empadrado», es algo por lo que incluso os pueden felicitar. Nuestros hijos, con o sin lactancia, tienen que saber que vamos a cuidarlos y quererlos siempre. Si tu hijo no se ve limitado por estos sentimientos, no hay razón por la que debas hacer nada.

Ten en cuenta que no por destetar va a estar menos ligado a ti, y es que tu bebé debe tener un fuerte vínculo contigo, con teta o sin ella.

Si ves que estos sentimientos limitan el día a día de tu hijo o lo pasa mal, no dejes de consultar a una psicóloga infantil para que os proporcione pautas para ayudaros a que se sienta mejor.

EN RESUMEN

El destete dirigido por nosotras suele ser el más habitual.

Hay edades a las que el destete puede ser un poco más complicado y si es posible evitarlas o elegir, mejor.

Hay bebés que se destetan con facilidad y otros que lo ponen más difícil.

Acompañarlos en todo el proceso es clave para que sientan que seguimos queriéndolos a pesar de dejar la teta.

MÁS PREGUNTAS, MÁS RESPUESTAS

> Las primeras semanas fueron duras, pero es algo que ya
> he asumido y me he dado cuenta de que no ha cambiado
> absolutamente nada en nuestra relación, sigo siendo
> su madre y ella sigue siendo mi hija, con teta
> de por medio o no.
>
> ALBA MESA

¿Aún quedan preguntas sin respuesta? Seguro que sí. Y es que hay algunas cuestiones que quizá son más genéricas o podrían corresponder a casi cualquier edad, por lo que creo que es más fácil recopilarlas en este penúltimo capítulo del libro antes de los testimonios de destete. Para que sea más fácil encontrar lo que buscas, las he agrupado por temáticas.

Sobre las pastillas para «cortar» la leche, la gestión de leche y su composición

....

¿Tengo que tomarme la pastilla para «cortar» la leche?

No hay ningún fármaco que seque o corte la leche. Nada más lejos de la realidad. Existen dos fármacos, la cabergolina y la bromocriptina para disminuir la prolactina[1] en sangre, y de manera habitual son los que se recomiendan si se quiere dejar la lactancia.

El saber popular suele hacernos creer que estas pastillas son mágicas y que, cuando las tomas, la leche desaparece de manera instantánea, pero esto no es así. Una vez que la glándula ha instaurado la producción de leche —y esto sucede durante las 48-72 horas posteriores al parto—, este fármaco puede tener serias dificultades para reducir la prolactina[2] en sangre y, por tanto, disminuir la producción de leche.

Sin duda, siguen recetándose de manera inadecuada en la mayoría de los destetes, tenga el niño la edad que tenga, como la fórmula mágica para dejar de fabricar leche, pero no es tan sencillo. Cuando la producción de leche está establecida, la medicación

---

[1] La prolactina es la hormona encargada principalmente de la producción de leche.
[2] Solo en el caso de que no quieras iniciar la lactancia justo después del parto, estas pastillas pueden tener algo de eficacia.

tendrá un efecto leve o totalmente inexistente.

Para dejar de producir leche, no queda otra que iniciar una disminución fisiológica de la producción de leche[3] para, en pocas semanas, dejar de tener molestias en los pechos. Si ya has tomado la pastilla y no tienes molestias, estupendo. Si el pecho te molesta, intenta usar las medidas que te permitan aliviarlo[4] y no tener dolor. Ni la lactancia ni el destete deben doler.

....

¿Hay otras maneras de cortar la leche?

Existen dos fármacos, cabergolina y bromocriptina,[5] que se usan a nivel mundial para disminuir la producción de leche cuando una madre quiere destetar. Si has leído el punto anterior ya, has visto que la pastilla para «cortar» la leche poco puede hacer si no se toma en un momento muy determinado, y es que el concepto «cortar» la leche es una invención.

Aparte de los fármacos que es posible que te hayan sugerido, también pueden recomendarte métodos naturales o tradicionales (aunque no han demostrado su eficacia para disminuir la producción de leche): tomar infusiones de salvia; aumentar el consumo de vitamina B_6;[6] beber té de menta; consumir una mezcla de infusión de salvia, repollo y menta; infusión de lúpulo, nogal y menta... Insisto en que no hay infusiones ni remedios mágicos, ten cuidado en el caso de querer tomar algo que te recomienden o leas en Internet, ya que no podemos saber los efectos de estos productos en nuestro organismo, por más «naturales» que sean.

....

Hace tiempo que solo le ofrezco un solo pecho, ¿tengo que tener cuidado con los dos o solo con uno?

En cualquier proceso de destete es importante controlar la evolución de los pechos durante unos días, y a veces también las semanas posteriores al destete, cuando parece que todo está controlado. Es probable que los primeros días no sientas nada especial y no sea necesario que te saques leche. Si te molesta o sientes que lo necesitas, no dudes en sacarte algo. Si solo has estado dándole un pecho durante meses, seguramente el pecho del que no mama no te va a dar ningún problema. Si mamaba poco o hacía tomas esporádicas o solo para ciertas circunstancias (dormirse, relajarse, cuando estaba inquieto...), no está mal que controles los dos pechos unas semanas, por si acaso.

---

[3] En el primer capítulo tienes más información de cómo hacerlo.

[4] Aplica frío en la zona, extrae un poco de leche si el pecho está cargado y, a medida que sea posible, espacia las extracciones y disminuye la cantidad de leche que extraes.

[5] Este fármaco ha sido cuestionado y retirado de muchos países porque puede causar efectos secundarios graves en el posparto: convulsiones, hipertensión, derrame cerebral, infarto.

[6] AlSaad, D., Awaisu, A., Elsalem, S., Abdulrouf, P.V., Thomas, B., AlHail, M. «Is pyridoxine effective and safe for postpartum lactation inhibition? A systematic review». *J Clin Pharm Ther.* 2017.

¿Y qué va a pasar con la leche que queda en el pecho?

La leche que queda en el pecho después del destete se reabsorbe hasta casi desaparecer. La mayor parte de la leche es agua, así que se reabsorbe con facilidad. El resto de la leche (proteínas, grasa) que puede quedar en el pecho después del destete no se pudre ni va a causarte ningún problema si el destete se hace de manera controlada.

Otra cosa es que hagas un destete abrupto, que dejes de amamantar de un día para otro y que no te saques leche ni tomes ninguna medida de las indicadas en la disminución fisiológica de la producción de leche. En este caso, se pueden producir, aparte de mucho dolor, diversas situaciones desagradables, como pueden ser obstrucciones o incluso mastitis.[7] Si debes o quieres dejar la lactancia de un día para otro, controla muy bien tu pecho y no tengas miedo de sacarte la cantidad justa de leche para aliviarlo y evitar así tan molestas complicaciones.

Si la he tomado y me arrepiento, ¿puedo volver a dar el pecho?

Los estudios científicos verifican que no se han producido efectos indeseados[8] en bebés cuyas madres habían tomado el fármaco. El riesgo principal de uso de dicho fármaco es que disminuye la prolactina en la sangre. Si lo has tomado y ahora te arrepientes, no te sientes preparada para el destete o crees que tu bebé aún no lo está, no pasa nada[9] por volver a colocar a tu hijo al pecho.

De la misma manera, si has destetado de un día para otro y no consigues sacarte leche a mano ni con el sacaleches, puedes ofrecer de nuevo el pecho al bebé para que te ayude a normalizar el estado del pecho, y cuando ya estés mejor, seguir con el destete de manera más medida, para que no vuelvas a pasar por tan desagradable situación.

Me he tomado la pastilla y noto el pecho muy lleno, ¿qué hago?

Sí, suele pasar que no produzca ningún efecto. Si esperabas que la leche se secara en pocas horas, es posible que te sorprendas al ver que el pecho no solo sigue produciendo leche, sino que, además, está a tope.

Es el momento de sacarte un poco de leche. Sé que da miedo y quizá pienses que si vas sacando leche, nunca vas a dejar de tener, lo sé, pero no es así.

De la misma manera que el bebé regula la producción de leche durante la lactancia, puedes conseguir reducirla sacando un poco de leche cuando lo necesites; así la glándula aprenderá que ha fabricado demasiada leche. La producción de leche se regula por una

---

[7] Si es tu caso, revisa las medidas recomendadas en el primer capítulo para solucionarlas lo antes posible.
[8] <https://www.ncbi.nlm.nih.gov/books/NBK501327/#LM451.Drug_Levels_and_Effects>
[9] <http://www.e-lactancia.org/breastfeeding/cabergoline/product/>

proteína llamada FIL (factor inhibidor de la lactancia), de la que ya hemos hablado en el primer capítulo del libro.

Si extraes mucha cantidad de leche del pecho, la glándula entiende que debe producir más; si sacas un poco de leche para aliviar la tensión y dejas leche dentro, el FIL entiende que se ha pasado de la raya y debe fabricar menos. Si vas sacando leche en la medida justa y espaciando las extracciones, la producción irá reduciéndose. Normalmente, en una semana y media o dos, el pecho ya no molesta ni vas a tener la necesidad de sacarte leche.

....

¿Hasta cuándo voy a tener leche?

Cuando amamantamos, pensamos que la leche puede desaparecer o que podemos quedarnos sin leche; cuando llegamos al destete es cuando nos damos cuenta de que eso no es así. La leche no desaparece, puede tardar años en desaparecer totalmente y, a veces, no desaparece nunca y si aprietas o manipulas el pezón puedes llevarte la sorpresa de ver que sigues fabricando leche. Lo importante es que la leche no moleste, que el pecho no se inflame ni notes zonas con bultos.

....

¿La leche en el destete tiene una composición diferente?

Sí, en el caso del destete abrupto, la composición de la leche se modifica, en lo que algunos han interpretado como una última «vacuna» para el bebé. La concentración de IgA, lactoferrina, lisozimas, proteínas, sodio y hierro aumenta, la lactosa disminuye; por eso, el sabor de la leche puede ser algo más salado.

Sobre la forma, el estado o el tamaño del pecho

....

Hace días o semanas que he destetado, no tenía molestias y ahora vuelvo a sentir el pecho «lleno».

Puede pasar, no es raro. Después de un cierto tiempo sin dar el pecho, puede ocurrir que vuelvas a sentir el pecho lleno o que notes subidas de leche. Hay razones por las que esto puede ocurrir: estar más en contacto con tu bebé o con otros bebés, aumentar la actividad sexual y estimular el pecho durante esta, tomar algún tipo de medicamento[10] que puede hacer aumentar la producción de leche

Evita, si no es necesario, manipular el pecho; aplica frío y pregunta al farmacéutico por algún tipo de antiinflamatorio que puedas tomar. De esta manera y en pocos días debería normalizarse la situación.

Si la leche sale del pecho de manera espontánea, es muy importante que consultes con tu comadrona o médico de familia para que pueda revisar que todo esté dentro de lo normal.

---

[10] Ciertos medicamentos para el mareo, los vómitos o la depresión tienen la capacidad de aumentar ligeramente la producción de leche. Si has tomado algún fármaco, revisa los efectos secundarios en el prospecto.

¿Mi pecho volverá a ser como antes del embarazo?

Unos días después de dejar totalmente la lactancia, 40-60 días, la glándula mamaria empieza a involucionar y se destruyen los alvéolos que se han encargado de la fabricación de la leche. Algunas mujeres tienen el pecho muy «flojo» al destetar, sienten que solo hay piel y estas sensaciones pueden formar parte del proceso de involución.

Durante el embarazo y la lactancia, la glándula mamaria aumenta su volumen. Y es que todo el tejido que se encarga de la fabricación de leche crece durante estos dos periodos.

Puedes sentir que quieres dejar la lactancia para normalizar o igualar el volumen de tus pechos.

Algo que pasa en la lactancia es que el bebé mama más de un pecho que de otro, y uno crece mucho más, a veces de manera muy visible. Cuando dejamos la lactancia, todas esperamos que el pecho se iguale lo máximo posible y desaparezca la asimetría. La glándula mamaria vuelve a llenarse de grasa subcutánea en los meses y años posteriores al destete; no es un proceso demasiado rápido, pero, con el tiempo, el pecho se modifica.

....

¿Cómo será mi pecho después del destete?

Bueno, seguramente tu pecho ha cambiado desde el embarazo. En el embarazo el pecho crece mucho, al igual que puede ocurrir al inicio de la lactancia. Durante la lactancia no es raro que aparezca una marcada asimetría, que tenga menos o más volumen o que haya modificado su forma. Y, además, estas desigualdades pueden variar en cada pecho, lo que, sin duda, cuando quieras dejar la lactancia puede ser un aspecto que te preocupe.

La glándula mamaria empieza a involucionar después de unos 40 días desde que dejamos la lactancia. Normalmente la asimetría es lo primero que se resuelve y después de meses o años vuelve a aumentar la grasa subcutánea que da forma al pecho. Recordar que lo que más hace variar el volumen y la forma del pecho no es la lactancia, son los embarazos.[11]

Sobre los tipos de leche que el bebé necesita al dejar la lactancia materna

....

¿Qué leche tengo que darle cuando le destete?

La clave para saber qué leche artificial es la adecuada va a depender principalmente de la edad que tenga tu hijo y, en algunas circunstancias, de preferencias personales.

---

[11] Durante el embarazo el pecho aumenta su volumen y ese crecimiento hace que haya modificaciones en su aspecto.

- De 0 a 6 meses: fórmulas de inicio o tipo 1.
- De 6 meses a 12 meses: fórmulas de continuación tipo 2 o seguir con la tipo 1.
- Más de 12 meses: leche entera.[12]
- Niños de cualquier edad con APLV:[13] fórmulas especiales para bebés sin proteína de leche de vaca, fabricadas con una base de soja o arroz,[14] que serán recetadas siempre por un profesional.
- Familias veganas: en el caso de que el bebé tenga menos de 12 meses, fórmulas especiales para bebés sin base de leche animal, siempre pautadas por un pediatra.
- En el caso de niños mayores de 12 meses, bebidas vegetales enriquecidas con calcio, que siempre pautará un dietista-nutricionista.

....

¿Qué diferencias hay entre la fórmula de inicio y la de continuación?

La leche de vaca (cabra, oveja...) que consumimos los adultos tiene demasiadas proteínas y este aspecto no es adecuado para nuestro bebé, ya que ese exceso puede dañarle los riñones. La leche de inicio o tipo 1 está formulada imitando parcialmente[15] la leche materna. Eso implica que sus componentes se han tratado para que el bebé pueda asimilarla de manera más efectiva.

La leche de continuación o tipo 2 es una leche artificial menos tratada, ya que el bebé es más mayor y ya no necesita una leche tan procesada. Muchas veces se cree que la tipo 2 está más adaptada a las necesidades de crecimiento del bebé, pero no tiene por qué ser así. Por tanto, si a nivel económico es posible, sería interesante mantener la leche tipo 1 durante el primer año de vida del bebé.

....

¿Puedo darle «leche» vegetal?

En primer lugar, debemos dejar claro que por ser líquidos de color blanco no son leche ni tienen las mismas características nutricionales que la leche. En Internet

---

[12] Puede ser leche entera de cualquier otro mamífero del que se comercialice la leche: vaca, cabra, oveja, yegua.

[13] APLV: Las siglas APLV hacen referencia a la alergia a la proteína de leche de vaca.

[14] Este tipo de leches se consideran un medicamento y en España, si el bebé tiene un diagnóstico que haga necesario su consumo, la fórmula la financia la Seguridad Social.

[15] La mayoría de los componentes de la leche materna tiene una doble función: una nutritiva y otra protectora. La leche artificial se elabora imitando los componentes de la leche materna, pero la función de muchos de estos componentes en el bebé aún no se conoce con exactitud y no pueden replicarse en la leche de fórmula.

hay muchas «recetas» para preparar para los bebés que no toman leche materna, y este es un asunto muy grave, ya que estos productos no son adecuados para alimentar a un bebé menor de 12 meses que ha dejado de mamar. Os presento a continuación un listado de opciones nada recomendables:

- **Bebidas vegetales para adultos:** Sean de soja, avena, arroz o frutos secos. No están pensadas para alimentar a un bebé menor de 6 meses. Se pueden ofrecer a partir de los 6 meses,[16] sin que sean un sustitutivo de la leche. Se puede preparar como base para recetas: una bechamel con bebida de avena, croquetas con bebida de soja, en porridge... y siempre recordando que la mayoría de las marcas tienen sal o azúcar añadido, que no necesitan los menores de un año.
- **Bebidas vegetales caseras:** De la misma manera que las anteriores bebidas vegetales comerciales, no son adecuadas para bebés menores de 6 meses como sustitución o complemento de la leche materna, aunque sean hechas en casa, porque su contenido nutricional no cubre las necesidades del bebé y puede poner en grave riesgo su salud.
- **Sopa del Dr. Jaramillo:** Se trata de una receta popularizada por un pediatra que afirma que esta «sopa» casera puede sustituir la leche materna. Y, sin duda, no, no puede sustituir la leche materna y, además, pone en riesgo la salud de los bebés y los recién nacidos al ofrecer esta mezcolanza en vez de la leche materna.[17]
- **Preparados herbáceos de una conocida marca que vende productos adelgazantes para adultos:** De nuevo, no. Estos productos no son adecuados para sustituir la leche materna, son peligrosos para los bebés y no se deberían recomendar ni en niños ni en adultos.

---

[16] No se recomienda ofrecer la bebida de arroz a los niños menores de 5 años por su alto contenido en arsénico. <https://pubmed.ncbi.nlm.nih.gov/25536328/>.

[17] El Dr. Jaramillo afirma que la leche materna no es un alimento nutricionalmente suficiente para un recién nacido, y hace estas afirmaciones: «La leche materna es muy deficiente en vitamina C, lo que se traduce en múltiples alteraciones metabólicas, de defensas, absorción de hierro y con esto alteraciones enzimáticas y anemización, que se traducen en elevación de la tirosina, que, como está demostrado, produce lesiones irreversibles en el cerebro. La lactancia materna puede ser una vía de contaminación para el bebé, pues, por lo general, los pezones nunca son debidamente lavados antes de dárselos al bebé. Así vemos como en los buses, trenes, reuniones sociales y aun en la calle los niños son amamantados sin recurrir a ningún tratamiento de limpieza de los pezones, que, además de la población bacteriana normal de la piel, pueden estar en contacto con ropas no muy higiénicas». Ha vertido muchas otras opiniones más en contra de la evidencia reciente y el conocimiento actual de la composición de la leche materna. Su «sopa», sin duda, es contraria al concepto de no maleficencia *primum non nocere*.

En casa somos veganos o vegetarianos, ¿qué leche puedo darle?

Cada vez hay más familias que siguen la dieta vegana o vegetariana. Si este es tu tipo de dieta y el de tu familia, sería deseable que pudieras mantener la lactancia materna al menos hasta el año de vida del bebé, e idealmente hasta los 2 años. En el caso de que no sea posible o necesites complementar con leche artificial, puedes encontrar en el mercado farmacéutico diversas marcas veganas para bebés a base de soja o arroz,[18] que no contienen ningún elemento de procedencia animal en su fabricación.

En el caso de que tengas que destetar a tu bebé menor de un año y quieras ofrecerle este tipo de leche, consulta siempre con un dietista-nutricionista que os pueda acompañar en todo el proceso.

¿Y leche de crecimiento o tipo 3?

La leche de continuación es la que se ofrece a los bebés de los 6 hasta los 12 meses, y, claro, cuando un bebé llegaba a esa edad, las familias dejaban de ofrecérsela a los bebés porque ya estaban listos para poder asimilar la leche de vaca entera. La industria, en cambio, intenta aumentar el tiempo de consumo ofreciendo una leche especial para los bebés a partir del año, la leche tipo 3. Este tipo de preparado lácteo es relativamente nuevo, surgió hace pocos años, y es que las grandes corporaciones de productos relacionados con la alimentación infantil aspiran a seguir manteniendo al alza el negocio, creando para los niños productos nuevos y específicos, que suelen ser más caros y normalmente muy poco saludables. La leche de crecimiento incide directamente en el miedo y la preocupación de las madres por una posible nutrición insuficiente o inadecuada de nuestros hijos. Todas las madres queremos que nuestros hijos sean los más bellos, los más altos y los más listos, y estas leches se publicitan con el reclamo de que contienen muchas vitaminas y minerales, DHA..., que creemos que van a mejorar el crecimiento e inteligencia de nuestros hijos.

La investigación nos confirma que este tipo de productos lácteos no solo son innecesarios para los niños, sino que, lejos de aportar una nutrición adecuada, la empeoran, ya que son un alimento altamente procesado, cargado de azúcar.

Y así lo demuestra un estudio realizado por la OCU[19] que señala:

---

[18] No todas las leches artificiales de base vegetal son veganas, ya que pueden contener otras sustancias de procedencia animal.

[19] La OCU es una organización de consumidores privada, independiente y sin ánimo de lucro, sometida a los requisitos y valores de independencia establecidos en el artículo 27 del Real Decreto Legislativo 1/2007, de 16 de noviembre, por el que se aprueba el texto refundido de la Ley General para la Defensa de los Consumidores y Usuarios y otras leyes complementarias.

- **El valor energético:** Es muy parecido al de la leche de vaca. Mientras que la leche entera de vaca proporciona unas 60 kcal/100 ml, aproximadamente 120 kcal por vaso, si se recomienda alrededor de tres vasos al día, supone 360 kcal al día procedentes de la leche, lo que finalmente supone que para un niño de 1 año el 36 % de la energía diaria recomendada proceda de la leche, y para los 3 años el porcentaje se sitúa alrededor del 25 %.
- **Azúcar añadido:** El único azúcar que existe, de forma natural, en la leche es la lactosa. En 9 de las 15 marcas de leches para niños hemos encontrado, además, azúcar añadido: sacarosa, jarabes de glucosa, fructosa o bien miel. Además, el 53 % de las muestras lleva aromas (vainilla).
- **Contenido proteico:** Es ligeramente más bajo que en la leche de vaca.
- **Grasas:** Son similares a las de una leche de vaca, no así su perfil lipídico. Estas leches contienen menos cantidad de grasas saturadas y más ácidos grasos esenciales, y se asemejan más a la leche materna. No obstante, estos ya se encuentran de manera natural en la dieta de un niño a partir del año: aceite de oliva, cereales, huevos o pescado, entre otros.
- **Contenidos de calcio:** Es inferior al de la leche de vaca (120 mg/100 g). Los valores encontrados oscilan entre los 65 y los 115 mg/100 g, en alguna marca pueden llegar a ser casi la mitad.
- **Vitaminas:** Están ampliamente presentes en estas leches. Sin embargo, un aporte extra de vitaminas no es necesario para mantener una dieta adecuada. No olvidemos que a partir de un año el niño toma todo tipo de alimentos; por lo tanto, las incorpora en su dieta a través de la fruta, la verdura, la leche, la carne o el pescado.

Además, este tipo de leches supone un coste extra para las familias, ya que si el coste de medio litro de leche entera está sobre los 0,70 euros el litro, en estos productos puede superar los 2 € por litro.

....

¿La leche de burra, yegua o cabra es más parecida a la leche materna?
No. A pesar de que la publicidad de estos productos lo reitere y nos lo quieran hacer creer, no se parecen en nada. Y es que la leche de cada mamífero es específica para cada especie, y el crecimiento de cada mamífero es totalmente diferente.

La leche más parecida a la humana sería la de las grandes primates, la de los demás mamíferos no se parece a nuestra leche ni aporta ningún nutriente específico ni destacable; tomamos leche por un constructo social, cultural y económico.

....

¿Qué leche artificial es la más parecida a la leche materna?

Por ley, las leches artificiales tienen que seguir un estándar que asegura que contienen todos los nutrientes adecuados para garantizar el crecimiento del bebé. Esta ley[20] determina que la composición en macronutrientes (lípidos, proteínas y azúcares...) sea muy similar en todas ellas. Está en manos de cada marca modificar algunos micronutrientes o añadir complementos dietéticos, como los probióticos.

No existe leche artificial similar a la leche materna, ya que la leche materna contiene sustancias que no han podido replicarse en la fórmula.

....

¿Qué leche artificial es la mejor para mi bebé?

A pesar de que muchas veces me han hecho la misma pregunta, y pese a entender la necesidad de buscar la mejor alternativa a la leche materna, debo decir que no existen diferencias significativas entre las marcas. La ley española determina de manera clara que la leche artificial debe cumplir unos estándares que garanticen la adecuada nutrición del bebé. A partir de este punto, podéis hacer varias cosas para elegir una marca: hablar con otras madres y compartir sus experiencias, leer en Internet valo-

raciones del producto o hablar con vuestro farmacéutico. También podéis tener en cuenta vuestras preferencias: menos azúcar, sin aceite de palma, de vaca o de cabra. Podréis encontrar la leche artificial que os parezca más adecuada, pero recordad que el que va a tener la última palabra en la elección de la leche va a ser vuestro bebé, y a veces hace falta probar con varias marcas hasta dar con la elegida.

....

¿Es mejor la leche artificial ecológica o biológica?

Este es un tema totalmente de elección personal, y es que nos han dicho mucho en los últimos años que estos productos son mucho más saludables. No podemos olvidar que vivimos en un mundo contaminado y eso afecta a todos los que poblamos este planeta. Por ahora, parece ser que la evidencia científica[21] nos dice que no hay mucha diferencia entre las leches eco o las convencionales. Si te sientes más cómoda comprando este tipo de leche, sin ninguna duda hazlo.

Sobre las situaciones relacionadas con la madre que se pueden producir en un destete

....

Cuando amamanto, siento que pierdo el conocimiento o tengo náuseas. Me han dicho que es mejor que deste-te, ¿esto es así?

---

[20] <https://www.boe.es/eli/es/rd/2008/05/23/867>
[21] <https://pubmed.ncbi.nlm.nih.gov/18589029/>

En algunas ocasiones hay madres que experimentan sensaciones muy desagradables al amamantar, ya sean mareos o náuseas, o hasta pérdida del conocimiento. En estas situaciones, el consejo habitual suele ser que se destete al bebé para dejar de experimentarlas, sin entrar en qué pasa o cómo pueden solucionarse.

En el caso de las náuseas, es una sensación que habitualmente se produce entre los 2-4 meses de lactancia. Al inicio de la toma y después del reflejo de eyección de la leche, la madre siente la tripa revuelta y tiene ganas de vomitar. La oxitocina, la hormona que produce el reflejo de eyección de la leche, es la causante de esta desagradable molestia. Para aliviarlo, intenta comer un poco antes de la toma o durante esta, para asentar un poco el estómago y que la sensación no sea tan potente. Habitualmente, en algunas semanas se deja de sentir sin necesidad de llegar al destete.

Y, por otro lado, hay mujeres que pueden experimentar vahídos mientras amamantan. De ser el caso y si no quieres destetar, intenta consultar con un cardiólogo que pueda valorar si se trata de un posible descenso abrupto de la dopamina, producido también por el aumento súbito de la oxitocina.

....

Tengo que destetar unos días para recibir un tratamiento médico, ¿podré volver a retomar la lactancia?

A priori debería ser posible si no son muchos días y el bebé, antes del inicio del destete temporal, mamaba con frecuencia. Si hacía pocas tomas, un destete temporal suele suponer con más frecuencia un destete permanente, puesto que el reflejo de succión es voluntario a partir de los 3 meses de vida del bebé y, en caso de que el bebé esté días sin mamar, puede perderlo y no saber mamar cuando vuelvas a ofrecerle el pecho.

Revisa siempre que el tratamiento realmente sea incompatible con la lactancia en la web de e-lactancia.org. Si no es compatible y no queda más que destetar de manera temporal, la clave será mantener la producción de leche mediante la extracción frecuente durante los días que no puedas darle el pecho (cada 2 horas de día y cada 3 de noche, idealmente)[22] y esa leche extraída, dependiendo de la edad del bebé o el niño, ofrecerla con algún sistema de alimentación que proteja la lactancia: jeringa-dedo, cuchara, vaso, vaso de inicio...

....

¿Voy a engordar si desteto?

La producción de leche nos supone un gasto energético de unas 500 kilocalorías al día. En la lactancia se suele empezar a perder peso a partir de los 3 meses de posparto, y si a eso se le añade ejercicio y una dieta saludable, la normalización del peso anterior al embarazo suele ser más efectiva.

---

[22] Esto sería lo ideal; luego, según tu situación, puedes adaptar las extracciones para hacer las que te sea posible a lo largo del día y de la noche.

Si dejas de amamantar, vas a dejar de gastar esas calorías diariamente; por tanto, la clave es hacer hincapié en los otros dos factores: si sigues con una alimentación saludable y ejercicio diario (sirve perfectamente andar y subir escaleras), no hay razón para pensar que vas a engordar al dejar de amamantar.

....

Quiero operarme el pecho, ¿cuánto tiempo debo esperar después de destetar?

Este es un tema que deberías consultar con el profesional que hayas elegido para realizar la intervención. Y es que hay bastante variabilidad en las respuestas, que suelen ir de los 3 a los 6 meses después del destete. Por otro lado, valora si quieres o no otro embarazo y lactancia en un futuro, puesto que alguna de estas intervenciones modifica las estructuras internas del pecho y la sensibilidad en la zona de la areola, lo que puede entorpecer el éxito de una futura lactancia.

....

Hace un tiempo que he destetado y estoy triste.

Hemos comentado a lo largo del libro que es relativamente frecuente experimentar sentimientos de tristeza una vez realizado el destete. Estamos cerrando un ciclo de nuestra vida con nuestros hijos y dependiendo de cómo haya sido ese final de etapa, podemos estar más o menos afectadas a nivel emocional. No es raro que experimentes las fases de un duelo. Para transitarlas, vas a necesitar un tiempo de adaptación, puedes tardar unas semanas en estar mejor y desprenderte de esos sentimientos de tristeza para empezar con la fase final de aceptación.

Si esa tristeza va más allá de esto y lo ocupa todo, si el destete no ha sido planeado o te has visto obligada a destetar cuando no querías, este duelo puede alargarse y entorpecer aspectos de tu vida diaria. De ser el caso, no dudes en contactar con una psicóloga perinatal que pueda ayudarte a colocar en su sitio estas emociones.

Sobre los hábitos y necesidades del bebé al dejar la lactancia materna

....

¿Va a comer más sólidos cuando deje la teta?

Es posible que coma un poco más de lo habitual, ya que va a dejar de recibir las calorías de la leche materna. Pero eso no implica que el apetito que tenga después del destete sea mucho mayor; no podemos olvidar que el destete no es la solución para conseguir que los niños coman más.

El apetito infantil es absolutamente errático y dejar la lactancia no modifica de manera sustancial el patrón de hambre y saciedad que tenga tu hijo. Es importante que no lo fuerces a comer en ningún caso, que ofrezcas lo mismo que tú comes[23] en cada

---

[23] Los alimentos deben ser seguros y adecuados según la edad que tenga tu hijo.

comida (y es que para los bebés no hay mayor tentación y seguridad que comer de nuestro plato: si mamá lo come, es seguro para mí) y que el rato de las comidas sea agradable para todos.

....

¿Va a dormir más y mejor cuando le destete?

El sueño de los bebés es diferente al de los adultos. Se caracteriza por ser más superficial, con muchos más despertares que los adultos. Estos despertares fisiológicos son claves, tanto para su alimentación nocturna como para su seguridad. Ellos desconocen que están en una casa segura, en la que no existen peligros que pongan en riesgo su vida y que tienen a su madre bien cerca. Sus despertares nocturnos les sirven para verificar que todo está bien y mamá está a su lado.

El pecho les sirve para conciliar el sueño más rápidamente. Y es que los adultos también nos despertamos por la noche: miramos la hora, escuchamos al vecino que llega a casa tarde, el ruido de la calle, el ascensor y el perro que ladra en el quinto, y nos damos la vuelta en la cama y, con un poco de suerte, volvemos a dormir.

Destetar no implica que el bebé deje de despertarse. Es posible que se despierte menos al dejar de mamar, pero despertarse, se despertará. Algunos piden el «bibe», otros agua, otros comida, a otros les facilitará ir a dormir a su habitación, depende un poco, según la edad.

....

Ya hemos conseguido que duerma más, pero se desvela y tarda horas en volver a dormirse.

Sí, esto es algo que puede pasar, que duerma más horas o que los despertares no sean tan frecuentes, pero que se despierte con las pilas cargadas y esté horas despierto de madrugada antes de volver a conciliar el sueño.

Si es vuestro caso, intenta evitar salir del cuarto, abrir luces o aceptar jugar. Busca cosas que puedan interesarle, que impliquen poca luz, poco movimiento y mucha atención por su parte: escuchar canciones relajadas y monótonas, explicar un cuento, proyectar con la linterna imágenes en el techo e ir bajando el volumen de voz. En todos los casos, intentad permanecer relajados, mantened una respiración lenta y profunda (similar a la que hacemos cuando dormimos): la idea es que poco a poco vayan despertándose menos y que estos despertares nocturnos sean más breves.

....

¿Tengo que ofrecerle chupete?

Pues depende de la edad que tenga tu hijo; si es un bebé menor de 6 meses y deja de mamar, sí es mejor ofrecer el chupete, ya que su uso protege al bebé contra el síndrome de la muerte súbita del lactante y permite calmar sus necesidades de succión, que no satisface la succión del biberón. Pero si tu bebé se acerca al año, y para no entorpecer su desarrollo maxilofacial y estomatognático,[24] es más adecuado no usarlo o bien reducir su uso a ocasiones concretas o situaciones de estrés, e intentar evitar que el bebé o el niño use el chupete a todas horas como sustituto del pecho.

....

Quiero destetarle y que empiece a dormir en su cuna o cama, ¿qué hago primero?

Si tu bebé tiene un año o más, lo que se hace antes habitualmente es destetar, ya que una vez que se destetan, pueden empezar a dormir más horas seguidas y a conciliar por sí mismos el sueño en los microdespertares nocturnos. Una vez que conseguimos esto, suele ser más fácil que acepten dormir en su cama o su cuna, y más si les arreglamos el cuarto a su gusto. Dejar que participe en los detalles del montaje de su nueva habitación suele facilitar que tenga ganas de dormir en ella.

También puede pasar que acepten ir a dormir encantados y luego, en algún momento de la noche, pidan compañía o se vayan de nuevo a nuestra habitación; nada raro.

....

¿Qué es más adecuado para empezar, un destete parcial o total?

A priori no hay una opción mejor que otra y depende de lo que necesites o quieras hacer. Decidir uno u otro va a depender de lo que sientas y tengas ganas de hacer. Es posible que aún no te notes preparada para un destete total. Pensar en ello te inquieta o no te hace sentir bien, pero es posible que te apetezca que tu hijo esté un poco menos demandante de día, o quizá dormir más de noche. De esta manera, un destete parcial puede darte un poco de aire para encarar la última parte de vuestra lactancia. Si, por el contrario, te sientes absolutamente agotada y harta de la situación, es el momento de un destete total, que puede ser más o menos gradual según las necesidades que tengas.

Sobre la fertilidad, la sexualidad y la menstruación

....

Me dicen que si desteto va a aumentarme la líbido, ¿es así?

Parece que con el destete se solucionan todas las situaciones que afectan a nuestros bebés (no come, no duerme, no habla) y las que vivimos en la maternidad: todo termina con un «¡desteta!». La sexualidad en las mujeres es muy amplia y la lactancia también forma parte de ella.

Durante la lactancia suele producirse una ausencia de menstruación que va acompañada de una sequedad vaginal similar a las que tienen las mujeres en la menopausia. Nuestro cuerpo evita que nos quedemos embarazadas y eso es

---

[24] Es el conjunto de órganos y tejidos que permiten las funciones fisiológicas de comer, hablar, pronunciar, masticar, deglutir, sonreír, incluyendo todas las expresiones faciales, respirar, besar o succionar.

una manera de proteger a nuestro bebé, ya que depende de nuestra leche. Nuestro cuerpo no sabe que los humanos inventamos la leche artificial y que si nos quedamos embarazadas y nuestro bebé es aún pequeño, puede tomar leche artificial y sobrevivir de manera adecuada. Lo que hacen todas estas hormonas es proteger al bebé, por lo que es más que probable que el deseo sexual esté inhibido. Por otro lado, la crianza y la lactancia suponen un enamoramiento de nuestro hijo y una saturación de piel que tampoco nos facilita tener contacto íntimo con nuestra pareja.

Algunas madres han experimentado mejoría en su libido al destetar y otras han seguido sin recuperarla.

A veces es complicado ser la que éramos, encontrar los tiempos, reconocer nuestros cuerpos y cicatrices, y con paciencia, tiempo y ayuda, toca explorar una nueva sexualidad con nuestra pareja o a solas. Si crees importante recuperar esa libido y ese contacto íntimo, el destete puede ser un paso, pero nadie puede garantizarte que vaya a ser un éxito.

....

No tengo la regla, ¿si desteto voy a volver a tenerla?

Es cierto que destetar puede ayudarte a tener la regla antes. El tiempo en el que la menstruación se instaura de nuevo es muy variable, a veces puede reaparecer meses después del parto y en otras ocasiones puede tardar años. Si tienes necesidad de conseguir un nuevo embarazo relativamente rápido y necesitas reactivar tu ovulación, puedes intentar un destete parcial nocturno. Se ha observado que, haciéndolo así, es más fácil que los ciclos se normalicen. Al llevar a cabo un destete nocturno debes tener en cuenta la edad de tu bebé, pues si es menor de un año, va a necesitar que le ofrezcas leche artificial por las noches, y también puede pasar que tu producción diurna disminuya.

....

Ya he destetado, ¿cuándo va a regresar la menstruación?

Una vez que se hace efectivo el destete total o parcial nocturno, lo habitual es que la menstruación regrese entre 6-10 semanas después. Si vieras que pasado ese tiempo sigues sin menstruar, no dudes en consultar con tu comadrona o ginecólogo.

....

¿Para quedarme de nuevo embarazada tengo que destetar completamente?

Con un destete parcial nocturno suele ser suficiente para que la menstruación se normalice en pocas semanas. Si no te apetece destetar, pero sí quieres buscar un nuevo embarazo, lo primero que tienes que conocer es si hay variaciones en tus ciclos; usar el método sintotérmico,[25] junto con la exploración del moco cervical, puede ayudarte a

---

[25] El método sintotérmico es la combinación de 3 signos que aparecen durante el ciclo menstrual: la temperatura basal, el aspecto y consistencia del moco cervical y la posición del cuello del útero dentro de la vagina. Conocer y entender los días fértiles e infértiles del ciclo es algo posible gracias a este método. Si tienes ciclos regulares, cada mes habrá 9 días fértiles, en los cuales si quieres evitar un embarazo deberías

detectar si hay cambios en tus ciclos que podrían indicar que ovulas. Seguir estos métodos ayuda a comprender un poco más estas situaciones en las que aún no sabemos qué pasa exactamente con nuestro cuerpo.

....

Estoy embarazada y sigo lactando ¿qué hago?

A priori, como ya hemos visto, no hay razón para destetar durante el embarazo si no quieres. La lactancia en el embarazo no aumenta el riesgo de aborto ni parto prematuro. Por ello, si tu embarazo marcha bien, el dolor de los pezones no te agobia y te sientes cómoda y feliz, sin duda, ¡adelante!

Pero ¿qué pasa si algo no va del todo bien?

Si tienes pérdidas o sientes contracciones cuando el bebé mama, es probable que te recomienden dejar la lactancia materna. Este es un tema muy delicado y me gustaría hacer una pequeña reflexión para que, si te pasa, tengas claras las opciones.

Entre un 10 y un 25 % de los embarazos no progresa, es una cifra que está ahí y que es importante valorar, ya que hay aspectos del embarazo que no podemos controlar, con o sin lactancia.

Destetar completamente no te asegura que el embarazo siga adelante y algunas madres fuerzan el destete para preservar el embarazo y al final este no progresa y también han perdido la lactancia,[26] lo que sin duda es un golpe doble e inesperado.

Es muy complicado cuando estás en esta disyuntiva saber qué es lo mejor y qué debes hacer. Algunas madres notan más contracciones a partir de la tarde y sobre todo durante la noche; lo que hacen es limitar las tomas a esas horas y no ofrecer por la noche, mientras que durante el día, si las contracciones son menores, hacen alguna toma, tanto para que el destete no sea demasiado abrupto para el bebé como para asegurar que no pierde el reflejo de succión. Valora qué quieres hacer sabiendo pros y contras y asumiendo que hay una parte que no depende de nuestra voluntad o de nuestras decisiones.

Sobre los mitos en el destete

....

¿Hay que destetar primero a las niñas que a los niños?

Hay mitos en diferentes países en los que se anima a destetar antes a las niñas, puesto que, en el caso de no hacerlo, se advierte que la niña que mama más del tiempo adecuado puede ser demasiado alta; por el contrario, hay que amamantar a los niños (varones) hasta los 3 años para que sean fuertes y estén saludables. Mitos hirientes sin

---

usar un método de barrera si tienes relaciones sexuales con penetración vaginal. Este método combinado tiene un índice de fallo de entre un 2 y un 23%.

[26] Recuerda que la succión es voluntaria a partir de los 3 meses. Algunos bebés mayores pueden perder definitivamente el reflejo de succión y no volver a mamar si dejan de hacerlo unos días.

ninguna base científica que dejan patente el menosprecio y el machismo del mundo en el que vivimos.

....

Me han dicho que si no desteto voy a sufrir osteoporosis.
Durante el embarazo y los primeros meses de lactancia se produce una modificación en las reservas de calcio de nuestros huesos. Durante los primeros meses de lactancia se pierde masa ósea; luego, en pocos meses, se recupera y a largo plazo fortalece los huesos y disminuye el riesgo de fractura por osteoporosis tras la menopausia.

Durante el embarazo y la lactancia se producen mecanismos compensatorios que satisfacen las necesidades del feto. El calcio de la madre se transfiere al feto a través de la placenta especialmente en el tercer trimestre. A pesar de esto, no hay mayor demanda de calcio, ya que mejora la absorción intestinal de la madre.[27]

Cuando el bebé nace y mama, las necesidades de calcio tampoco se ven aumentadas en la dieta materna. La madre aumenta la reabsorción renal del calcio, lo que le ayuda a normalizar su densidad ósea en pocos meses. Por tanto, las madres que amamantan no tienen mayor riesgo de osteoporosis en la menopausia, tal y como se recuerda de manera contundente a las mujeres cuando amamantan a bebés mayores.

....

Si cuando regresa la menstruación no desteto, la leche se vuelve mala y puede enfermar a mi hijo.
Este mito proviene de la edad media, ¡ya va siendo hora de deshacernos de él, ¿no?!

Cuando regresa la menstruación, la leche puede experimentar cambios de sabor, está algo más salada y algunos bebés rechazan el pecho o están más inquietos al mamar. El cambio de composición no supone ningún riesgo para el bebé y no va a pasarle nada de nada si sigue mamando.

....

Si me extraigo la leche y la «tiro al sol», la leche se seca y podré destetar.
Este es otro mito curioso, que tiene variantes: si pones a secar los sujetadores mojados al sol, la leche se seca; una madre lactante no se puede descubrir la cabeza o la espalda durante el puerperio porque se seca la leche... Todos son falsos, sin ninguna base científica.

....

Tengo un niño. Me han dicho que si no lo desteto pronto va a ser homosexual.
¡Hay gente que ve el futuro! Pues no sé qué pasará cuando tu hijo sea mayor y mucho menos cuál será su orientación sexual. Que mame más o menos tiempo no va a determinar sus preferencias sexuales. Es triste que aún el hecho de tener una orientación sexual pueda ser considerado como un

---

[27] <https://pubmed.ncbi.nlm.nih.gov/27577724/>

problema o que se digan estas cosas a las madres para que tengan miedo y desteten a sus hijos.

....

Si desteto y me arrepiento, mi leche le hará daño al bebé.

No. Si pasados unos días sientes que no querías destetar aún o tienes leche y sientes molestias, puedes volver a ofrecer el pecho sin que esto suponga que la leche esté mala o pueda hacer enfermar al bebé. La leche, dependiendo del tiempo que haga que has destetado, puede estar más espesa o tener un color amarillento o incluso verdoso, pero eso no quiere decir que esté mala ni que vaya a poner en riesgo a tu bebé. Si el bebé acepta mamar, podéis seguir sin más problema.

Sobre las dudas generales acerca del destete, las emociones del bebé y las nuestras

....

¿Cómo sabré que ha llegado el momento de destetar?

Lo vas a saber. Si no hay nada que limite vuestra lactancia o que le ponga fecha de caducidad, estés en el punto que estés, escúchate, valora qué sientes y qué quieres. Y esto es algo que puedes hacer en diversos momentos en el transcurso de vuestra lactancia. Seguramente, las primeras veces que hagas este ejercicio, una vez que te hayas «escuchado» y sopesado, vas a querer seguir un poco más.

Y llegará el día en que cuando te «escuches» sientas que algo ha cambiado y que el momento está llegando, y esa idea irá tomando forma hasta que sea el momento.

....

¿Hay una edad ideal para destetar?

No existe una edad ideal para destetar. Es algo que cada madre debe decidir según su realidad y circunstancias. Lo que sí se puede aconsejar es evitar los momentos de crisis madurativas de los bebés, es decir: la crisis de los 4 meses, la de los 8 meses, la del año y la de los 2 años. En cada uno de estos momentos intentar destetar puede ser una acción kamikaze, ya que el bebé necesita el pecho más que nunca y luchará con todas sus fuerzas para evitar el destete. No es que no sea posible destetar en una de estas crisis madurativas, pero es muy probable que nos resulte más fácil en otro momento. Por ello, si prevés destetar a tu bebé dentro de unas semanas o meses, revisa que no coincida con una de estas etapas.

....

Siento que le traiciono.

¡Claro que puedes sentirte así! Si ves que tu hijo disfruta mamando, está feliz en la teta y eres tú la que decide que no quieres darle más el pecho, es normal que aflore el sentimiento de que estás fallándole o de que le traicionas tan solo por el mero hecho de plantear el destete. Es normal que sientas que estás haciendo algo a sus espaldas.

Normalmente, cuando alguien nos traiciona, nos hace daño de manera premeditada y tú no tienes ninguna intención de dañar a tu bebé. De hecho, lo que sientes ahora demuestra lo que le quieres y te preocupas por tu peque.

....

¿Puede traumatizarse?

En muchas ocasiones, las madres que se plantean el destete tienen miedo a traumatizar a su hijo por negarles el pecho. Seguramente nuestra decisión no vaya a gustarle nada y os lo hará saber, pero no debería ser un trauma. Sin duda, la palabra «trauma» o «traumatizar» dan terror a cualquier madre. Para la OMS, el trauma ocurre cuando

> la persona ha estado expuesta a un acontecimiento estresante o situación (tanto breve como prolongada) de naturaleza excepcionalmente amenazadora o catastrófica, que podría causar un profundo disconfort en casi todo el mundo.

La clave en un destete es el acompañamiento, que el disconfort que siente el niño no lo pase solo, siempre en compañía y, a pesar de que en ciertos momentos no acepte nuestras atenciones o las de otro cuidador, no va a estar solo en ningún momento. El destete es un punto de inflexión en la relación madre-bebé. Se produce una ruptura en nuestra relación con nuestros hijos, dejamos de relacionarnos mediante la teta para establecer nuevas maneras de comunicarnos y amarnos. Este cambio puede darnos miedo y es normal, verás que poco a poco todo encaja y encontráis nuevas mane-

ras de relacionaros y quereros sin la teta.

....

Si desteto, ¿se va a poner más enfermo?

Los bebés, tanto con lactancia materna como con leche, enferman. Los bebés que toman el pecho tienen menos probabilidad de enfermarse. Dicho esto, aunque la lactancia materna pueda ser un factor protector, va a depender de muchísimos otros factores; eso sí, su recuperación suele ser más rápida.

....

Si estoy menos tiempo con él, ¿va a ser más fácil?

Para un bebé o un niño dejar la teta no suele ser fácil y, sin duda, estar sin su madre es aún más difícil. En el destete por separación el bebé pierde la teta y nos pierde a nosotras. Si estás muy agobiada con la situación es posible y comprensible que tengas ganas de «huir» o desaparecer. Quizá, antes de hacerlo, valora si tienes la opción de pedir más ayuda de tu pareja o familiares para conseguir el ansiado destete sin tener que separarte varios días de tu hijo.

Si estás muy saturada por la situación y no lo tienes del todo claro, busca momentos en los que puedas disponer de tiempo para ti, ratos en los que puedas tener espacios de desconexión, que te permitan recargar pilas y luego ponerte manos a la obra con el destete.

Si ves que a pesar de esto no es suficiente, habla con tu pareja (o cualquier familiar que esté habitualmente al cuidado de tu hijo y que le conozca perfectamente) para ver cómo organizaros y facilitar los días en los que tu bebé va a estar sin ti y sin el pecho.

A veces se recomienda irse unos días de casa, sobre todo en el caso de bebés mayores, para intentar que pierdan el reflejo de succión y que cuando vuelvas ya no sepan mamar. Puede pasar, pero no pasa siempre, así que nadie puede garantizarte que después de estar 3-4 días fuera de casa, cuando llegues tu hijo ya no sabrá mamar y la separación habrá tenido sentido.

....

¿Qué hago si mi hijo no quiere dejar el pecho?

Hay bebés que no lo ponen fácil y se aferran a la teta con todas sus fuerzas. Muchas veces somos nosotras las que queremos que lo dejen y ellos no están de acuerdo con esta decisión. Y es que para ellos la teta es todo y no es nada fácil tener que poner fin a algo que les gusta tanto y que forma parte de su día a día. El destete respetuoso es un poco una falacia, nos gustaría que ellos lo aceptaran y no lloraran ni mostraran rabia. Es muy probable que si ya has intentado varias veces el destete y tu bebé se ha negado y ha llorado mucho, te hayas visto obligada a dar marcha atrás. No es nada fácil ni agradable y eso hace que sea relativamente normal sentir que el destete no es posible o que no estáis preparados para ello, pero a la vez tengas sentimientos de cansancio y hartazgo de la situación.

Dependiendo de cómo te sientas, valora si puedes seguir adelante o es más adecuado para los dos esperar un poco más.

....

Ya casi lo había destetado, ahora se ha puesto enfermo, ¿qué hago?

Bueno, lo que sientas, ¿qué quieres hacer? Es probable que tu cabeza esté hecha un lío y tengas sentimientos contradictorios. Muchos niños, cuando enferman, casi no quieren comer y solo piden la teta. Pero claro ¿y ahora?: puedes dar un paso atrás, sí, puedes ofrecer el pecho o seguir con el destete. No hay una opción válida, valora lo que sientes y qué necesitáis ambos, y seguro que aciertas.

Si tu bebé vuelve a mamar, es posible que deis unos pasos atrás en el proceso y haya que volver a empezar; sí, puede pasar. Pero así es el destete. Damos unos pasos adelante y otros atrás.

....

Había destetado y volvió a pedir, ¿qué hago?

En alguna ocasión y después de un tiempo más o menos largo desde la finalización del destete, tu hijo puede volver a pedir teta, ¿qué hacer? Pues depende de ti: si tienes claro que no quieres que vuelva a mamar, intenta distraerle con otra cosa y no dar mucha importancia a la demanda. A veces esta aparece cuando ven a un hermano, familiar u otro bebé tomar teta. Si han pasado meses, es posible que ya se haya olvidado de mamar y que solo quiera tocar el pecho o darle besos. Si sientes que no te importa, que es un juego o te apetece, no le des más vueltas y deja que lo intente. Es posible que ya no sepa mamar o que lo intente y te moleste; valora, una vez que pase, qué quieres hacer.

....

¿Llorará mucho?

Pues si has repasado el punto «¿En qué situación va a ser más fácil destetar?» y tu bebé no ha superado las condiciones expuestas, es posible que llore en el proceso.

Llorará, es probable que lo haga, no podemos saber cuánto. Lo importante es que en ese proceso de llantos esté acompañado, ya sea por ti o por otra persona, que le sostenga, le dé espacio para mostrar su tristeza y frustración, y que le ayude a transitar el momento.

....

Me da mucha pena.

Tener sentimientos contradictorios a la hora de destetar es habitual, como también lo es tener sentimientos encontrados una vez que hayas destetado por completo.

Cuando el destete es unilateral y has decidido que deseas dejar la lactancia —puedes tener unas ganas enormes de terminar, ya sea por tener dolor, estar agotada, ser incompatible con el trabajo...—, la mente nos juega malas pasadas y podemos sentir el peso de la culpa en nuestra decisión.

....

¡Esperaba que fuera horrible y ha sido mucho más fácil de lo que podía imaginar!

Cierto, el destete no tiene por qué ser una historia de terror. Seguramente te has preparado para lo peor y ha sido todo mucho más fácil de lo que podías imaginar, ¡genial!

A veces, las cosas salen mejor de lo que podemos esperar y pese a todos los augurios y todo lo que hemos planeado, nuestros hijos nos sorprenden muy gratamente.

....

¿Y si no lo deja nunca?

Podemos llegar a pensar que, si no hacemos nada, va a mamar para siempre. Pero ¿qué es siempre? ¿Realmente piensas que un niño puede mamar hasta más allá de cierta edad? Todos los niños y niñas dejan de mamar tarde o temprano y la lactancia se termina. Quizá tengas que oír que si no le destetas no va a dejar nunca de mamar o puede que ya te estén presionando con este argumento sin sentido, pero ten en cuenta que todos dejan de mamar, sin excepción.

....

¿Cuánto tiempo dura el destete?

El destete es un proceso que puede ser muy variable. Hay destetes que se consiguen en días y en otros casos se tarda meses en finalizar el proceso. Lo ideal, a menos que por causas mayores tengas que destetar en poco tiempo, es que el destete sea un proceso gradual que os permita a ambos adaptaros a la nueva situación.

....

¿Cómo será nuestra relación después del destete?

Cuando dejamos la lactancia, y dependiendo de cómo haya sido el proceso, es probable que necesitemos encontrar una nueva manera de interactuar con nuestros hijos. Cuando la lactancia lo es todo y sirve para todo, la relación con nuestros peques está mediada por el uso del pecho. Cuando dejamos el pecho, necesitamos encontrar nuevas maneras para comunicarnos. Y no, evidentemente no hablo de comunicación verbal. Habrá que buscar nuevas maneras de calmar, dormir, relajar, acompañar rabietas y frustraciones, de dar amor...

Como todo en la vida, cerrar una etapa y abrir otra requiere tiempo, aceptación y aprendizaje. En ocasiones es más fácil que en otras, pero sin duda encontraréis esta nueva manera de comunicaros, y hay que recordar que vuestra relación madre-hijo va más allá del pecho.

EN RESUMEN

Vas a tener estas o muchas otras dudas.

Vas a hacerlo genial.

Pregunta, investiga, resuelve y sigue lo que creas que puede funcionaros.

Es vuestro destete y debe ser, si puede ser, como vosotros dos queráis.

Se cierra una etapa y se abre otra, vuestro vínculo no va a romperse por el destete.

El destete no solo es el fin de una etapa, también es el principio de todo lo que vendrá después.

EXPERIENCIAS, SITUACIONES ESPECIALES

No destetar a mi hijo cuando me «invitaron» a ello fue la
mejor decisión que pude tomar. La información fue
fundamental y me ayudó a sentirme tranquila y segura
con lo que estaba haciendo.

María Briones Urbano

Este libro quedaría incompleto sin incluir las experiencias de otras madres y que te cuenten sus historias de destete. De la misma manera que creo en el poder y la magia de un grupo de apoyo, donde las madres, de manera libre, comparten con otras madres recién llegadas sus vivencias, en el destete es clave poder leer, aparte de la teoría, las dificultades reales y las situaciones que han vivido otras mujeres a la hora de destetar. Y es que son estas cosas, estas palabras en la boca de otra madre, las que nos permiten hacernos a la idea de lo que es realmente el destete y el proceso que comporta.

En esta recopilación podréis encontrar un poco de todo, destetes diferentes con voz, sentimientos y circunstancias distintas. He intentado buscar testimonios de todo tipo, situaciones, edades y características, para ofrecer esta mirada poliédrica que el destete se merece. Los he dividido en dos partes; la primera, destetes en las diferentes edades, igual que encontráis en el capítulo 4, y después, los destetes en situaciones especiales.

Me gustaría pediros una cosa antes de que sigáis leyendo, y es simple: os invito a mantener una mirada limpia y no enjuiciadora de estas experiencias, que seáis capaces de entender y respetar cada una de ellas. Algunas os sorprenderán o es posible que las tildéis de inadecuadas; posiblemente, en algunas vais a sentir que vosotras en ningún caso harías algo similar... Por supuesto, habrá relatos que os resultarán más familiares que otros, así que aprended de lo que os parezca adecuado y dejad pasar lo que no vaya con vosotras.

Solo quiero expresar mi agradecimiento a las más de quinientas mujeres que han querido compartir con el resto del mundo sus procesos de destete, y es que si la lactancia es algo privado, el destete lo es aún más. Gracias a todas. No he podido incluir todos los relatos, pero los he leído todos y os agradezco infinitamente el tiempo que os habéis tomado para recordar, escribir y mandármelos. Muchas gracias a todas por vuestra sinceridad, por vuestra valentía y generosidad.

Testimonios

Pérdida gestacional

Nuestro hijo mayor apenas tenía un año, pero estaba a punto de destetarse. Yo ya estaba embarazada de 5 meses y ambos notábamos que poco a poco la leche estaba desapareciendo, preparándose para su hermana. Cada noche, ponía la cabeza en la barriga antes de dormir y apenas hacía tomas durante el día.

Gea nació hiperprematura por una infección. La vida la arrancó de mi barriga y de nuestra familia. Ella compartió unos minutos con nosotros y se fue entre palabras bonitas; me consuela pensar que solo ha conocido el amor en esta vida.

Con el parto, volvió a subir la leche. Océano salvó el vacío que se creó por la pérdida de su hermana. Volvió a engancharse a mí con muchísima demanda. Parte de mí sabe que era para darme la paz que solo él sabe darme. Estoy eternamente agradecida a Gea, la subida de leche fue un regalo precioso a su hermano.

Ahora vuelvo a estar embarazada y él sigue pegado a mí, abrazándome cada noche y cada mañana, y creo que despidiéndose de nuevo del pecho para cedérselo al bebé arcoíris que esperemos que llegue a nuestra vida. Me llena de amor saber que estamos en esto juntos. Desde que nació hasta que él y yo queramos... y siempre con la suerte de tener a Alba en nuestra vida para aconsejarnos y guiarnos en el camino que estamos tomando.

ARES MOR

Destete de leche donada

Un 14 de octubre de 2016, embarazada de mi pequeña Lara, en la semana 36, me inducen el parto por una fisura en la bolsa... Un parto con maniobra de Kristeller, episiotomía... Todo sin escucharnos ni a mí ni al papá. Y ahí empezó todo. Una niña de apenas 2 kg a la que trataron como un bebé a término. Tenía claro la crianza que quería para nuestra hija, lactancia materna exclusiva, y con este objetivo empezó nuestro peregrinar.

Lara no tenía reflejo de succión, así que me armé con el sacaleches, hice la ruta de las asesoras de lactancia, descubrimos un frenillo que le cortaron en el hospital; quedó mal, así que tuvimos que operar de nuevo.

Tras el periplo para conseguir un cirujano pediátrico privado que nos ayudase, nos dijo que teníamos que esperar a que la niña cogiera peso para poder sedarla. Mientras tanto, mi vida consistía en utilizar el sacaleches y la niña al pecho. Mi familia me decía que le diera fórmula ya y lejos de apoyarme con mi sueño y deseo, me trataban de loca...

A mi alrededor solo el papá de Lara me apoyaba.

Pasaron 4 meses sin apenas pisar la calle salvo para ir a pesarla semanalmente. Cogía poco peso. Lloraba ella, yo también. Aquello era un mundo. Solo veía un túnel sin salida. Hasta que, de repente, apareció en mi vida un grupo de mujeres, mis comadres, mis compañeras de viaje, que crearon un grupo de WhatsApp llamado Sororidad, donde mis días, mis dudas, mis penas eran más llevaderos.

Tuve que suplementar con leche de fórmula porque Lara no mamaba y el sacaleches era un infierno. Creo que a día de hoy aún estoy en proceso de sanación de todas esas decisiones tomadas que jamás pensé que tendría que tomar.

Me siento privilegiada y agradecida de poder contar mi historia. En aquella época muchas de mis comadres amamantaban y dos de ellas decidieron donar leche para Lara, mi hija. Aún recuerdo la neverita azul llegar con los paquetitos de leche con su fecha, ¡qué alegría!, pues yo mezclaba la mitad de fórmula con esa leche. Y así fuimos siendo felices año y medio.

Recuerdo hacer cada toma de mi niña piel con piel e ir alternando un lado y luego el otro para fortalecer nuestro apego.

Mi hija tiene 4 hermanos de leche. Lo que más impresión me causó fue el destete. Llegó un día en que las donantes ya no tenían leche para darme y aún recuerdo el primer biberón que le di a mi hija solo con leche de fórmula... ¡Lo escupió! Me miró y solo le faltó decirme: «¡Mamá, a esta leche le falta algo!».

Esta es nuestra historia.

El destete de Lara vino el día que le faltó la leche de su mamá donante, y hasta el día de hoy. Nunca más quiso un biberón ni leche de fórmula ni de vaca ni de nada...

Gracias a todos los que me ayudasteis... A todos los que hicisteis que saliéramos adelante.

Eternamente agradecida.

MAITE GARCÍA PÉREZ

....

Destete por prematuridad y COVID-19

Di a luz a mi bebé a las 35 semanas y la ingresaron en neonatos; no pudimos hacer piel con piel, ya que por la covid no nos lo permitían. Cuando iba y le daba pecho, lo cogía con muchas ganas, pero se dormía enseguida (los pesan antes y después del pecho); nos dejaban un tiempo, como 15 o 20 minutos, y si no mamaba más, le dábamos biberón con mi leche materna. Solo nos dejaban ir 3 veces al día por la covid, así durante 26 días que estuvo allí. Cada día que pasaba yo notaba que estaba acostumbrándose al biberón y que no enganchaba la teta.

Al llegar a casa empezó el problema: la niña se tiraba 1 hora al pecho, se desazonaba, lloraba, buscaba, pero no sacaba lo que necesitaba y al final tenía que suplementar con el biberón. Pasaban los días y rechazaba el pecho, lloraba hasta que no le daba el biberón. Al final, yo entré en un estado de tristeza de ver que no le daba lo que necesitaba y tuvimos que tomar la decisión de dejar la lactancia materna. Tengo que decir que ella ni se ha enterado porque el pecho no la satisfacía como el biberón; yo lo he pasado mal por ese sentimiento de culpabilidad al pensar que no se han hecho las cosas como se debiera.

PATRICIA MUÑOZ

....

Destete en tándem

Fui madre por primera vez a los 32 años, en cierta medida «postergué» la maternidad porque quería vivirla como siempre la imaginé, con mi pareja. Llevamos mucho tiempo juntos y respetaba y compartía mi decisión.

Matías llegó de manera inesperada. Me enteré de mi embarazo a las 14 semanas de gestación.

Empecé a leer, a buscar información sobre lactancia y crianza (era el primer bebé en la familia), a buscar grupos de lactancia, y llegué a la Comunidad de La Leche.

Llegó Matías un 31 de diciembre de 2014 y todo fluyó. Le amamanté desde el primer día, a libre demanda, olvidándome del reloj, omitiendo comentarios sin fundamento y con el apoyo incondicional de mi pareja y mi familia.

Asistí a grupos de lactancia, conocí a mujeres maravillosas, que aún están en mi vida, que en ese momento pasaban por la misma etapa que yo; experimenté un giro de 180 grados, ya que jamás pensé lo que implicaba la maternidad: dar la bienvenida a la nueva mujer en la que me convertí.

Matías estuvo con lactancia materna exclusiva hasta los 8 meses y a partir de ahí se interesó por la alimentación complementaria. Siempre fui a su ritmo. Renuncié a mi trabajo remunerado ya que quería criarlo yo, verlo crecer, sus hitos, etc. Ha sido, de lejos, la mejor y más difícil decisión que he tomado.

Por un lado es mucho mucho más cansado que cualquier otro trabajo que haya tenido (¡y sin paga!), y por otro me permitió conocer amigas maravillosas. Hoy felizmente pertenezco al equipo de la Corporación La Comunidad de La Leche.

Cuando Matías tenía 2 años supe que estaba embarazada, también de manera no programada, pero no llegó a término la gestación, fue un aborto espontáneo; luego, a los 2 años y 5 meses de Matías, me enteré del embarazo de mi segunda hija, Catalina.

Empecé a sentir la agitación al amamantar, pero me negaba a destetar. Mi hijo amaba su pechuga... De desayuno, merienda, cena, apapachos, al dormir, en todo momento, y a mí me encantaba amamantarlo.

Le hablé de que tendría una hermana y de que cuando ella naciera tendría que compartir la «leche de mamá», como le decía él, así que en su siesta y al acostarse, que siempre era con teta en la boca, acariciaba mi guata y le hablaba a su hermana.

Empecé a leer sobre lactancia en tándem y a buscar experiencias. Esa era mi idea.

Matías siempre tomó a libre demanda. Poco recuerdo de los primeros días; sé que tuve grietas por acople, porque el primer agarre me dolía, pero al leer y buscar información logré solucionarlo antes del mes, así que siento que siempre fue placentero amamantar y eso es lo que quería.

Catalina tenía fecha de parto para el 28 de febrero y la noche del 27 de ese mes, con 39 + 6 semanas de gestación, empecé con contracciones. Matías dormía a mi lado y mi pareja al lado de él. Me empecé a mover de dolor. Matías pidió leche, le di y luego me levanté para llevar mejor las contracciones; él quedó durmiendo con su papá.

Recuerdo pasearme y preparar el bolso para ir a la clínica cuando amaneciera, eran las tantas de la madrugada. Las contracciones eran cada 5 minutos, así que llamé a mi mamá para que fuera a mi casa y se quedara con Matías. Le expliqué que su hermana iba a nacer y que se quedaría con su bla, como le dice a su abuela, y mi pareja y yo fuimos a la clínica.

Catalina nació a las 11.22 horas del día 28 y la amamanté desde el primer minuto, sin complicaciones, sin dolor; también todo fluyó. Ese día no vi a Ma-

tías, se quedó con mi mamá en su casa. Al día siguiente me fue a ver y en verdad estaba muy expectante de cómo iba a tomar la llegada de su hermana, si pediría «leche de mamá», si se asustaría un poco al verme con la vía en el brazo, etc. Recuerdo que llegó a la habitación y se alegró mucho de verme; miraba a Catalina en mis brazos, lo ayudé a subirse a la cama y acarició a su hermana, dijo que era muy bonita y pequeña, como un sol.

Le pregunté si quería «leche de mamá» y me dijo que no, que ahora la «leche de mamá» era de su hermana y que él le regalaba la suya. Aún me emociona mucho recordarlo, verlo tan pequeño y tan generoso. Jamás pensé que la toma que realizó la noche del día 27, yo con contracciones, iba a ser la última. Nunca pensé que se destetaría solito.

Al llegar a casa le pregunté si quería «leche de mamá» y me dijo que no, pero que sí quería hacerles cariño a mis pechos. Le dije que si él quería leche, que me pidiera, que su hermana iba a compartir la «leche de mamá». Nunca pidió, solo de vez en cuando y solo un par de veces les hizo cariño a mis pechos.

Aún siento mucha emoción al recordar el destete de mi Mati, notar lo grande que estaba. En verdad nunca pensé que se destetaría solo; él amaba su teta, no dormía sin ella, pero fue una decisión que él tomó y eso me dejó feliz.

Aún sigo amamantando, ya llevo más de 5 años de corrido y espero que el destete de Catalina también sea espontáneo y respetuoso.

ALICIA MALTRAIN SANDOVAL

Cuando Rai nació, empezamos con la teta. Tuve alguna dificultad inicial, pero nada que no se pudiera superar. A los 3 años de nacer Rai me quedé embarazada de nuevo. No quería destetar y tampoco le veía preparado, así que seguimos con la teta. Rai aún hablaba poco y dependía mucho de mí. Me llevé más de una reprimenda en la guardería por seguir amamantando; según ellas, todo el retraso que presentaba mi hijo era culpa de que aún le daba el pecho.

Cuando nació Joan empecé con el tándem. Joan era mucho menos demandante que Rai, más tranquilo y mamaba mucho más rápido. Rai seguía necesitándome y mamaba mucho.

A través de la escuela nos derivaron a un centro de atención temprana para ver qué podía estar pasando, y la culpa, cómo no, fue de la teta: «Este niño no habla porque se pasa el día mamando y no es independiente porque duerme contigo».

A estas alturas ya sospechaba que el problema no era la teta y que algo le pasaba a mi hijo, pero a todas nos cuesta aceptar esta situación.

Me denegaron ayudas si no dejaba la teta y yo no quería dejarla, y menos Rai.

La situación era complicada, y a pesar de que Joan era más tranquilo, me sentía agotada de tener los dos a la teta y de la demanda de Rai, pero tenía claro que él no podía dejar la teta. Así que lejos de lo que hace todo el mundo... desteté a Rai a los 8 meses. Se acostumbró bien al biberón; estoy segura de que Rai no lo habría aceptado ni conseguido.

Rai aún mama y parece que pronto vamos a tener un diagnóstico que no tiene nada que ver con la teta. Aún mama de vez en cuando y lo dejaremos cuando llegue el momento.

CARMEN

Destete por agitación

Ya durante el embarazo de mi segundo hijo tuve una ligera agitación, totalmente soportable y llevadera. Además, estaba tan hecha polvo que tampoco me veía capaz de sobrellevar un destete, así que decidí aguantar con la esperanza de que al parir todo fuera mejor. Lejos de mejorar, al nacer mi segundo hijo la agitación se multiplicó por mil. Ha sido de las peores experiencias de mi vida... La verdad es que al tercer día de parir me encontré sola en casa con los dos y sin ayuda. Imagino que eso ayudó a empeorar mi agitación. Mi cuerpo me pedía estampar con todas mis fuerzas contra la pared a mi hija mayor. Horrible.

Al principio intenté aguantar, pues no creía que fuera el momento más indicado, ya que acababa de convertirse en hermana mayor. También era el mensaje que recibía por todas partes... Pero el malestar era tan horrible que nos estaba afectando a todos. Ella solo recibía rechazo de mí, pues quería estar todo el día en la teta, mamaba más que su hermano pequeño; por tanto, estaba prácticamente todo el día recibiendo rechazo... Y se reflejaba en su humor.

Llegó un punto en que ya no podía más, era totalmente insostenible, y la lactancia con mi mayor había perdido todo el sentido. Así que me armé de valor para empezar el destete, aunque no fuera el momento más indicado, por nuestra supervivencia, pues me había convertido en un ogro y no podía evitar incluso gritarle, pero unos gritos que no quería escuchar....

Pero no podía... No era capaz... Se me juntaban un montón de sentimientos, me invadía la culpa, la pena. Me sentía fatal por ella. Siempre pensé que le daría teta hasta que ella quisiera... No podía imaginarme cómo lo haría sin teta... ¿Cómo dormiría?, ¿cómo la calmaría?... No era capaz de sostenerla... Fatal. Me di cuenta de que sola no podía, de que necesitaba ayuda, porque yo sola es que ni sabía por dónde empezar. Y al empezar a buscar ayuda, me topé con juicios, con cuestionamientos.

Hasta que encontré una asesora de lactancia que desde el primer momento me dijo que sí podía destetar a mi hija y que, si quería, ella podía acompañarme, justo lo que necesitaba escuchar. Le estaré siempre agradecida.

El proceso de destete duró un poco más de 1 mes. Durante unos días estuve hablando con ella, explicándole que ella ya se hacía mayor, que mi cuerpo me estaba avisando de que llegaba el momento de dejar la teta. Que ella comía de todo y en cambio su hermanito solo podía comer de la teta, etc. Y acordamos que el día de su cumple, faltaba poco tiempo, empezaríamos con el destete.

He de aclarar que el destete nocturno ya lo hice, me es imposible explicar cómo porque no lo recuerdo. El plan de destete fue ir quitando grupos de tomas por semana. Si acabábamos la semana en que ella ya no me pedía, pasábamos al siguiente grupo. ¿Que al terminar la semana seguía pidiéndome? Pues pasábamos otra semana más sin ningún cambio. Así hasta que no me pidiera.

El primer grupo de tomas que saqué fue el de las tomas en la calle.

El segundo grupo, las de casa durante el día.

El tercer grupo, las tomas al despertarse (la de la mañana al despertar y la de después de la siesta).

Y, por último, las tomas para ir a dormir tanto por la noche como para la siesta.

Bueno, pues si no recuerdo mal, en total necesité 6 semanas.

Tener a alguien al otro lado del teléfono en este proceso fue clave para mí. Me ayudó a coger fuerzas y determinación, a ver que era posible y que no estaba haciéndole ninguna putada a mi hija. Y, efectivamente, cuando lo hice me di cuenta de que la putada se la hacía siguiendo. Que la teta, sí, es muy importante, pero más importante es que tu madre esté bien y que pueda darte todo el amor que te mereces y no todo el rechazo...

Al destetarla, aparte de poder estar bien, recuperé tiempo para poder amar a mi hija como se merece. Y esto se vio reflejado en ella casi instantáneamente. ¡Volvió a ser mi niña alegre! Para mí fue una liberación, un alivio muy grande, y al fin pude empezar a crear vínculo con mi pequeño.

He de decir que, al quitar las últimas tomas, ella dejó de echarse la siesta. Se resistía a dormir y los primeros días incluso tuvo terrores nocturnos. Las flores de Bach nos fueron muy bien para acompañar el proceso y adaptarnos a la nueva realidad.

Animo a todas las madres que sientan que es el momento de destetar a que no tengan miedo, que se puede y que no se sientan culpables.

Cristina Roig

Con mi segundo hijo hice tándem con la mayor durante casi 5 meses. Fue de lo peor que he vivido en mi vida. Fue tan horrible que siempre decía que, si alguien se quedaba embarazada dando teta aún, le recomendaría destetar.

Me quedé embarazada de mi tercer hijo cuando mi segundo hijo tenía 13 meses, y para mí era impensable destetarlo tan pequeñito. Además, con él no tuve ni dolor en los pezones ni agitación ni nada al quedarme embarazada, así que decidí ir haciendo sobre la marcha y disfrutar al máximo mientras pudiese de la teta; si en algún momento aparecía la agitación o lo sentía, pues ya destetaría. ¡Pero no me adelantaría a los acontecimientos!

Pasé un embarazo maravilloso y disfruté a tope de mi bebé y de la teta. También he de decir que la demanda de mi segundo hijo no se acercaba ni de lejos a la demanda de la mayor, que era tetaadicta.

Él solito se destetó por la noche durante el verano. Al principio me pedía teta y luego agua. Después pasó a pedirme agua directamente y luego ya a cogerla él solito. Imagino que él tenía sed y al no tener leche por el embarazo la teta no le servía. Y durante el día casi solo pedía teta para dormirse en la siesta y por la noche.

Nació mi tercer hijo. Llegó la hora de la siesta y le di teta a mi mediano. Fue maravilloso. Por la noche, mi pareja cogió a la mayor y al mediano para dormir, y yo dormí con el bebé sola; el mediano lloró un poco y se durmió.

Al día siguiente, llegó de nuevo la hora de la siesta y le di teta; por la noche, lo mismo: se fue con su padre y su hermana mayor y lloró 2 segundos.

Al tercer día yo noté que ya me había subido la leche. Llegó la hora de la siesta y no fui capaz de darle la teta. Tuve terror de pensar que al ver salir la leche de nuevo se volviera loco por la teta. Al igual que cuando nació él, mi pareja ya estaba trabajando, así que no me veía capaz de lidiar con dos bebés tomando teta y una niña. Quizá esta vez no hubiese tenido agitación y hubiese podido disfrutar de un bonito tándem, pero lo pasé tan mal con mi anterior tándem que, aunque solo hubiese una posibilidad entre mil de que volviera a tener agitación, no quise arriesgarme.

Esa siesta lloramos juntos, abrazados. Le expliqué desde el corazón lo que me pasó con su hermana y que no quería que me pasara con él. Estuvo unos días rechazándome para la siesta, pero el resto del día y por la noche muy bien; se fue contento con su padre y ya no lloró más.

Esta vez yo moría de pena. Me daba muchísima pena, estaba muy triste, porque realmente me encantaba darle teta y estaba muy a gusto con ella. Pero lo tenía claro. En ningún momento dudé, en ningún momento me sentí culpable. Este sentimiento solo duró unos días e imagino que se me juntó con las hormonas del posparto.

Él lo llevó y lo ha llevado muy bien. Se podría pensar que lo hice en el peor de los momentos, tres grandes cambios a la vez; acababa de tener un hermanito, encima por la noche se iba a dormir con su padre en vez de conmigo y además había perdido la teta. Pero creo que la clave está en cómo lo lleves tú, lo que le transmitas y el acompañamiento que hagas. Si tú estás cien por cien convencida y tranquila con la decisión, para él será mucho más fácil.

Al mes de vida del peque, volvió a pedirme en una siesta. Le di y lo disfrutamos juntos. A los 2 meses también me pidió. Le dejé probar a ver qué pasaba, pero esta vez no sabía succionar. Me chupeteó un momento y ya no ha vuelto a pedirme. A ver cómo seguimos. El bebé tiene 2 meses y medio.

Cristina Roig

....

Me enteré de que estaba embarazada y empecé a tener agitación al amamantar y dolor de pezones. Mi hijo de 16 meses tomaba teta a lo largo de la tarde al salir de la guardería, por las noches y también antes de irnos por la mañana. Al percibir la sensación de agitación y mucho más cansancio, decidí empezar a destetarlo y empecé por fases... Primero fui dejando de darle por las tardes; le daba solo al recogerlo, para no tener que sacarme leche. Las tardes eran duras, él pedía y pedía, y yo intentaba distraerlo con otras cosas... Esa fase funcionó, aunque no conseguía avanzar... El embarazo seguía y empezó a hacerse más duro, con muchos vómitos y náuseas; tenía la sensación de que me quedaba sin nada cuando él tomaba teta, de que me consumía, así que una mañana decidí no darle teta ni por la mañana ni por la tarde al volver de la guardería. Como él seguía tomando por la noche, pese a que seguía teniendo mucha leche, no tuve tampoco la necesidad de sacarme.

La fase tres empezó cuando nos enteramos de que el embarazo era múltiple. Yo seguía encontrándome muy mal y casi no podía ni comer, iba perdiendo peso y las noches se hacían duras. Mi marido y yo pactamos destetarlo también por la noche, así que una noche me acosté con él y le di teta para dormir, y durante la noche no le di más. La primera vez que se despertó le ofrecimos un biberón, que no quiso; se despertó varias veces más, llorando y con rabia, pero no le di. ¡Resistimos! Aguantamos varias noches solo dándole antes de ir a dormir y durante la noche y el día nada. Una noche retrocedimos: vomitó toda la cena y esa noche volví a darle... pero solo fue esa noche, porque el destete nocturno ya estaba completado. Solo quedaba la toma de antes de ir a dormir. Entre medias, algunas noches tuve que sacarme leche; lo hice manualmente para no estimular.

La última fase fue la más larga. Seguimos varias semanas solo dándole la toma de antes de dormir, hasta que un día dije basta. La primera noche intentamos que fuera mi marido quien lo durmiera, y pese a todos sus esfuerzos, no lo consiguió, así que fui yo. Fue complicado, porque él pedía, pero resistí. Él seguía tocando las tetas, bueno, y sigue; creo que es un vicio que ha cogido y eso será más complicado sacárselo, pero ya han pasado casi dos semanas y el destete está completado.

ANÓNIMO

Destete nocturno

Marc ahora tiene 2 años y 8 meses.

Por fin hemos conseguido destete nocturno y en confinamiento, ni más ni menos.

La verdad es que su lactancia ha sido muy deseada, pero a estas alturas estaba llegando a un punto en que ya no era placentera para mí. La crisis de los 2 años nos pasó factura, seguir colechando y la alta demanda nocturna me estaba afectando muy negativamente, tanto que, por las noches, cuando el niño pedía, yo no quería darle y él lloraba, y yo me frustraba, y le hablaba mal y le trataba con brusquedad. Me sentía fatal y al final le daba el pecho para que se calmara y me quedaba con la sensación de que el llanto y la pelea no habían servido para nada.

He estado un tiempo para decidirme a hacer el destete nocturno a pesar de que veía que lo necesitaba. Primero, porque me sentía mal, porque me daba pena, porque yo creía que le dejaría destetarse a él solo más adelante, y creía que para mí no sería molesto amamantar aunque fuera un niño «mayor». Por otro lado, he tardado en hacer el destete nocturno porque creía que necesitaba mucho al padre para hacerlo y mi pareja trabaja a turnos muy cambiantes, pasa noches fuera, y veía complicado que él pudiera ayudarnos con esto; al ver que era una carga para mí sola, no me decidía.

En ese tiempo que he tardado de más en decidirme a hacer el destete, yo creo que ya había empezado sin ser consciente a hacerlo, porque empezaba a retrasar tomas, negociar con él...

Con el inicio del confinamiento por la pandemia, como pasó a muchos lactantes, la demanda de Marc también aumentó, y eso me hizo decir basta; no podía estar todo el día, a todas horas, siempre disponible. No podía emocionalmente, quiero decir, y fue entonces cuando empecé a decirle que por la noche las «tetis» se iban a dormir, y en la rutina del sueño añadimos el decirles «buenas noches» mientras hacía la toma del sueño. Yo le contaba que por la mañana podría tomar de nuevo.

Lloró, lloró dos, tres o cuatro noches. La quinta la durmió. Me desperté yo sola y me costó volver a dormirme de lo raro que era eso, ja, ja, ja.

Ahora incluso se duerme alguna noche sin la teta; le doy pecho, luego les da las buenas noches y se duerme él solo. Anoche me sorprendió dándoles las buenas noches a las «tetis» sin que yo le dijera nada.

Eso sí, a las 7 de la mañana, puntual como un reloj, me despierta y me pregunta si es de día para poder tomar «teti», ja, ja, ja.

Gracias a este destete nocturno y al pacto diurno (hemos quedado en que puede tomar tres veces: por la mañana, para la siesta y para dormir), mi vida y mi relación con él han mejorado mucho. Por ahora para mí es suficiente, pero visto lo visto, me temo que esta lactancia no la va a terminar mi hijo, sino que la terminaré yo cuando vea que de día tampoco me hace feliz. Y aunque

me sentía mal por él y de noche mamaba mucho, ahora él duerme estupendamente y no le veo sufrir sin la teta, así que ya no me siento mal.

ANNA BERRUEZO

....

Mila ha sido una bebé de lactancia materna exclusiva (LME) desde los 2 meses de edad. Nació en Alemania con 2,660 kg, con lo cual estaba bastante por debajo de los promedios de los niños alemanes. No nos agobiaron tanto con el tema al principio, nos mantuvieron en observación y como la peque agarró bien el pecho desde la primera hora de nacimiento, íbamos bien con el tema del peso. Sin embargo, todo cambió a la semana de nacida, cuando las expectativas de las matronas alemanas no estaban satisfechas. Nos indicaron y recomendaron que debíamos darle leche de fórmula a Mila porque no estaba recuperando su peso en el tiempo previsto. Un duro golpe para mí, porque no entendía por qué en la clínica estaba tan bien y en casa no.

Empezamos con leche de fórmula y apenas recuperó su peso. No nos rendimos y nos planteamos lograr la lactancia materna exclusiva que sabía que le hacía tanto bien a mi bebé. Pasadas unas semanas y haciendo una eliminación paulatina de la leche artificial, pudimos volver a nuestra lactancia bajo demanda.

Unos meses después, su sueño fue volviéndose cada vez más ligero y solo se consolaba con el pecho. En un principio no me importaba, porque los despertares eran bastante espaciosos entre uno y otro, pero eso cambió radicalmente a los 7 meses. Empezó a despertarse de manera muy irregular, cada hora, hora y media, incluso cada media hora. Aguanté todo el dolor que pude, no quería quitarle ese consuelo a mi bebé, no sentía que fuera correcto. Luego ya a los 11 meses sentía que no estaba haciendo las cosas bien ni para mí ni para Mila. Me sentía muy mal, con dolor continuo en los pechos. Busqué ayuda, muchísima, y después de haberlo pensado durante algunos días y de haber hecho las paces conmigo misma, decidí hablarle a Mila y explicarle que mami no podía seguir sintiéndose mal porque no estaba dando el todo durante el día y durante la noche. Mila merecía una mamá más tranquila consigo misma. Así que decidimos (sí, yo siento que mi bebé me dijo «está bien, mami, no te preocupes que aún tendré tetica de día») hacer el destete nocturno.

Lo principal para nosotras era ir poquito a poco, a nuestro paso, sin lágrimas y sin rechazos. Fuimos planificando, pero con flexibilidad. Decidí ir espaciando las tomas cada 4 días, siempre y cuando sintiera a Mila cómoda con los pasos. Así lo hicimos. El primer día, claramente, fue un poco duro, pero lo superamos. Los días siguientes fueron un poco más fáciles, hasta que después de 7 noches, Mila ya no pedía teta para dormir en sus despertares. No lo niego, me sentí fatal el primer día

porque sentía que estaba quitándole algo que ella amaba, pero ella misma me dio calma, porque de día me pidió teta todo el día, aún me río cuando me acuerdo.

Hoy en día soy otra, vuelvo a disfrutar de darle pecho a mi nena a la hora que quiera y donde quiera durante el día. Ella tiene casi 13 meses ahora y está feliz con su teta diurna. Toma muchísimo más y sigue emocionándose cada vez que me va a pedir «te-te-te-te-ta».

YUBE Y MILA

Destete elegido por el bebé

Mi nombre es Alba y tengo una hija. A los 12 meses y medio se produjo nuestro destete, de manera repentina y sin esperarlo. Yo nunca me planteé destetarla. Cuando volví al trabajo seguí dándole pecho todas las veces que ella lo pedía o cuando a mí me apetecía tenerla un ratito abrazada, ya que no tomaba leche artificial. Cuando pasaron los meses, todo el mundo me preguntaba cuándo iba a dejar de darle teta, y yo les decía que ni ella ni yo teníamos prisa, y que como era asunto nuestro, no había más que hablar. Ya sabéis, lo típico...

Aproximadamente un mes antes de comenzar los casos de coronavirus en Madrid, mi hija empezó a disminuir las tomas de teta diarias. Yo le ofrecía y ella comía, pero no me la pedía. No le di mayor importancia porque supuse que sería una etapa más de las tantas que hemos pasado desde que nació, y tras tantísimos problemas que tuvimos los cuatro primeros meses y ante los que nos vimos tremendamente solas (ya que por desgracia LactApp la descubrimos después) no quise enfocarme en ello.

Un tiempo después, cuando empezaban a aparecer casos de coronavirus en Madrid, mi hija pasó una otitis, la segunda en menos de 3 meses. Y si hasta entonces pedía poca teta, en ese momento menos aún. Se curó de la otitis y días después de acabar el antibiótico, sin aviso previo, al ir a ofrecerle el pecho, me empujó hacia atrás diciendo que no con la cabeza. Pasé una semana y pico ofreciéndole sin ser pesada y leyendo todo lo leíble sobre el tema en páginas y webs de confianza, aunque ya me había documentado meses atrás.

Sin embargo, nunca ha vuelto a querer teta. La dejó unos días antes de empezar el confinamiento y yo, que además soy enfermera y he pasado una época bastante regular, me encontraba triste por el rechazo que estaba sufriendo por su parte. Supongo que fue una época mala, porque objetivamente ella seguía (y sigue) dándome abrazos, riendo, jugando y todo exactamente igual que antes. Ella decidió que esa etapa había terminado y así fue. Come perfectamente y está sana y feliz. De vez en cuando he intentado ofrecerle el pecho, así, sin más, o creando ambientes íntimos y todo aquello que he leído mil veces, pero para ella la teta ya no es lo que era.

Reconozco que las primeras semanas fueron duras, pero es algo que ya he asumido y me he dado cuenta de que no ha cambiado absolutamente nada en nuestra relación; sigo siendo su madre y ella sigue siendo mi hija, con teta de por medio o no.

ALBA MESA

Destete de gemelos

Nunca pensé que el destete fuera tan difícil y más con mellizos. Cuando tuve a los mellis, todo fue genial; en la semana 38, con 3 kilos cada uno, solo 4 puntos de desgarro... Lo peor fue cuando no tenía la subida de leche y no se agarraban bien, y las enfermeras del hospital (privado) me animaban a darles biberones, más las opiniones de la familia. Cuando llevábamos 18 meses de lactancia materna, Arya, de la noche a la mañana, «decidió» que no quería más pecho. Estuvo dos días sin verme, porque estuvo en el campo con los abuelos, y cuando me vio, fui a darle y me dijo no, y me quedé... Me dio un vuelco al corazón, pero claro, tenía a Enzo enganchado ya al otro pecho, je, je, je, así que realmente no pasé un duelo. Ella siguió así día tras día y se destetó sola. En el fondo me dio muchísima pena y siempre he pensado que se acaba esa conexión tan especial cuando se está dando el pecho, pero no fue así, pude y puedo comprobar que esa conexión mamá-bebé siempre está. Enzo siguió con el pecho y cada vez más demandante, lo cual tampoco me importaba, porque trabajo media jornada fuera de casa y quieras que no, me da un respiro.

Todo comenzó cuando en el confinamiento, al estar 24 horas con ellos, aunque Arya hubiera dejado el pecho, estaba enmadrada, como dicen, y Enzo todo el tiempo al pecho. Ya tenían ahí 2 años y 2 meses. Empecé a darme cuenta de que estaba sufriendo agitación por amamantamiento, eso que tanto había leído en blogs de lactancia durante tantas noches de desvelos dando el pecho a mis bebés. Empecé con muchísima ansiedad y un día incluso no quería levantarme de la cama ni verlo, pero no quería que la lactancia se terminara, pues ponía fin a un ciclo que nunca hubiera pensado que fuese tan maravilloso y tan bonito para nosotras, algo único, algo extraordinario. Era un quiero y no puedo. Yo, que siempre decía que iba a hacer un destete respetuoso... Pero se convirtió en un destete forzoso. Siempre he tenido claro, y siempre les digo a todas las mamis que conozco y que están dando el pecho, que la lactancia es cosa de dos y que hay que disfrutarla. No podemos estar mal y estar aguantando algo con lo que no podemos; nosotras tenemos que estar bien para poder cuidar de ellos y que ellos estén bien. Entonces sentí que era el momento. Yo estaba pasándolo mal y no podía estar con ansiedad, encerrada en casa todo el día y con ellos delante. Ya había leído lo de ponerte vinagre en el pezón, pintarlo

de rojo... Al final opté por el vinagre. Tenía miedo de la reacción que iba a tener, pero no se me ocurría otra idea. Él no entendía cuando le decía que la teta estaba malita o que mamá estaba cansada, él ya se imponía y decía que la teta era de Enzo (todavía lo dice y sigue acariciándolas todos los días), y al final, casi a mitad del confinamiento, decidí levantarme una mañana, armarme de valor, ponerme un disco de algodón empapado en vinagre y esperar a que él me pidiera nada más verme, para decirle que la teta no tenía leche y que estaba malita. Eso mismo pasó: me pidió y cuando el pobre puso la boca... Imagina qué cara puso. Se quedó superextrañado y a mí se me saltaron las lágrimas.

Entonces me dijo: «Vale, mami, besito a la "teti"»... Y así fue. Los días posteriores venía y no intentaba poner la boca, simplemente decía: «Mamá, "teti" malita, un besito»... Y ahí acabó esta experiencia tan maravillosa para dar paso a otras muchas. Después de 2 meses, sigue viniendo a mi lado, a tocar su «teti», y lo mejor de todo es que sigo teniendo esa conexión con ellos, aunque ya sus pequeños ojos no se claven en los míos. Es extraordinaria la capacidad del cuerpo femenino para darle a un bebé todo lo que necesita.

Antes de quedarme embarazada siempre decía que no iba a dar el pecho, que era muy esclavo y que además se me caerían (estoy operada de aumento mamario). Cuando me quedé embarazada, empecé a leer sobre dar el pecho a mellizos (la gente de mi alrededor se echaba las manos a la cabeza). A mitad del embarazo, te encontré a ti y algunos otros blogs de lactancia, y empecé a informarme sobre casos de mellizos y gemelos, y a querer darles el pecho y a creer en mí, a sentir que sí podía; al final, después de 26 meses de lactancia, puedo decir que es lo mejor que he conseguido en la vida, siento que les he dado lo mejor que podría darles. Ahora sigo leyendo y leyendo sobre crianza respetuosa, pero ese ya es otro tema, porque vaya locura con los dos peques y las rabietas.

Espero que mi experiencia sirva a muchas mujeres. Lo importante es querer, dejarte asesorar por grandes profesionales y, aunque cueste, aunque haya noches que solo duermas una hora, ¡¡hay que disfrutar al máximo!!

Muchas gracias, Alba, por esta oportunidad y por ayudarme en momentos difíciles. ¡Qué habría hecho sin ti y sin tus consejos, sobre todo cuando tuve esa perla de leche que tanto me estaba costando quitar! Aunque hubo muchos contratiempos, desde mastitis subclínica a perlas de leche y al frenillo corto de Enzo..., conseguí esa lactancia exitosa de 26 meses.

BLANCA MARTÍN QUERO

....

Hola, soy Irene, madre de mellizos. Mis hijos han mamado a demanda durante el primer año y a partir de ese momento empecé el proceso de destete, primero diurno y al cabo de unos meses, el nocturno. Ahora, con 20 meses, ya no toman nada de teta. Voy a explicar un poco cómo lo hice, por si puede ser de ayuda para otras mamás de múltiples.

DESTETE DIURNO: Lo primero que hice fue intentar delimitar las tomas. Observé más o menos qué tomas hacían y se acabó el «a demanda». Hasta el momento, mamaban cada dos por tres sin tener ningún orden; su forma de mamar era diferente, pero los dos muy demandantes. Lo que sí había intentado con anterioridad es que mamaran de uno en uno, al menos durante el día; me molestaba amamantar los dos a la vez y, a veces, aprendieron a esperar. Observé que hacían aproximadamente las siguientes tomas durante el día y las numeré: 1 despertar, 2 antes de la siesta de mañana, 3 despertar de la siesta de mañana, 4 antes de comer, 5 antes de la siesta de tarde, 6 despertar de la siesta de tarde, 7 media tarde, 8 antes de cenar y 9 para dormir.

Cuando cumplieron un año, decidí empezar el destete de una forma gradual. Comencé manteniendo esas tomas durante una semana y, si pedían más, intentábamos distraerlos, ofrecerles comida o que se implicasen el padre o los abuelos que estuvieran en aquel momento con nosotros. A la vez, introdujimos lácteos cada día. Entonces, empecé a anular una toma por semana, las primeras fueron las de antes de comer (4) y antes de cenar (8). Después empecé a trabajar, por lo que quité de golpe las de la siesta de la mañana (2 y 3). Es importante decir que los bebés dejaban de mamar una toma de forma individual, pero para mis pechos significaba quitar dos de golpe. Empecé a tomar un probiótico porque me notaba los pechos congestionados y aprendí a hacerme el masaje inverso relajante. Las dos cosas me fueron genial y solo tuve que extraerme leche manualmente un par de ocasiones en el baño del trabajo. A la semana siguiente, intercalé las tomas de las siestas, es decir, mi hijo se dormía con el padre o abuelos (5) pero mi hija con la teta, y, al despertarse al revés, le daba teta al niño y la niña ya no mamaba (6). Es verdad que hemos tenido mucha suerte con los trabajos tanto yo como mi marido y los horarios flexibles nos han permitido hacerlo tan paulatinamente. En ese momento empezaron la escuela infantil y, en medio del proceso de adaptación escolar, decidí no incrementar el destete, así que nos pasamos como un mes con tres tomas al día: al despertar, al recogerlos de la escuela y a media tarde. A la hora de ir a dormir, el padre empezó a dormir a nuestro hijo sin teta y yo dormía a la niña con la teta, pero consiguiendo dejarla luego en su cuna.

DESTETE NOCTURNO: Una vez que mis hijos se acostumbraron a no mamar durante el día y pasada la temporada de invierno (por el tema de las defensas), empecé con el destete nocturno con más de año y medio. Tengo

que decir que durante las noches, cada uno de mis hijos se comportaba muy diferente y, por lo tanto, no podíamos mantener el mismo plan para los dos, tal y como habíamos hecho con el destete diurno. El punto de partida era el siguiente: por un lado, la niña se dormía en la teta y luego dormía en su cuna la primera parte de la noche. Cuando se despertaba de madrugada, el padre la traía a nuestra cama y con la teta en la boca volvía a dormirse con nosotros lo que quedaba de noche. Por otro lado, el niño se dormía en brazos de su padre y, como no había forma de dejarlo sin que se despertara, lo mantenía encima de él en el sofá (mientras veíamos la tele, una serie...). Cuando decidimos ir a dormir, solo con dejarlo en la cama ya reclamaba teta, así que yo me tumbaba con él y nos dormíamos los dos (bueno, los tres). Durante la noche tenía múltiples despertares y temporadas de más demanda que otras. No llegué a contar las veces que protestaba si no tenía la teta en la boca, pero os puedo asegurar que eran muchas. Creí que sería el más difícil de destetar. La parte de la noche en que tenía a los dos mamando, uno en cada lado, se me hacía interminable.

Cuando eran más bebés lo había hecho noche sí y noche también, pero no sé si era porque ocupaban y se movían más o que yo ya había llegado a mi límite de aguante, pero no lo soportaba más, sin poder moverme, ni girarme ni nada, con los brazos anclados en sus cuerpecitos. Pues bien, después de pensarlo mucho y darle muchas vueltas tanto el padre como yo sobre cómo debíamos hacerlo y qué sería mejor para nuestros hijos, decidimos nuestro plan de destete múltiple. Está claro que no hay una forma ideal, pero buscábamos la manera en la que menos sufrieran. Con tanta indecisión tardamos en empezar. La idea era hacerlo a los 18 meses, pero comenzamos con casi 19. Fue mucho mejor de lo que esperaba; esos meses de más desde el destete diurno les permitieron entender mucho mejor el proceso. Por un lado, acordamos que a la niña seguiría durmiéndola yo con la teta y la dejaría en su cuna. En su primer despertar, el padre iría a calmarla y volvería a dormirla; luego, en su segundo despertar, ya se vendría con nosotros a la cama. La intención era retardar las tomas de noche, pero nuestra sorpresa fue que se quedaba durmiendo tan tranquila y se despertaba ya casi a la hora de levantarse (muy temprano, pero bueno); entonces, le daba de mamar en la cama y ya empezábamos el día. Cuando esa situación estuvo asegurada, empecé con el niño. Sabía que a él no podía decirle «ahora sí» «ahora no» por mucho que lo cogiera el padre. Dormíamos juntos y era muy demandante durante toda la noche, y no quería marearlo porque no lo entendería. Pues con él fue un destete de un día para otro. Durante los primeros días del destete de su hermana, estuve diciéndole que el mamar iba a acabarse, que mamá quería dormir y que él también tenía que

dormir durante la noche. El día en cuestión dejamos un vasito de agua con pitorro en la mesita de noche, por si se despertaba con hambre o sed; él nos miraba con cara extrañada cuando se lo explicamos. Le di de mamar cuando el padre lo dejó en la cama después de dormirlo y, medio dormido, le dije que ya era la última vez que mamaba, que se acabó. Se durmió. Al primer despertar buscando teta, le dije lo mismo que había estado avisándole, que ya no podía mamar más y que era hora de dormir; todos estábamos durmiendo: papá, su hermana, yo quería dormir y él también tenía que dormir. Protestó, lloró, intentó levantarme el pijama, chilló, se resignó, me abrazó. Le ofrecí agua si tenía sed y me dijo que no enfadado. Al final, con mimos, nanas y caricias, volvió a dormirse encima de mí, no me levanté ni lo mecimos. Esa noche fue larga, volvió a despertarse varias veces y todas igual de enojado.

Comprendía su enfado, pero era difícil aguantarlo. En uno de los despertares sí bebió agua y hasta pidió más. Por la mañana ya no había más teta. Tuve que esconderme para dar de mamar a su hermana; no quería que él lo viera y me sentí muy mal. En mi cabeza retumbaba «¿Uno sí y el otro no? ¿Por qué esas diferencias? ¿Es que no se lo merecen igual el uno que la otra?». Decidí acabar también con esa toma de la mañana de la niña. Lo sé, cada uno es distinto y tiene necesidades distintas, pero es que no se trataba de ellos, se trataba de mí; quería dejar la lactancia y esa era la manera que había encontrado de hacerlo. Sorprendentemente, la segunda noche de destete solo se despertó una vez, tomó agua y se volvió a dormir. No nos lo podíamos creer. A la tercera ya fueron más despertares otra vez. Pero a partir de la cuarta ya cada vez menos y no pedía ni agua ni nada, solo protestaba un poco; yo lo acariciaba o abrazaba y se volvía a dormir. Alguna mañana tuve que sacarme leche con el sacaleches y volví a tomar el probiótico, pero afortunadamente no tuve ningún problema en el pecho. Paralelamente, desde el inicio del destete nocturno, los niños empezaron a desayunar leche entera cada día y yogur en la merienda, además de queso en algunas comidas. Al cabo de una semana aproximadamente del destete total del niño con el que hacíamos colecho, me di cuenta de lo bien que conseguía dormir yo misma. Aunque se despertara una vez (o dos) durante la noche, yo descansaba. ¡Qué diferencia!

Me quedé con una sola toma que hacía la niña para dormirse durante unas semanas y aproveché el confinamiento para quitarla. Igual que con el niño, estuve avisándola unas noches antes hasta que llegó el día en que ya no dejé que mamara más. Protestó y se enfadó la primera noche; a partir de ahí lo comprendió y aceptó. Ahora se duerme encima de mí, pero sin la teta, y si alguna rara vez se despierta en medio de la noche, va su padre a consolarla y vuelve a dormirse sin problema hasta la mañana. Hace ya unas semanas de

los dos destetes finales. Estoy orgullosa de cómo lo he hecho. Por supuesto, ellos reclamaban más atención durante el día y estaban más sensibles. Ya sé que tomé yo la decisión, pero tanto el padre como yo hemos intentado que ellos sufrieran lo menos posible, que lo entendieran, compensarlos con mimos a más no poder y aguantar los lloros y enfados de día y de noche. Esa creo que es la parte más dura, pero si estás convencida, lo lograrás; acaban acostumbrándose y seréis igual o más felices.

Irene Garriga

Destete con Lacasitos

Mi primera lactancia no fue un camino de rosas. Luchamos mucho para conseguir disfrutar de ella, pero lo conseguimos. ¡Era mi deseo y así me acompañaron mi pareja y mi bebé!

La idea del destete siempre estuvo presente en mí, desde el inicio, cuando tuve las primeras grietas, las perlas de leche, el frenillo lingual corto, la mastitis... Pero una fuerza, un deseo, una cabezonería, no sé explicar qué, me conducía a continuar; a pesar de todo, algo me empujaba a seguir amamantando. Y lo conseguimos, ¡conseguimos disfrutar de la lactancia después de todos los baches!

Dicho esto, pasaré al tema que nos ocupa y os contaré mi experiencia cuando quise realmente destetar. Y digo «quise» porque en nuestro caso fue una decisión mía, mi hijo no quería para nada dejar su «popeta»[1] querida y fue cuando me quedé embarazada de nuevo, que empecé un camino que no tenía vuelta atrás.

Al estar embarazada, tenía mucha sensibilidad en los pezones y me dolían horrores cuando se enganchaba. Empecé a leer y leer, a hacer cursos, a consultar; tenía la cabeza llena de información, pero estaba paralizada, no me veía capaz de hacer nada. Quería que fuese un destete paulatino y respetuoso, pero nada me funcionaba, lo de no ofrecer-no negar llevaba meses haciéndolo, lo de cambiar de tema o distraerle...

Pensé que un porcentaje muy alto se destetan solos durante el embarazo al bajar la producción de leche y así me convencí de que pasaría sin hacer nada, confiando en esta idea.

Iban pasando los meses, mi barriga crecía y mis miedos también. «¿Estoy haciendo las cosas bien? ¿Habrá leche para los dos? ¿Se sentirá desplazado si lo desteto? Cumplirá dos años, ¿la crisis se agravará? ¿Qué pasará con el calostro? ¿Qué pasará con los celos? Empezará el cole, ¿se sentirá mal? Príncipe destronado, destetado, aparcado, desplazado... ¡Basta, basta, basta!»

¿Verdad que leerlo os parece caótico? ¡Pues imaginad en mi cabeza! Nació mi querida hija, mi bebé mayor tenía entonces 21 meses. Mi pequeñín era de repente un hermano mayor enganchado a la teta, y la pequeña no sa-

bía aún ni cómo encajarse a mí, y así empezó la lactancia en tándem, que nos dio momentos maravillosos y fotos preciosas para la posteridad, pero que me sobrepasó. Me agobié. Los dos querían teta todo el día, yo estaba desbordada, hormonada, acabada de parir, con una bebita que no sabía cómo ponerme, el mayor empujando, gritando, arrancándome la ropa, en guerra todo el día y toda la noche. Mis tetas parecían las fuentes de Montjuïc en pleno Piromusical, chorreaban leche todo el día. Yo instalada en casa de mi suegra porque nos pilló en plena mudanza, mi familia lejos... No es una pesadilla, ¡era así! Era mi realidad, agravada por mi estado, claro, ¡pero era como os lo cuento!

Después de aproximadamente un mes con toda esta situación, me dije: «Bueno, querida, ya está, ya vale. Esto se tiene que acabar. Te estás desquiciando y no estás disfrutando nada, ni una cosa ni la otra».

Bueno, todo lo que os he explicado es pura paja, ahora viene lo interesante y voy a cambiar el tono, que ya vale de dramas: toca relajarse y tomarse la vida con sentido del humor.

Cuatro mariconsejos

Mi nombre es Maria y voy a daros *mariconsejos* desde el respeto y desde la humildad. A mí me han funcionado en mi experiencia; por eso lo comparto con todo mi amor hacia vosotras.

---

[1] En Lleida se usa el verbo *popar*, para referirse a mamar, y a la teta se la llama «popa».

- Primer mariconsejo: el destete, la mayoría de las veces, es una decisión unilateral y te corresponde a ti tomarla. tienes que estar superconvencida, porque no hay vuelta atrás, no puede haber vuelta atrás. Si tomas la decisión, tienes tus motivos, no hace falta dar explicaciones a nadie, tú eres la madre, ¡agarra el toro por los cuernos y al lío!
- Segundo mariconsejo: si vais a destetar con el método padre, acompañante o familiar, que desde muy pronto lo duerma esa persona con la mochila, que lo portee mucho; si siempre se duerme en la teta, va a ser mucho más complicado.

Cuando me puse tetas a la obra para destetar, empecé con remedios de la abuela, consejos de amigas, hasta que comprendí algo importante, y aquí el tercer consejo:

- Tercer mariconsejo: cada familia debe encontrar su manera de funcionar en todos los aspectos de la crianza, según sea tu hijo o hija, tu compañero o compañera, tu casa, tus horarios; pues en el destete, lo mismo.

Yo pensé: «A ver, céntrate. ¿Qué cosa podría ofrecerle a mi hijo en lugar de teta? ¿Qué podría preferir? Y entonces se iluminó la bombilla y como si hubiese visto aparecer a la Virgen del Milagro me dije: ¡¡¡CHO-CO-LA-TE!!!

¡Síííí! En mi casa no lo había probado nunca, somos antiazúcares y tal, pero lo deseaba tanto... Siempre nos lo pedía; yo no quería darle tan pronto chocolate, pero me dije: «Chica, no seas tan tiquismiquis, un poco no le hará daño y te estás jugando mucho».

¡Había encontrado el filón!

- Cuarto mariconsejo: una cosa te diré, si tu hijo o hija ya ha comido más chocolate que el propio Willy Wonka, no creo que mi experiencia te sirva demasiado, pero bueno, te puedes reír un rato.

¿Cómo destetar con Lacasitos?
1. Toma la decisión.
2. Altas dosis de paciencia, abrazos, besos, cariño, amor y... sujetadores.
3. Puñados de Lacasitos escondidos por doquier.
4. Toallitas para cuando te olvides de que tienes uno y te queden las tetas llenas de chocolate.

Me fui a la tienda de chuches y compré una bolsa llena de Lacasitos, que escondí por toda la casa, porque ya sabes que te puede pedir teta en cualquier lugar. Le expliqué a mi hijo por la noche toda una historia, con pelos y señales, hasta canciones, sobre *«les popetes de la mama»*, que ya no le darían más leche, porque estaban muy cansadas; les daban leche a su hermana y a él, y querían descansar para estar todos más contentos; básicamente y en resumen, esta fue mi treta. Ya no darán más leche, pero te van a dar... (pausa de misterio) ¡Chocolate!

¡Recordaré siempre la cara que puso! Siguiendo toda la función de teatro que monté, se despertó por la mañana y evidentemente me pidió teta. Yo me había escondido un Lacasito en cada teta, sí, solo uno, un poco rancia, ya lo sé. Cuando me pidió «popeta», con todo el teatro montado le dije que buscara en el sujetador, que yo había notado algo diferente, y allí encontró su Lacasito, y para mi sorpresa ¡la mar de contento! Recuerdo que la primera semana me escondía para dar el pecho a mi hija pequeña, más que nada para que él no lo viera, porque si no, no cuadraba la historia, pero así fue como sucedió.

No temáis, no se ha hecho adicto al chocolate. Nos ayudó los primeros 15 días; poco a poco la historia de las tetas que daban chocolate fue disipándose para entrar en otras explicaciones. Empezó a entender más la situación, pusimos mucha paciencia, mucho amor, mucho cariño, abrazos, cuentos, canciones, ternura... Todo esto fue lo que nos ayudó.

Así se acabó nuestra lactancia y empezamos una nueva etapa.

Quiero deciros una última cosa: cada noche, cuando nos vamos a dormir, después de los cuentos se queda dormido encima de mi pecho con la manita encima de su «popeta» y yo no puedo ser más feliz.

MARIA SANTALLUSIA

Destete que sana heridas

Tras una lactancia breve, insegura, complicada y dolorosa con mi primera hija, decidí que cuando planeara tener mi segundo hijo, tendría más información y estrategias para afrontar la situación. Durante mi segundo embarazo leí mucho sobre lactancia, busqué profesionales de referencia y asumí que, si tenía que pedir ayuda, lo haría con una profesional formada específicamente en ello.

Gracias a lo cual y a la experiencia que ya tenía, me sentí mucho más segura en esta segunda lactancia. Esto me proporcionó mucha seguridad, unido también a la experiencia, que es sumamente importante en la maternidad.

Eduardo llegó al mundo tras un parto largo y muy respetado. Siempre he creído que gracias a ese parto todo fue tan sencillo y diferente a mi primera experiencia con la lactancia materna.

Nada más salir de mi vientre, lo puse sobre mí y comenzó a mamar. No hubo nunca dolor ni ninguna complicación. Con él no supe lo que eran las crisis de lactancia y todo ello hizo de nuestra lactancia una vivencia preciosa, muy intensa y a su vez muy placentera.

Con Eduardo me sentí empoderada y nuestra vivencia sanó todo aquello que no pude vivir antes; me permitió disfrutar de una maternidad más tranquila y segura.

Tanto fue así que en un inicio me conformaba con pasar la barrera de los 4 meses, después puse el siguiente escalón en los seis, y tras pasar ese tiempo, decidí que sería Eduardo el que pondría el límite, sin preocuparme más de cuánto duraría su lactancia.

Y casi sin darnos cuenta llegamos a los 3 años. Fue en ese momento cuando me quedé embarazada de mi hijo pequeño y empecé a pensar en destete. Eduardo seguía mamando muchas veces y mi embarazo al inicio requería descanso y reposo relativo, por lo que poco a poco decidí no negar, pero no ofrecer, ya que quería respetar sus ritmos por encima de todo.

Pasadas algunas semanas, había días que solo mamaba dos o tres veces un poquito o que, si le decía que no podía darle, aceptaba la situación. Para mí el acompañamiento emocional era esencial, y ante todo quería que Eduardo se sintiera bien y feliz, por encima de cualquier cosa, sin importar el tiempo que pudiera llevarnos este proceso.

Y poquito a poco fuimos dejando atrás esos días intensos de teta, en los que nos mirábamos a los ojos durante horas, de sonrisas con teta en la boca y de enfermedades curadas a base de teta y mucho amor.

Recuerdo que llegó un sábado de junio en que nos fuimos a pasar el día de excursión con los abuelos. Comida, juegos, todo el día corriendo, paseando y, al llegar la noche, Eduardo se durmió de vuelta en el coche. Y ahí nos dimos cuenta de que no había mamado en todo el día.

Y así sucedió un día tras otro, en el que quizá solo hacía una toma corta o pedía dar besos o abrazos a la tetita, como él siempre la llamaba.

Y casi sin darnos cuenta, se destetó él solito tras 3 años de lactancia materna preciosos. Después de un año de destete, aún sigue dando besos y cariño a su tetita cada vez que lo necesita, porque para él (y para mí) siempre será muy especial. El destete de Eduardo a mí, su madre, me ha sanado el alma.

ALEJANDRA MELÚS

Destete con el inicio de la alimentación sólida

Lo primero que quiero decirte es que mis lactancias (tengo dos niños) no habrían sido lo mismo sin la ayuda y el apoyo de las comadronas, en muy especial medida de Laia Aguilar. Mis niños le deben mucho. La verdad es que para mí el destete no fue ningún problema ni trauma y para ellos tampoco.

El primero fue hasta los 8 meses. Cuando empezó con la alimentación complementaria, empezó a reducir poco a poco la lactancia. En los últimos tiempos durante el día prácticamente no mamaba, lo dejaba para la noche, antes de dormir, y al levantarse. Mi producción de leche disminuyó y acabamos sustituyéndolo por un biberón antes de dormir. Fue la manera más fácil de poder coordinar con mi trabajo.

El segundo fue hasta los 13 meses y lo hicimos igual, pero con este estaba ya tan encantada con la lactancia que me daba pereza la alimentación complementaria. Le daba más pecho además de mañana y noche. Al incorporarme al trabajo redujimos las tomas (al principio me sacaba leche en la oficina). Cuando él empezó la guardería en septiembre y yo el trabajo normal, seguimos con las tomas de acostarse y levantarse, y alguna por la tarde. Aguantamos así unos meses y lo dejamos de mutuo acuerdo. Él ya no tenía interés y yo tenía la sensación de que quería más de lo que salía, y cambiamos al biberón de la noche.

La verdad es que en los dos casos fue muy fácil para mí. Ya había ido reduciendo las tomas y al quitarlo del todo no tuve ningún problema, ni siquiera recurrí a las comadronas. Las tomas de la noche, para las que sí seguían despertándose, las hacíamos con biberón.

CAROLINA

....

Destete deseado, pero no realizado
Sin darnos cuenta, llevamos 30 meses de lactancia a demanda y sin ninguna complicación. Pero todo no iba a ser de color de rosa; llega el momento de los terribles 30 meses (esa adolescencia en miniatura) y con ellos, mis ganas de que dejemos la teta. Yo que había leído mucho sobre destete respetuoso y el famoso no ofrecer-no negar y con el cuento de la «teta cansada» más que leído... me topé con la dura realidad: mi niño no está dispuesto a dejar la teta.

Tengo sentimientos encontrados:

por una parte, todo lo que nos facilita la teta y lo poco que queda para que siga siendo bebé; por otro lado, las ganas de dormir una noche entera y poder vestir un vestido largo, por poner ejemplos.

Hay días que me molesta que demande tantísimo, que no me deje ni ir al baño, que no sea capaz de dormir ni la siesta sin estar enganchado o que no me suelte en toda la noche. Otros días me parecen gloria.

Siempre supe que mi niño no sería de los que dejan la teta solos. Desde bebé apuntaba maneras. He notado que cuando intento distraerle con otra cosa, se da cuenta de mi estrategia y demanda más y con más insistencia. Se enfada, no quiere entender un después y es teta aquí, ahora y ya. Eso, quizá, sea lo más frustrante.

Me encuentro en un momento en el que no sé por dónde empezar para dejar la teta sin que suframos ninguno de los dos.

Poco se habla de lo difícil que puede ser el destete tanto para el niño como para la madre y necesitamos saber más.

PILAR MOLERO

....

Destete en el embarazo
Mi hija cumplió 3 años a finales de mayo y poco a poco las tomas han ido disminuyendo. Sobre todo entre semana, cuando yo trabajo y ella está en la escuela infantil. Los fines de semana era otra historia; si estábamos en casa

podía pedir mucho. Así que decidí decirle que solo en las habitaciones, y funcionó genial. Los abrazos y besos eran suficientes cuando necesitaba consuelo o contacto.

Mientras tanto, yo me quedé embarazada y cada vez me dolía más darle el pecho, y además su agarre iba empeorando, así que yo he ido intentando evitar las situaciones en que pedía teta. Papá la ha puesto a dormir más a menudo e intentamos bajarla a desayunar directamente cuando se levanta en vez de llevarla a nuestra cama. Las tomas cada vez eran menos frecuentes y ella ya sabía que el pecho me dolía y solo podía darle «un poquito».

Esta semana ya le he dicho que me dolía mucho y que ya no había más leche en las tetas, y lo ha entendido genial. Les da besos, abrazos y hasta les choca los cinco. Todos los días me pregunta si aún me duele, y ella «las arregla» y les «pone leche de nuevo», pero no puede. Me han alucinado su empatía y comprensión.

Ahora toca empezar a explicarle que el bebé tomará de SU teta (porque, a quién vamos a engañar, mías ya no son) y estoy segura de que en su momento ella intentará agarrarse, pero a esas alturas no creo que ni sepa cómo.

Ha sido un proceso tan suave y gradual que las dos nos hemos ido haciendo a la idea poco a poco; ella ha sido capaz de buscar otras formas de estar cerca de mí y yo he ido encontrando otras formas de calmarla.

Así que un capítulo cerrado (creo) y a prepararnos para el siguiente.

PAULA ÁLVAREZ

. . . .

Destete por enfermedad del bebé
El destete de Laro (ahora tiene 11 años), mi primer hijo, fue a los 2 meses y medio. A mí me iba fatal, el niño comía muchísimo más de lo que yo podía producir. Lo tenía siempre en la teta, no salía de casa, y además con ayuda de «bibi» en todas las tomas. Me dolía una barbaridad el pecho, con grietas sangrantes, tres mastitis. Y no se explicaban cómo me hacía tanto daño si el niño cogía el pecho bien, de forma correcta, pero... Para mí era una agonía. Cuando cumplió 2 meses y medio, lo llevamos a un pediatra de pago porque lloraba todo el día y era inconsolable (y nosotros primerizos: solo tenía hambre), pero el pediatra nos dijo que el bebé tenía un problema cardiaco. Nos derivaron al hospital de Santander y allí le vieron una cardiopatía, una CIA. Estuvimos 4 días en observación. La cardióloga de pediatría me dijo que cuando mamaba entraba en una situación de mucho estrés y se le aceleraba el pulso demasiado, porque estaba muy ansioso. Me preguntó si cabía la posibilidad de dejar de darle de mamar y darle biberón de mi leche. Ahí tomé la decisión de abandonar la LM y pasar al biberón. El niño mutó, no parecía el mismo. Se volvió risueño, dormía más de 1 hora seguida, podíamos pa-

sear por la calle. Vamos, que para mí fue lo mejor.

Ahora tengo otro bebé de mes y poco. Empecé fatal, pero con pezonera y cremas especiales voy aguantando. Aunque también hay que darle biberón, porque, aunque no es tan grande como Laro, apunta maneras en lo tragón que es.

MARTA

....

Destete por enfermedad de la madre
Mi peque nació el 8 de agosto de 2019 y la lactancia fue genial. Di a luz en el Hospital Doctor Pesset de Valencia y una maravilla. Incluso pasó una asesora de lactancia que me corrigió ligeramente la postura. El bebé se enganchó a la perfección y no tuvimos ningún problema hasta el 16 de enero (el bebé tenía 5 meses).

En ese momento me operaron de un fibroadenoma benigno que tenía en el pecho izquierdo. Me salió 2 años antes, pero con el embarazo creció mucho, hasta medir 5 cm, y me indicaron que tenía que quitármelo, pero que podía continuar con la lactancia. El día de la operación, la cirujana que me operó me indicó justo antes de entrar a quirófano que lo mejor habría sido retirar la lactancia antes de la operación, cosa que nadie me había dicho. Pero bueno, como ya estaba allí, me operaba.

Al principio pareció que todo iba bien, tuve que desechar la leche de ambos pechos durante las 24 horas posteriores a la operación (tenía reservas de leche en el congelador) y luego empecé a darle directamente desde el pecho. Con el pecho operado lo pasé mal, porque los puntos estaban justo en el límite de la areola y no podía utilizar el sacaleches porque veía las estrellas. Una vez pasadas esas 24 horas, el bebé se cogía sin problema, yo no tenía dolor y vaciaba el pecho muy bien. Me limpiaba todos los días la cicatriz con agua, jabón y Cristalmina. Un mes después de la operación, una parte de la herida no había cicatrizado, seguía abierta y cada vez que amamantaba, fuera con el pecho que fuese, me salía leche por la cicatriz. Fui a revisión con la cirujana y me dijo que tardaría en cerrar debido a la lactancia, que debía retirarla ya, porque el bebé era muy mayor y parecía que le fuera a dar pecho hasta la universidad (tenía 6 meses). Yo insistí en mantenerla y me cosió dos puntos de sutura sin anestesia en el pecho para ver si podía acelerar el cierre. Dos días después me tocó ir a que me cosiera otro punto, puesto que había una parte que seguía muy abierta y salía la leche casi a chorro.

El día 5 de marzo me despierto con fiebre y con el pecho rojo. La cicatriz parecía que llevaba una semana más cerrada y casi no salía leche. Me voy corriendo a urgencias. Allí me dicen que tengo una infección y empiezan a apretarme el pecho, del que sale un líquido maloliente y de color blanquecino-marrón. Tienen que volver a abrirme la cicatriz para vaciarme el pecho de infección. La cirujana me comenta que puedo seguir con la lactancia, pero yo no puedo más.

Me remiten a ginecología, donde me administran Dostinex para intentar cortar la producción de leche. Yo estoy abatida totalmente y muy disgustada, pero ya había luchado y sufrido mucho por la lactancia y mi peque tenía 7 meses y ya estaba empezando la alimentación complementaria, y decido que es momento de cambiar a leche de fórmula. Tardó una semana en desaparecer la leche. Hasta ese momento fue muy duro, puesto que iba todos los días al centro de salud a curarme la cicatriz, ya que llevaba una gasa mechada dentro para evitar que volviera a pasar lo mismo y se cerrase por fuera y dentro quedase abierta. Cada día me apretaban el pecho para sacar la infección y salía infección y leche. Al final, me dieron el alta el día 23 de marzo con la cicatriz prácticamente cerrada. Anteriormente, el día 9 de marzo, tuve cita con la cirujana que me había operado. Siguiendo en su línea contralactancia, me dijo que lo que me había pasado había sido una mastitis del lactante, producida por mi bebé; en el hospital, cuando me atendieron el día 5, nadie me dijo que fuese provocado por el bebé, sino que la herida no había cicatrizado bien y por eso se había producido la infección. Al decirle que había tomado pastillas para parar la producción de leche, me dijo que era lo mejor que podía hacer, que debería haberlo hecho antes y que ahora seguro que se curaba superrápido.

Volví a revisión el 27 de abril, pero ella no estaba. Me atendió otra cirujana, con la cicatriz curada, y volveré el día 22 de octubre a una ecografía para ver si la zona ha quedado bien internamente. Esta última doctora me dijo que, si tenía un segundo embarazo y lactancia, no debía suponer ningún problema tener ahí una cicatriz, que no debería volver a abrirse internamente ni dar problemas, pero, la verdad, tengo miedo.

Esta es la historia de mi destete obligado y muy luchado.

Belén Vicedo

....

Destete con bandas adhesivas o aplicando algo en el pecho
Hola, yo le di el pecho a mi hija hasta el año y 9 meses, momento en el cual comencé a retirárselo gradualmente.

Primero la toma de la mañana, tratando de distraerla con alguna cosa o actividad cuando me pedía, eso durante unos días.

Luego saqué la toma de la noche; para dormirla la acunaba e intentaba darle biberón. Cuando ella me pedía mamar, yo me colocaba una tirita y kétchup debajo, y le decía que tenía una herida, pero nunca le di a probar, solo para que lo viera.

Por la madrugada se despertaba para la toma, como siempre, y para que siguiera durmiendo le daba el pecho, tal vez 2 o 3 veces en toda la noche/mañana, hasta la hora de levantarse, en que empezábamos el día «entretenidas» con otra cosa.

En las semanas siguientes eliminé la toma de la siesta, también mostrándole que lo tenía «lastimado», y al cabo de un mes le quité la toma de la madrugada; tres días después, aproximadamente, durmió toooda la noche y yo también.

MARIANA ZILLI

....

Bien, pues mi hijo tenía 27 meses ya y era superdependiente del pecho. Yo quería quedarme de nuevo embarazada y me agobiaba mucho la idea de quedarme embarazada, estar trabajando (por aquel entonces trabajaba), levantarme como me levantaba toooodas las noches cada hora y media para darle una «chupadita» y él se dormía pero yo no descansaba para nada. Total que le pregunté a la matrona qué podía hacer, ya que lo veía dificilísimo, pues el chupete se lo «lleva el perro» y ya, pero la teta de mamá no se la puede llevar el perro, así que me dijo que poco a poco iría haciéndose a la idea, pero eso no pasaba, mi hijo pedía cada vez más.

Se me ocurrió pintarme unos puntitos negros al lado del pezón. Nunca olvidaré la cara de mi hijo cuando fue a tomar teta y vio aquello, a mí se me rompió el alma, le dije que eran unos bichitos y que había que tener cuidado de no chuparlos. Así que había que comer muy muy poquito y mi pobrecito mamaba llorando, dos chupaditas y ya. Me miraba con una carita, mi vida... Para mí fue horroroso. Lloré 4-5 noches seguidas por no poder dormirle al pecho como hasta entonces, me sentía una madre horrible por negarle algo que sí podía darle, pero yo no podía más. Eso sí, le dormía en brazos, le llenaba de besos. Así fueron 3 noches, y desde entonces hasta hoy duerme del tirón sin problema. He de contar que con mi segunda hija tuve que seguir el mismo procedimiento. A los 24 meses con ella hice el destete porque se negaba a comer nada que no fuera el pecho. Ahora tengo otra bebé de 11 meses y seguimos con la teta, por supuesto; solo espero que el destete, ya que será el último, sea un poco menos traumático para mí, pero sobre todo para ella.

REBECA GONZÁLEZ

....

Destete de urgencia

Los inicios de la lactancia con mi hija mayor no fueron fáciles. El agotamiento del posparto, ingurgitación mamaria con la subida de la leche, pezoneras, grietas (una de ellas abierta durante 3 meses), bebé demandante cada 2 horas día y noche, crisis 15 días y la de 3 meses, y mi incorporación al trabajo a las 16 semanas a 110 km de casa, con el sacaleches como mejor compañero de viaje diario, fueron aspectos que hacían que siempre hubiera alguien en mi entorno animándome a que dejara la lactancia.

Pero como esto de la lactancia para mí era como alcanzar metas cortas y como cuando vas superando cada obstáculo, te vas sintiendo más poderosa, llegué al objetivo de los 6 meses de LME (lactancia materna exclusiva), y a partir de ahí fui dejándome llevar, hasta donde llegáramos, aunque las noches siguieran siendo durillas.

No sabía cuándo íbamos a terminar, pero el caso fue que a los 18 meses me quedé embarazada sin que hubiera sido premeditado.

Comencé a manchar y fui a urgencias sin saber qué iba a pasar aún; me dijeron que tenía que dejar de dar el pecho, algo que no estaba dispuesta a hacer de la noche a la mañana.

Yo intuía que el embarazo se había interrumpido, ya había tenido otros dos abortos antes de tener a mi hija, y así fue.

Fue en ese justo momento en el que decidí que no buscaría otro bebé hasta que no destetara a mi hija.

Sé que a muchas mujeres les ha ido fenomenal la concepción y el embarazo manteniendo la lactancia, pero yo no quería tener que pasar por un destete obligado de la noche a la mañana por mis antecedentes de abortos.

En ese momento decidí que llegaríamos hasta los 2 años de lactancia materna y no más, y cuando lo consiguiéramos, comenzaríamos con la búsqueda de un hermanito.

Aún no sabía cómo iba a hacerlo, claro. Me faltaban unos meses, así que empecé a leer y leer.

Tenía a favor que con esa edad, 18 meses, mi hija había empezado la «guarde», y de este modo las tomas se habían reducido a las tardes y las interminables noches.

Cuando faltaban 3 meses para su segundo cumpleaños comencé a seguir la regla de no ofrecer-no negar para el día. Era mi primer objetivo, el destete diurno.

Veía que no avanzaba mucho, porque la niña asociaba la teta a diferentes situaciones, que fui identificando e intentando evitar.

Me pasé más de un mes sentada en una silla cuando llegaba de trabajar, sin tocar el sofá para que no me pidiera. Si lo hacía, a veces intentaba distraerla jugando, otras no lo conseguía. Pero con paciencia llegó el día en que no me pidió más durante el día y pude volver a sentarme en el sofá.

Ya «solo» nos quedaban las noches.

Por las noches no me planteaba que me ayudara mi marido. Las noches siempre habían sido mías y me parecía demasiado cambio «desaparecer» y que se ocupara él. Además, colechábamos (aún lo hacemos...).

El caso es que tenía planificado un viaje de trabajo 2 semanas antes de su cumpleaños y comencé a decirle, alrededor de unos 10 días o así antes, que iba a irme de viaje, pero que cuando volviera, mamá volvería con pupa en las tetitas. Sé que hay opiniones en contra de este método por achacar a la tetita que se estropee, por así decirlo, pero es el que yo elegí.

Una y otra vez le dije lo del viaje y la pupa, para que por repetición se le fuera quedando para cuando llegara el momento.

Había leído varios casos con el «método» de taparse el pezón y es el que elegí.

Me fui de viaje con unos apósitos en la maleta, que me coloqué cuando llegué a casa. Estuve 2 noches fuera. La primera estuve muy triste. Pensando y recordando nuestra lactancia. No supe que la última vez que le di el pecho fue realmente la última. Tuve muchos pensamientos tristes que, por suerte, se desvanecieron pronto.

En esas dos noches fuera, ella había dormido tranquilamente, por lo visto, sin necesidad de chupete siquiera.

La noche en que volví a casa, al acostarnos, me pidió teta y fue cuando le recordé que mamá tenía pupa en la tetita. Quiso verlas y se las enseñé, y solo pudo ver los apósitos, es todo lo que vio. Se quedó dormida conforme, con su chupete, eso sí.

Al día siguiente ocurrió lo mismo y se conformó de nuevo; de hecho, ella misma iba diciendo que mamá tenía pupa en la tetita.

Y ya no volvió a pedir teta más.

Estuve como 15 días más poniéndome y quitándome los apósitos porque de vez en cuando me decía que le enseñara la pupa, pero nada más.

Yo ya no sentía tristeza. Sentía un poco de nostalgia al ver cómo mi «bebé» había dejado su tetita sin un solo llanto ni queja y se convertía oficialmente en niña al cumplir los 2 años.

A los 2 meses de destetarla, me quedé de nuevo embarazada y ahora tengo a mi otra hija que en 15 días cumplirá los 6 meses de vida y de LME.

No sé hasta cuándo llegaremos, pero por ahora no me preocupa.

Sí que es cierto que al nacer la pequeña fue una revolución para la mayor, que llegó a decir un día que no le diera la tetita a la hermana, algo que me puso triste. Otro me pidió tetita la pobre, aunque ya no sabe succionar, claro.

Pero con muchos mimos, besos y abrazos, hemos dejado atrás esa fase de celillos.

Además, he podido comprobar que tiene un buen recuerdo de la tetita de mamá.

Ahora solo disfruto de cada momento de crianza y de lactancia que tengo de nuevo ante mí.

Siempre digo que lo que más me molestó no fue ningún comentario de mi hija sobre la teta, porque no lo hizo, sino que dijera que iba a echar mucho de menos su chupete cuando se lo quitamos con 33 meses. ¡Nunca lo dijo de la teta, pero sí de un trozo de plástico!

CAROLINA CASADO ESCOLAR

....

Destete progresivo

Mi nombre es Mar, soy mamá de dos y actualmente estoy en lactancia del segundo. Os cuento cómo fue el destete del primero.

Siempre tuve mucho complejo de pecho grande, tanto, que en mi 18 cumpleaños mi madre me dijo: «Si tú así lo decides, te pagaré una operación de reducción. Pero yo jamás te insistiré en ello, has de decidirlo tú». Yo medité y al final decidí que no: quería ser madre y quería dar pecho. Así de claro lo tenía. Me quedé con mis tetas grandes y mis complejos.

Así que cuando fui madre, cerca de los 40, mucho más tarde de lo que hubiese querido (pero esa es otra historia), pensé que sería una de esas madres que dan pecho hasta que al bebé le sale barba... O pechos, grandes o no.

Me costó un horror establecer la lactancia; bebé prematuro, separación al nacer, ingreso en incubadora. Y yo allí, conectada al sacaleches cada tres horas, sin sacar una gota, y mi bebé con leche artificial. Aquel no era el plan...

Por fin, al cabo de tres días, unas gotas medio amarillentas en el culo de aquel maldito recipiente. Cuánto que agradecer a aquellas enfermeras del hospital la Fe de Valencia: «¡¡¡Esto es oro puro, niña!!! Baja corriendo para que se lo den a tu bebé». Y así, poco a poco, durante los 11 días que estuvo él ingresado (a mí me dieron el alta al tercer día), salimos del hospital con una lactancia exclusiva. Difícil, con pezoneras, con sacaleches, pero la leche de fórmula no llegó a entrar a casa.

Hacia los 3 meses, él mismo fue rechazando las pezoneras y conseguimos un buen agarre, y ahí es donde empecé a disfrutar de verdad el proceso.

Por eso, la primera extrañada fui yo cuando hacia los 8 o 9 meses de mi pe-que, empezó un desasosiego, una especie de cansancio, un ¿hasta cuándo vamos a estar así, con este nivel de dependencia? Me encantaba la lactancia, pero tenía ganas de poder separarme tres horas de él sin sufrir por si le entraba hambre, lloraba, yo no estaba... Tenía ganas de ponerme otro tipo de ropa, de no sacar mi pechamen donde fuera y como fuera, de tomarme una cerveza fría en verano... Llamadme superficial...

Así que, poco a poco, me ayudó mucho el verano, y con mi enano de algo más de un año, empecé a ofrecerle pequeñísimas cantidades de leche de vaca... «¿Quieres de esta, que está fresquita?» Seguía dándole pecho a demanda, mi idea no era sustituir tomas, sino que fuese probando. El caso es que le gustó. Así que poco a poco, cuando quería teta, le preguntaba primero... «¿Quieres de la fresquita, la que va en vaso?»

Y sea porque estaba fresca, porque le hacía gracia tomarla en vaso o porque con ella le podía hacer batidos de frutas, él solo fue poco a poco sustituyendo tomas. Todo poco a poco, sin forzar. Así, despacio, terminé dándole pecho tres veces al día, mañana, mediodía y noche. Un poco más tarde, solo mañana y noche, hasta que en unos meses lo más habitual era que tomase solo por la noche. Y digo lo habitual porque nunca se lo negué. Aunque le ofreciera leche de vaca, si alguna vez me pedía más, por estar malito o simplemente porque sí, no se lo negaba.

Eso sí, tampoco se lo ofrecía. Si se hacía daño, le calmaba con besos, abrazos, caricias y palabras en lugar de ofrecer pecho directo. Y así, con calma, hacia los 20 o 21 meses, solo tomaba un poquito antes de dormir.

A sus 22 meses me quedé embarazada de nuevo, pero su corazoncito se paró a las 9 semanas. Para mí fue devastador.

Un fin de semana de junio tuve que irme a casa a ponerme esas pastillas.[2]

De pronto pensé que quizá tenían una gran carga hormonal, que no era adecuado darle pecho... De forma absurda, mi bloqueo en el ginecólogo había sido tal que no se me había ocurrido preguntar. O quizá fue mi cabeza, que quería convencerme de que necesitaba pasar sola ese duelo; quería dedicarle ese día al bebé que no nacería, darle al menos ese día solo a él...

Le dije: «Cariño mío, mamá está malita hoy, necesito estar en la cama». Mi marido se ocupó de él y yo de mí misma.

Sorprendentemente, no me pidió teta en todo el fin de semana. Y al pasar esos días no me preguntó por la teta. Simplemente: «¿Mamá, ¿ya estás buena?».

Y así, sin más, a los 22 meses, sin ningún trauma, terminó nuestra lactancia.

No fue decisión de los dos, fue mía, pero con tooooda la calma, durante casi un año.

No voy a negar que después pasé un tiempo echándola de menos, pero creo que dentro de lo que cabe sí fue respetuosa y nada traumática.

Ahora mi segundo bebé acaba de cumplir 6 meses de feliz lactancia exclusiva y yo no genero expectativas ni me pongo objetivos. Igual dura un año, quizá cinco. Solo espero disfrutarla al máximo el tiempo que dure y que ambos suframos lo mínimo en el proceso.

MAR RODRIGO

Cuando Iker cumplió los 18 meses, la verdad es que tenía el corazón dividido. Por un lado me sentía satisfecha por ese vínculo tan bonito y enriquecedor, ese momento de la tarde después de encontrarnos tras nuestras labores del día y disfrutar de miradas, caricias y besos. Por otro lado, las noches me destrozaban, estaba cansada. Además, en las reuniones con familiares y amigos, Iker, desde el minuto uno, se enganchaba a su «teti». Allí estaba seguro, no interactuaba y a mí me superaba en ocasiones. Comencé a hacer destete respetuoso, no me puse una meta ni un tiempo... Simplemente iba a seguir el mantra no ofrecer-no negar, aunque en alguna ocasión de rabieta o tras un golpe lo primero que me salía era ofrecerle..., el instinto. Los meses pasaban y poco a poco, no sé muy bien cuándo, me di cuenta de que cada vez me pedía menos y empezamos a dormir mejor. A los 28 meses Iker un día no pidió, al día siguien-

---

[2] Hace referencia a las pastillas de misoprostol que se usan para provocar contracciones.

te tampoco y ahí quedó, no volvimos a hablar. Tras tres semanas me sentí orgullosa de que jamás lo hice llorar por negarle el pecho, ese era mi objetivo. Iker hoy tiene 33 meses, no hace mucho y tras ver a su primita pequeña tomar pecho, un día en la ducha me preguntó, señalándome el pecho: «¿Mamá, esto es para comer? Ahora le doy besitos».

Desde luego, jamás habría conseguido una lactancia tan satisfactoria sin el apoyo de los grupos de lactancia. Tras 2 meses de lactancia y unos cólicos horribles, casi me rindo por los comentarios de terceros y por el cansancio. Gracias a las magníficas asesoras, nuestra lactancia fue un sueño.

TRINI RODRÍGUEZ

....

Destete con ayuda de la pareja
Llevamos una semana destetadas las dos, yo y mi hija. Yo también tuve que «destetarme», ¡y antes que ella! Así que no sé si se considera exitoso. Hacerse a la idea no siempre es fácil, pero el dolor (por estar embarazada) era bastante horrible.

Un par de días antes empezamos a leerle un cuento, «Jero ya es mayor», haciendo adaptaciones, individualizando y evadiendo todo lo que no me gustaba. Unos días antes del libro iba diciéndole que «la teta», así le llama, se iba a acabar porque me dolía mucho y yo ya no lo estaba disfrutando tanto. En todo momento le recordaba que seguimos juntas y seguimos teniendo nuestros momentos únicos (como mínimo hasta que se enamore del padre).

Tiene 26 meses ahora mismo, que es cuando ha sido el destete. Yo esperaba que fuera horrible y hubiera rabietas cada 3 horas, pero sorprendentemente ha ido superbién. A veces pregunta, pero le digo que ya no se puede, aunque podemos leer un libro, y dice que vale y se va a otra cosa. Mete las manos y busca el pezón, sobre todo por las mañanas.

De vez en cuando, se pone en posición «bebé Laia», que es la posición de cuna de lactancia, supongo que buscando esos momentos únicos.

Los primeros 3 días fue mi marido el que la puso a dormir; ahora ya no hay problema y seguimos haciendo colecho. Las siestas están siendo casi inexistentes porque no hay lactancia, pero intentamos hacer momentos relax, que durante el confinamiento ha sido superfácil.

GEMMA

....

Destete con lactancia mixta
Mi nombre es Rocío y quería contaros mi experiencia de destete con mis dos primeras hijas.

A pesar de que siempre he sido muy curiosa y he estado bastante bien informada (o eso creía yo), al no tener nadie de mi entorno cercano que me acompañara en este proceso, cuando Daniela cumplió los 3 meses, ya no recuerdo bien la razón, si porque dormía mal o porque no engordaba suficiente, la pediatra me recomendó que le diéramos un biberón por la noche. Aunque intenté al principio no dárselo, al final se lo di, siempre después de la teta; en los últimos momentos ya no quería el pecho y poco a poco, al mes, ya solo tomaba leche artificial. Engordó un montón, demasiado, y de dormir nunca tuvo problema. Si hubiera tenido algún tipo de ayuda diferente, que podía haberla buscado, habría aguantado más tiempo la lactancia materna, y aunque me quitó quebraderos de cabeza a la hora de volver al trabajo, siempre me ha quedado la espinita.

Por eso para Adriana me informé mucho más. Fui a alguna charla de lactancia que daba la matrona y pregunté y me documenté mucho más.

Ella, en la crisis de los 3 meses, se estancó en el peso. La pediatra me ayudó bastante y estuvimos intentando darle más tomas y con más paciencia, por si era porque era muy inquieta y no aguantaba lo necesario al pecho. Además, era muy muy dormilona, dormía casi desde que nació 6 horas seguidas por la noche y luego más; era muy difícil despertarla para darle una toma, así que la última opción fue que la despertase por la noche para darle más tomas. Lo intentamos unos días, pero al ver que al final era muy complicado, porque no se despertaba y luego estábamos las dos agotadas y teníamos que seguir con la rutina de llevar a la mayor al cole, lo más fácil para todos fue darle fórmula: ella siguió durmiendo todo lo que quería y los demás también. Esta vez estaba más convencida de ello, porque de

la otra manera tenía que despertarla cada dos por tres y no había manera. Aun así, me arrepiento de no haberlo conseguido más tiempo.

Y con Olivia, que ahora tiene 5 meses y medio, seguimos con lactancia materna a pesar de lo difícil que ha sido, ya que es muy dependiente de mí y se despierta aún cada 3 horas o menos por las noches, y yo no puedo descansar, ya que mi marido no puede darle la teta, je, je, je. También es muy demandante y ha manifestado todas las crisis de lactancia, y solo le calma estar conmigo y la teta, y eso que el chupete lo coge fenomenal. Gracias a que mi pediatra me recomendó dar la teta, a LactApp y a los consejos de Alba, he estado acompañada en estos duros momentos y se han hecho más fáciles.

ROCÍO REAL

Destete traumático para la madre
Tengo 39 años y dos niñas: Laura, de 6 años, y Celia, de 6 meses.

Con Laura tuve un embarazo muy malo y de mucho estrés, y el parto y el posparto no fueron mejores.

Antes de salir del hospital ya tenía una grieta y me dijeron que me pusiera la famosa crema de lanolina. Eso, como es normal, fue a peor y a los 10 días de parir estaba en el hospital con un pecho como un balón de baloncesto y la rojez hasta la clavícula.

A los cuatro días, aunque me tomaba los antibióticos, no había mejoría y tuve que ir al hospital de nuevo; estuve 5 días ingresada por la mastitis y por una infección de orina.

El posparto fue muy malo, pues me machacaba con que no había sido capaz de alimentar a mi bebé. Hoy, después de leer mucho y de informarme, me doy cuenta de que no supieron asesorarme ni en el hospital ni la matrona.

El 31 de diciembre nació Celia por parto inducido y fue la mejor experiencia de mi vida, ya que fue un parto muy muy rápido, sin epidural, y mi niña y yo estábamos muy bien. Fue la última niña de 2019 en Cádiz. El embarazo fue muy malo, igual que el de su hermana, pero con muchos cambios. Esta vez no tenía estrés y tenía experiencia. Noté que mis pechos se preparaban para la lactancia. En la playa tenía una sensibilidad extrema, me salía calostro, sobre todo en las últimas semanas.

A los 6 días de nacer, ya tenía de nuevo una mastitis y un pecho obstruido. Si haces las cuentas, era día de Reyes, así que mal día para todo. Pasaron los días de fiesta y fui a la matrona, que esta vez sí me asesoró muy muy bien y vio que Celia tenía el frenillo corto.

Con 8 días se lo cortaron y me ayudaron mucho las matronas que se lo hicieron y le hicieron el seguimiento, pero, aunque mis mastitis mejoraron con antibióticos, no se iban.

Tuve una grieta que me abrió el pezón entero en ambos senos. Me mareaba del dolor, gasté tarros y tarros de Cristalmina, me puse cremas antibióticas, con corticoides, me hicieron un cul-tivo de leche, me dieron antibióticos y más antibióticos, probé todo lo que me decían. Probaba mil posturas, en la cama con un cojín de lactancia, la postura del balón de rugby, pezoneras, de todo. Acudí a charlas con matronas, ángeles que se desvivían para ayudarme, pero llegó el confinamiento.

El 12 de marzo me mandaron creo que el sexto antibiótico, el que se suponía que iba a quitarme la maldita bacteria que me había salido en el cultivo de leche.

Durante todo ese tiempo alguna vez le tenía que dar biberón a la niña con mi leche o con leche de fórmula y cada vez que se lo daba parecía que la estaba envenenando.

Un día, a mitad del confinamiento, cuando estaba tomándome el octavo tratamiento, ya no pude más y dije que abandonaba la lactancia. No podía más de dolor, de aguantar que me dijera mi marido que no tenía que pasar por eso, verlo sufrir por verme mal, estar mal y no poder atender a mi otra hija; mi madre pidiéndome que lo dejara, el confinamiento… un sinfín de motivos que hizo que tirara la toalla.

A mi bebé le costó dejar su teta para aceptar el biberón y encima no podía darle mi leche, porque si le daba la mía, la fórmula no la quería, y con el sacaleches no sacaba lo que la niña necesitaba.

He llorado y lloro mucho (ahora escribiendo esto) por la situación. A diario me levanto con el pijama manchado de leche, me sigue goteando en la ducha. Esto es horrible.

Estoy tentada mil veces al día de ponerme otra vez a mi niña en la teta y volver a tenerla para mí en ese momento tan bonito e íntimo, pero no quiero sufrir más y hacerle sufrir a ella y de forma indirecta a su hermana.

MAYTE RODRÍGUEZ

test genético: habían encontrado el problema y la solución. Mi bebé arcoíris ha sanado muchas heridas y llevamos casi 2 años de lactancia maravillosa; espero que esta vez seamos nosotras las que decidamos sobre su fin.

MIRYAM CASANOVA

Destete para someterse a una FIV

Pues mi destete no fue voluntario ni por una parte ni por la otra. Llevábamos casi 3 años de lactancia y yo tres pérdidas gestacionales consecutivas y un test genético que en principio indicaba que todo estaba bien, así que al volver a ver un positivo, hice caso de las recomendaciones que me iba dando mi ginecóloga alemana (por ese entonces vivíamos allí) desde la primera pérdida. Y con todo el dolor del mundo, no le di más teta a mi pequeña. Me sentí muy mal, no quería hacerlo, pero quería volver a quedarme embarazada y parecía que ese era el último factor de riesgo que yo podía controlar.

Ella lo llevó sorprendentemente bien, pero yo no... al poco del destete definitivo, volví a tener otra pérdida y me encontré sin lactancia y sin bebé... Fue devastador, sentía mucha injusticia y pena por mi pequeña, a la que le había quitado su tetita para nada. Intenté ofrecerle de nuevo, pero ella ya había cerrado el ciclo. A mí me costó un poco más sobrellevar ese duelo.

Al final volví a ver otro positivo y me llegaron noticias nuevas de mi

Hace 4 años me sometí a un proceso de reproducción asistida, a FIV. Logré quedarme embarazada, pero sufrí un aborto; en el segundo intento lo conseguí. Después de un parto largo y difícil, di a luz a mi primer hijo por cesárea. Él se quedó ingresado, separado de mí durante unos días, y nuestros inicios en la lactancia fueron muy complicados.

Al final lo logramos y no pensaba renunciar a ella por nada del mundo. Nos había costado muchísimo llegar hasta ahí.

Hace unos meses decidí que me transfirieran el único embrión que quedaba congelado, pero para ello el equipo médico me puso la condición de que tenía que abandonar la lactancia debido a la medicación que tenían que administrarme.

Tenía que destetar si quería volver a ser madre. Pero ni mi hijo de 2 años ni yo estábamos preparados. Acudí entonces a Alba Padró (mil veces gracias, Alba) para consultarle si lactancia SÍ o lactancia NO con proceso de FIV.

Su respuesta, basada en evidencia científica y actualizada, fue que sí, que podíamos continuar con nuestra lactancia.

No lo dudé: mi hijo me pidió teta, yo se la di y a continuación llamé para pedir cita y realizar la transferencia de aquel, mi último embrión, mi última oportunidad para ser madre.

Me preguntaron: «¿Sigues dando pecho?». Mi respuesta fue la que ellos querían oír: «No».

Me citaron para la siguiente semana y comencé el tratamiento. Fue todo un éxito.

Actualmente estoy embarazada, mi segundo bebé nacerá a principios de octubre y continúo dando pecho a mi hijo, y me siento fuerte y con ganas de intentar una lactancia en tándem.

No destetar a mi hijo cuando me «invitaron» a ello fue la mejor decisión que pude tomar. La información fue fundamental y me ayudó a sentirme tranquila y segura con lo que estaba haciendo.

María Briones Urbano y Mauro

....

Nuestra lactancia materna ha durado 4 años y medio; 4 años y medio de total libertad. Sí, digo de total libertad porque así es como me he sentido dándote el pecho hasta cuando una de las dos ha decidido. Nunca me he sentido más libre, me han dado igual miradas, comentarios, directas e indirectas de personas ajenas y cercanas... Siempre confié en mi instinto y el tiempo me dice que no me equivo-

qué, al revés, volvería a repetirlo una y mil veces.

Los comienzos no fueron fáciles, pero con mucho esfuerzo, muchas horas enganchada a un sacaleches y mi cabezonería, conseguí pasar de una lactancia mixta a una lactancia de solo teta... Y así, poco a poco, fueron pasando los años sin preguntarme hasta cuándo seguiríamos así; solo los demás nos lo preguntaban (sí, a ti también) y yo siempre contestaba, «hasta que una de las dos decida que se acabó».

A los 4 años, las noches ya se hacían cuesta arriba... Siempre hemos colechado y siempre me ha costado volver a quedarme dormida una vez que me despertabas para tomar teta (que prácticamente era cuando te apetecía, cuando notabas que te habías alejado medio milímetro de mí o simplemente cuando querías dormir con el pezón dentro de la boca). Y en ese momento empecé a plantearme que ya me tocaba dormir alguna noche más de tres horas del tirón, algo que llevaba 4 años sin hacer.

Pero no sabía cómo hacerlo. Había leído muchas cosas y visto el ejemplo de otras madres, pero no me convencían... Que si la teta está malita, que si se le ha acabado la leche... Ninguna de esas ideas me llenaban, sobre todo cuando yo siempre te he explicado las cosas como son y siempre las has entendido.

Así, a los 4 años y 3 meses, una noche, antes de dormir, te expliqué que por las noches yo necesitaba dormir, que, si tomabas teta, yo me despertaba y luego me costaba mucho quedarme dormida, y que en vez de tomar teta, podías usarla para darle un mimo. Sorprendentemente, me miraste y me dijiste sin darle mayor importancia: «Vale».

Esa noche, tu instinto seguía guiándote a tomar teta, pero en cuanto me despertaba y lo notaba, te decía: «Para mimo, para mimo», y tú dejabas de mamar, le dabas un beso, te apoyabas en ella y te quedabas dormida. Así pasamos casi una semana, con despertares intermitentes, pero en cuanto me oías susurrarte «solo para mimo», enseguida la dejabas.

Las noches empezaron a ser mágicas para mí, pues ya dormía del tirón 4 horas o más seguidas, y aunque por el día seguías tomando teta cuando querías (y a mí no me importaba), llegó el momento de tomar una decisión en mi vida, hacerme un tratamiento de fecundación in vitro.

Los médicos me dijeron que para eso debía dejar de dar el pecho por completo, y por cuestiones que no vienen a cuento, debía ser radical, ya o ya.

Por supuesto que hice mi tratamiento, pero nunca me han gustado los radicalismos, así que pensé: «Si muchas mujeres se quedan embarazadas dando el pecho, ¿por qué yo no?». Sabía que había llegado el mo-

mento de dejar de tomar el pecho también por el día, pero me negaba a que fuera así, de un día para otro, y, como siempre, decidí hacerlo poco a poco, sabiendo, además, que prácticamente por el día ya casi ni tomabas, sino que era solo tu momento de «relax».

Otra vez me surgió la duda de cómo hacerlo, así que me inventé que, a partir de ese momento, cuando tomases teta, iba a ser contando hasta 6, y a la de 6 soltarías la teta. Y así lo hicimos, y además te pareció superdivertido, ¡normal, porque hacíamos toda una fiesta!

Poco a poco, con los días, de 6 bajamos a 5, de 5 a 4… y así sucesivamente, hasta que ya solo venías a darle un beso a la teta. Como siempre, me diste una lección de lo bien que haces las cosas.

Si alguien me preguntara sobre cómo hacer el destete, simplemente le diría: como te indique tu instinto, como te parezca más respetuoso para ambos… Tómate tu tiempo, piénsalo y, sobre todo, no subestimes a tu bebé o a tu niño, pues seguro que va a sorprenderte.

Y así terminó nuestra lactancia, pero no tu relación con la teta, pues hasta el día de hoy, para dormirte, para calmarte o simplemente para estar hablando tranquilamente conmigo, necesitas tocar la teta.

ALMUDENA

Arrepentimiento posterior al destete

30 de diciembre del 2019, se acaba el año. Y me he propuesto escribir mi experiencia sobre el destete. Como un ritual, para poner palabras a un sentimiento muy hondo a una voz que me sigue hablando y me sugiere que es un buen momento para cerrar este capítulo.

Resumiendo: tengo dos preciosas hijas: Nora de 13 y Júlia de 9 años. A las dos les di el pecho: a la primera dos años, a la segunda, tres.

He de decir que al tercer día de dar el pecho a la mayor lo quería dejar, porque me dolían mucho los pechos. Pero gracias al asesoramiento en lactancia de Alba Padró, de tres días pasé a cinco años de amamantar a las dos niñas. ¡No está nada mal!

La lactancia ha sido una experiencia fabulosa, evidentemente con sus altos y bajos, a veces cansada, pero sobre todo fabulosa. A medida que pasa el tiempo, cada vez la encuentro más alucinante, y una de las experiencias más fantásticas que he tenido con mis hijas.

A Nora la desteté con dos años. Lloró unas cuantas noches, pero fue relativamente corto. Lo pasé mal los primeros días, pero como sabía que quería tener más hijos, no era una despedida para siempre... no sé... fue diferente. Intenso pero breve. Con la segunda, Júlia, la cosa fue muy distinta.

Lo que peor me supo en el momento del destete era no tener toda la información: que una vez que has empezado el destete, el reflejo de succionar se pierde muy rápido. Me hubiera gustado mucho tener esta información antes de tomar la decisión. Porque es un momento crucial para las dos. ¡Esta separación de la teta después de tres años es brutal!

La tomé convencida de que era lo mejor. Júlia entraba en septiembre en la escuela. No había ido a la guardería porque era una niña con bronquitis recurrentes y un poco delicada. Estuvimos juntas, porque yo apenas trabajé durante estos primeros tres años. La supermamá, la superteta, el superpapá, la supernora, los superabuelos... un entorno feliz, ¡muy feliz!

Pensé que la adaptación sería dura para ella, la verdad es que tenía mucha mamitis y tetitis. Mi marido y yo pensamos que quizá sería mejor destetar antes de comenzar la escuela. Aún lo recuerdo, era un 18 de agosto. Tendría tiempo de despedirse de la teta y luego comenzaría la escuela. ¡Nada más lejos de la realidad! Estuvo un mes llorando desconsoladamente por las noches.

Tuve la idea —no sé si buena o mala— de dormirla yo durante este tiempo. Me suplicaba que le diera la teta, al final nos dormíamos las dos abrazadas llorando, ¡un drama!

He de decir que tomé la decisión segura, después de una mastitis y de un tiempo de no poder dormir más de tres horas seguidas por esta razón. Por las noches la niña aún mamaba unas tres veces. Y por el día a demanda. Ya me sentía cansada y creí que había llegado el momento.

Al cabo de un mes de destetarla, cogió una bronquitis. Estábamos en urgencias con la tercera nebulización... y dije: «¡Se acabó! ¡Volvemos a la lactancia hasta que nos cansemos!». Me saqué el pecho y le dije: «Vamos a ver si aún hay leche, a lo mejor queda un poquito».

Ella me miró asombrada y me dijo: «¿Seguro? ¿Puedo tener la teta?». Y probó, y me dijo: «¡No sale leche!».

Leche había; era ella que se había olvidado de mamar. No sabía succionar. Lo intentamos varias veces y no hubo manera. Llamé a mi asesora de lactancia, Alba, y me dijo: «Se ha olvidado, ya no sabe mamar».

El mundo me cayó encima. No podía ser. Quería deshacer lo que había hecho, quería volver a darle el pecho y ¡ya no podía! Ya no había marcha atrás, no sabía que se olvidaba tan rápido. Si lo hubiera sabido quizá no la habría destetado o quizá sí. Pero creo que es importante tener toda la información.

Esta tristeza me ha durado años. He tardado 6 años en poder escribir sobre esto. Júlia tardó casi tres años en adaptarse a la escuela. No era por el destete, era porque ella era una niña muy tímida y con mucho apego a la familia. Creo, de verdad, que hubiera sido más llevadero si le hubiera mantenido la lactancia: tuvo que adaptarse a dos cosas: la entrada en la escuela y el destete. Creo que fue demasiado. Hizo un retroceso en muchos aspectos. Se pasó casi todo el P3 llorando. Estaba enferma semana sí, semana no. Siempre pensaba, si pudiera darle el pecho quizá no enfermaría tanto. Durante años ella me decía a veces: «Me acuerdo de la teta, me gustaba mucho dormirme con ella, me daba mucha tranquilidad. ¡Qué lástima que se acabara!».

Si existiera la lámpara de los deseos y pudiera pedir uno, yo pediría no haber destetado a Júlia, que se hubiera destetado ella solita, sin traumas, sin lágrimas. «¿Y qué pasa si está en la escuela y sigue mamando?», me decían. ¡Pues, nada! Que ella es feliz con su teta y la madre también y a quien no le guste o le parezca que es demasiado mayor que mire para otro lado. Sí, es mayor, ¿y qué? ¡Es cosa nuestra!

Con el tiempo este sentimiento de arrepentimiento y tristeza se ha ido difuminando. Veo a Júlia sana y feliz, y esto es lo importante. Pero he de admitir que queda un residuo, pero puede convivir conmigo. Es un color más, que forma parte de todos los colores de los que estoy hecha. Sé que es difícil tomar esta decisión, que a veces estamos muy cansadas, la presión social... pero quiero decir a las madres que deben saber que el reflejo de succión se pierde en pocos días. A partir de aquí decidid lo que queráis, seguro que estará bien.

30 de diciembre, Mallorca. Delante del mar doy gracias a la vida por haberme dado tanto, como cantaba Omara Portuondo. Por haberme hecho el regalo de poder dar el pecho tanto tiempo y tan intensamente a mis hijas.

EXPERIENCIAS POR EDAD

Intenté unas semanas que se enganchara, porque aunque me dieron las pastillas para cortar la subida, me goteaba el pecho. Pero no hacía tomas completas, así que dejé de intentarlo.

DÉBORAH PÉREZ

En este capítulo final puedes encontrar los destetes divididos por franjas de edad, cada caso con sus diferentes circunstancias y características. Creo firmemente que leer historias de destete de todo tipo nos ayuda a entender y valorar la complejidad de esta etapa final de la lactancia.

Del nacimiento a los 5 días

Cuando nació mi hija Alba, en los momentos inmediatos al parto no hicimos el piel con piel. Fue un expulsivo duro y había dudas de que hubiera tragado meconio, así que se la llevó la pediatra rápidamente, aunque a los pocos minutos ya estaba perfecta. Sin embargo, a mí estaban cosiéndome y creo recordar que la cogió en brazos su papi. Tardaron bastante en terminar con los puntos, ya que una vez dados, me hicieron un tacto rectal y las matronas se dieron cuenta de que me habían cosido mal, y otra vez a descoser y coser. Cuando terminaron, ya me dieron a la niña, y una vez en la habitación la puse al pecho; me dolía horrores, ella agarraba fuerte y con ganas, y a mí me costaba soportarlo. Tenía tan claro que íbamos a hacer lactancia exclusiva que supongo que esos primeros agarres me frustraron, porque ni por asomo lo habría imaginado así; quizá lo tenía idealizado. Yo en ningún momento de esos primeros días noté la salida de calostro, aunque es posible que algo saliera, no lo sé, así que en el hospital nos dijeron que había que suplementarla con biberón. Pese a ello, yo seguía segura de que una vez en casa la leche subiría y todo iría bien. Lo intenté con pezoneras, a ver si así llevaba mejor el agarre, y bueno, algo me aliviaba. Creo que al quinto día del nacimiento noté la «subida» de la leche, o sea, el pecho duro, caliente; mientras la habíamos complementado con biberones, aunque yo la ponía al pecho antes de darle el biberón. También utilizaba el sacaleches para estimular, pero hasta ese quinto día no vi ninguna gota de nada. El día de la subida de la leche, al menos con el sacaleches conseguí ver unas gotitas, así que seguía con la rutina de ponerla al pecho antes del biberón.

Ya soportaba mucho mejor el agarre que en el hospital, aunque me seguía molestando, pero ya era soportable. Pedí consejo a la matrona de mi centro de salud y se limitó a apretarme el pecho y el pezón, y al ver la gota de leche que salía, me dijo que no había ningún problema, que había leche y que siguiera con esa rutina de lactancia mixta. A medida que pasaban los días, la niña no quería el pecho, succionaba un poco y ya, así que pasábamos al biberón. Y así duraríamos un mes más o menos... No sé si puedo hablar de destete siquiera. Las gotas que salían con el sacaleches terminaron por desaparecer, tenía amigas que me decían que, si iba a terminar con lactancia artificial exclusiva, necesitaría tomar una pastilla para cortar la subida de la leche, pero en mi caso ni eso hizo falta, simplemente esas gotas desaparecieron. Me dio muchísima pena porque mis planes no salieron como estaba previsto. En mi entorno, mi marido me decía que no me preocupara si la lactancia no evolucionaba, supongo que como me veía tan triste con ese tema quería animarme. Mi madre no me dio el pecho, así que ella no entendía mi empeño y mi pena, me decía que la niña se criaría perfectamente con biberón y que no me obsesionara, tampoco querían verme mal. Te escribo ahora embarazadísima y de 40 + 4, esperando a mi segunda hija. Tengo ilusión por que esta vez funcione, aunque también es cierto que, si se repitiera la misma situación, mi nivel de frustración sería muchísimo menor. Te he oído hablar de la hipogalactia, no sé si sería lo que me pasó, siempre he padecido SOP, o si fue una conjunción de circunstancias... En fin, lo voy a volver a intentar; quizá sin la presión que yo misma me generé con mi primera hija, las cosas fluyan, no lo sé. Menudo testamento he escrito, espero que te sirva. Un abrazo y muchas gracias por tu labor, ojalá te tuviera más cerquita.

SHEYLA DE LA ROSA

....

Tuve en el 2018 un embarazo de un niño que, según me programaron el día 13 de enero, iba a nacer por cesárea el 18 de enero del 2019. Al parecer todo estaba bien, pero en el transcurso del día 17, mi bebé de 38 semanas y media murió dentro de mí. Sin saberlo, llegué al quirófano el 18 y cuando me abrieron se percataron de que el niño estaba muerto. Fue terrible todo: la muerte de él, la forma en que me lo dijeron, todo el tiempo que pasó para que me cerraran y sentir todo en ese día. Tomaron decisiones por mí, como por ejemplo darme el medicamento para cortar la leche, ya que mis senos estaban llenos. Un tiempo después, tras haber leído mucho, me enteré de que solo era necesaria una dosis del medicamento, pero me dieron tres; además, tendrían que haberme explicado que, si más adelante quería amamantar a otro bebé, habría sido más fácil que yo hubiera ido bajando la producción de leche. Tres meses después, me quedé embarazada de nuevo, un embarazo muy nervioso. En este no hubo producción de leche, ni siquiera calostro. Mi niña nació el 30 de diciembre del 2019 y tuve problemas desde ese día. No salía nada de leche, y eso que en la clínica probaron de todo. Al final, tuve que darle fórmula, porque lloraba de hambre.

Cuando salí de la clínica no me rendí. Seguí intentando darle pecho, pero salía muy poca leche y la niña era muy grande y demandaba más de lo que yo producía. Lloraba desconsoladamente. Llegué a contratar a una persona para que me ayudara con el agarre, pero mi niña chupaba y no sacaba nada. Le daba tanta rabia que soltaba el pecho y al final me tocaba darle biberón. Yo intentaba hacer extracciones de noche, porque me habían dicho que era cuando más producción había, pero no conseguía nada. Al mes acepté mi situación. Me puse a investigar y descubrí que el problema había sido la medicación que me dieron en el primer embarazo para cortar la leche.

Al final, llegué a la conclusión de que lo primero era la salud de mi hija y de que tendría que buscar la conexión de la lactancia de otro modo. Hoy, 6 meses después, mi hija es una niña grande, sana y muy inquieta.

ERIKA GARCÍA

El bebé nació el 3 de enero, pesó 3,130 kg. En el hospital parecía que el agarre estaba bien, pero yo en ningún momento sentí la subida de la leche; quizá no tenía que sentirla o sí, no lo sé, porque era primeriza y tampoco me habían informado. Creo que lo hice mal desde que nació. Nadie me explicó cuánto tiempo debía tenerlo encima de mí y ofrecerle pecho (si fuera ahora, lo habría tenido todo el día encima); yo cada tres horas le ofrecía el pecho durante una hora más o menos, pero el bebé estaba muy cansado del parto y solo quería dormir. En el hospital me dijeron que un poco de leche artificial iría bien para enseñarle, así que mientras yo tenía al bebé en el pecho, mis familiares me iban ayudando a darle gotitas de leche, pero nada. Parecía que el niño iba agarrándose bien, yo estaba contenta, algo agobiada por el dolor de los puntos y las visitas familiares, pero bien.

El día 6 de enero nos dieron el alta. El pediatra nos dijo que el día 8 quería vernos, porque el niño estaba muy amarillo y la bilirrubina subiendo. El niño pesaba 3,040 kg. El día 8 el pediatra nos dijo que teníamos que parar el aumento de la bilirrubina por el bien del bebé y que había que controlar la pérdida de peso (el día 8 pesaba 2,940 kg). Me dio una caja de 24 biberones y me dijo que le diera complemento. Mi marido y yo no teníamos ni idea de cómo hacerlo, pero como me habían dicho que era por el bien del bebé, ya salí de la consulta dándole un biberón. Cuando llegué a casa le ofrecí pecho y bien; después del pecho, el «bibi». Por la noche le ofrecía pecho, pero el agarre aún no era perfecto y se ponía nervioso, le ofrecía el «bibi» y encantado... Hasta que el día 10 ya me negó el pecho... Lo ponía cerca del pecho y nada. Yo creo que tenemos parte de culpa por no haberlo hecho bien.

El día 10 de enero ya pesaba 3,120 kg y tenía la bilirrubina controlada. Como vi que con el biberón el niño mejoraba, ya no le ofrecí más pecho, porque él tampoco quería. Unos días después, fui al CAP y mi doctora, aunque me dijo que no me hacía falta, me dio la pastilla famosa para cortar la leche.

Ahora miro atrás y pienso que quizá tenía que haberlo intentado más, pero a la vez soy consciente de que estaba muy débil y con muy pocas fuerzas, pues en el parto se dejaron una gasa y no nos dimos cuenta hasta el 18 de enero, cuando ya no daba pecho. Para colmo, a principio de febrero empecé a sangrar a chorro; mi ginecólogo se dio cuenta de que en el parto se habían dejado restos de placenta, y tuve que entrar en quirófano.

En realidad, el destete no fue ningún trauma para mi bebé, más bien un alivio, pues si le daba primero el pecho, se ponía nervioso, y si le daba antes el biberón, luego no tenía interés por el pecho.

Gracias a Dios, ahora ya estoy bien, mi bebé también y estamos felices. Me quedo con la frase de que una mamá no es solo teta, pero reconozco que me ha costado aceptar el destete tan temprano. Solo deseo tener otro hijo para poder hacerlo mejor. Estoy segura de que ahora sé muchas más cosas que antes.

NURIA CAMBRA

....

Durante mi embarazo, era el primero, tuve claro que quería dar el pecho. Me apunté a talleres de lactancia materna e iba muy contenta. Lo tenía clarísimo, pero una cosa es lo que pensamos y la teoría, y otra es llegado el momento en cuestión. De un parto vaginal en el que todo iba genial pasé a una cesárea corriendo, ya que el bebé tragó sangre de la placenta; tuvieron que hacerle un lavado gástrico el día que nació, así como al día siguiente, porque vomitaba sangre.

Yo me lo ponía al pecho, pero no lo cogía. Después de tener ayuda de las matronas para el agarre y las posturas, llegaron los dolores de pezón con sangre. Los pechos se me pusieron como piedras, intentaba sacar leche manualmente con un sacaleches y poner al bebé a mamar con mucha sensibilidad... El bebé quería pecho, pero no me había subido la leche aún: según me comentaron, en cesáreas tarda hasta 3 días; de hecho, así sucedió días más tarde. Aquello se me hacía un mundo, tenía sentimientos contradictorios, con miedo contaba el tiempo que quedaba para volver a ponerlo al pecho. Cada vez que lo acercaba a la teta, llorábamos los dos, lo que hacía más difícil mantener la calma y serenidad en esos momentos tan duros. Cinco días después de dar a luz, decidí dejarlo por agotamiento, desconocimiento quizá o por no tener toda la información o ayuda que se requiere en ese primer momento de la lactancia.

Me costó mucho tomar esa decisión; de hecho, a día de hoy aún pienso en ello con sentimiento de culpa.

Desde fuera, o al menos así lo veía yo, parece que dar el pecho es muy fácil, natural e instintivo, pero requiere técnica, paciencia y la mente en blanco, sabiendo que pasan unos días hasta que haya teta.

ÁNGELA

....

Mi segundo hijo nació el 23 de mayo. No sé si fue por ser el segundo, la leche me subió la segunda noche mientras estaba en el hospital. Al seguir en estado de alarma, no daban el alta hasta las 48 h, ya que la prueba del talón se la hacían allí.

Como con mi primer hijo no tuve mucha ayuda de las enfermeras con respecto a la lactancia, solo una chica me ayudó algo, no tenía conocimientos. Mi hijo cogió bien el pecho, con tranquilidad, pero me hizo una grieta por el mal agarre.

Yo era constante, ya que mi primera lactancia fue muy dura y mixta y duró menos de un mes, y tenía la espinita clavada.

Le pedí a mi marido que me llevara pezoneras para mejorar la grieta.

La tarde del primer día que pasamos en casa, vino una doula. Estuvo dos horas, pero, sinceramente, todo lo que me contó lo sabía y no llegó a ver mucho el agarre porque el niño no tenía hambre y no cogía el pecho, así que de poco me sirvió.

Con el tema de la crisis sanitaria no podía acudir a muchos sitios, así que os escribía por la app, que está muy bien. Mi hijo es muy comilón, en dos semanas cogió 400 gramos. Iba bien de peso, pero claro, al ser al principio y encima muy demandante, se pasaba todo el día al pecho.

Tengo otro hijo de 2 años y medio que también me necesitaba y eso me hacía sentir inútil.

El dolor iba empeorando y con la pezonera no mejoraba. Cada vez que cogía a mi bebé porque lloraba, yo lo hacía también. Me encontraba muy sola y mi pareja, la verdad, igual que hizo con el primero no me ayudó mucho. El posparto en mis dos hijos no ha existido por parte de mi pareja.

Al final te encuentras triste, sola y encima con un dolor extremo. Y cansada, muy cansada.

Los pezones empezaron a ponerse blanquecinos, tal vez de la circulación, y me producía un dolor enorme, no podía ponerme ni camiseta por el dolor que me producía el roce.

Así que tras dos noches horribles, decidí dejarlo; no podía seguir así.

Lo dejé quitando algunas tomas, pero en cada una de ellas me sentía culpable por lo que estaba haciendo. Encima, con la crisis sanitaria tenía miedo de no haberle aportado a mi hijo las defensas suficientes...

Utilicé el extractor dos veces y por las noches dormía sin camiseta para que la leche saliera. Me di mucho masaje para evitar que se me hiciera una mastitis y así, poco a poco, fue retirándose la leche.

Mi hijo cogió bien el biberón, ya que era pequeño. Aún sigo manchando algo, sobre todo cuando llora, y cada vez que pasa hay veces que pienso en ponérmelo de nuevo. La culpa no se va, siento mucha culpa y tristeza.

MARÍA TERESA MARTÍN

....

Maya nació por cesárea y me esperó las dos horas que estuve en reanimación haciendo el piel con piel con su padre e intentando sacar algo de un pecho que no podía darle más que calorcito.

Al principio parecía que iba bien, pero enseguida empezaron a dolerme los pezones. Mucho. Recuerdo que me ponía los vasitos en los que me traían los calmantes en los pezones para protegerlos del roce del camisón, porque ni eso aguantaba... Ni idea de que existían las conchas protectoras de pezones. En el hospital no supieron asesorarme; unos me decían blanco, otros negro, y yo asumí que la lactancia dolía y que había que aguantar.

Con esa idea, los pezones con grietas y la cicatriz de la cesárea, llegué a casa a empezar la vida como familia de tres. Los primeros días estuvo mi madre con nosotras, porque mi marido tenía por aquel entonces un trabajo con guardias que no podía saltarse. Me ayudó muchísimo en todo lo que sabía, pero ella dio a luz en la época en la que los pediatras recetaban fórmula porque era mejor que la leche de las mamás. Los pechos seguían doliéndome, los pezones tenían unas grietas enormes, parecía que iban a desprenderse. Fui a la revisión de la matrona; me ayudó a corregir el agarre, pero las grietas seguían. Yo usaba Purelan y aceite de vitamina E porque es lo que recomendaban. «Ponte calor —me dijo— para que la leche fluya más»... Empecé a tener fiebre. Aquellos días ya estaba mi hermana ayudándome porque mi marido seguía con guardias de más de 14 horas y yo estaba hecha un trapo. Mi hija quería estar al pecho todo el día y lloraba sin consuelo. No me di cuenta entonces, pero en las fotos se ve que perdió mucho peso, la pobre. Yo no entendía por qué quería seguir al pecho después de mamar durante una hora y media.

Y la fiebre seguía, cada vez más alta. Yo volvía a la matrona. «Ponte en cuadrupedia y que mame así.» Yo volvía a casa y lo hacía a pesar de la fiebre y de temer caerme encima de mi chiquitina porque ya no podía ni con mi alma. Ella seguía llorando sin parar. Seguía con fiebre. Volvía a la matrona. Ya tenía el pecho rojo y muy caliente hasta casi el hueso de la clavícula. «Tienes que sacarte leche a mano.» Obediente, en casa una de mis hermanas intentaba sacarme leche ordeñando el pecho, que me dolía solo con el roce del camisón. Mi pequeñaja seguía llorando y al pecho casi todo el día. Yo seguía con fiebre, ya por encima de 39. Volví a la matrona. «Toma pulsatilla porque no puedes tomar antibióticos dando pecho sin que afecte a tu bebé.» Compré la pulsatilla y me instalé con mi madre para que me ayudase. Fiebre alta, pecho ardiendo, rojo como un tomate y casi hasta el cuello. Nos fuimos a urgencias. Todo fue surrealista. Los especialistas que me atendieron no hablaban claramente de la mejor opción, solo me decían que la leche materna era lo mejor para mi hija y que no podían recomendar nada que fuera en su contra... Al final, intuimos que la mejor alternativa para mí era aceptar el ingreso y que interviniesen. Tenía un encapsulamiento que tenían que vaciar. Maya ingresó conmigo porque mamaba. Cuando el gine se fue a hacer los papeles, la enfermera que estaba con nosotros se acercó y me dijo: «Es mejor que tu hija tenga mamá a que tome leche materna». Fue como si cayese el telón. En ese momento lo vi claro, la lactancia para nosotras estaba siendo un vía crucis, ambas sufríamos en lugar de disfrutar. Me ofrecieron la pastilla para cortar la leche y les dije que sí. Lo de la mastitis fue aún un camino largo, pero la lactancia de mi hija continuó con leche artificial a partir de entonces. Al principio me sentí culpable por todos los beneficios que le estaba haciendo perder, pero gracias a Dios resultó una niña fuerte que no enfermó casi nunca.

En septiembre del año pasado tuve a mi segundo. Con él ya sabía que tenía que prepararme. Leí y estudié todo lo que pude. Elegí un hospital respetuoso con el parto y la lactancia, por si volvía a ser cesárea poder hacer el piel con piel. Leo nació de parto vaginal y estuvo mamando ya en el paritorio. Aunque los pezones me dolieron el primer día, los consejos de las matronas y demás personal del hospital me ayudaron mucho, sin juzgarme, cuando les pedí un «bibe» para dejar que mis pezones se recuperasen. Me enseñaron con paciencia cómo hacer la lactancia con jeringuilla y cánula para que no se acostumbrase. Me marché del hospital ya sin molestias y con la lactancia establecida. Llevamos 10 meses de lactancia materna, los seis primeros exclusiva. Me incorporo al trabajo a finales de septiembre después de una excedencia y mi deseo es seguir con la lactancia a demanda cuando estemos juntos, hasta que uno de los dos se canse o se destete de manera natural.

ALICIA NIETO

....

Yo tuve a mis mellizos por cesárea el 28 de febrero, en el hospital Quirón de Valencia. Allí tienen una IBLC maravillosa, Paloma, que me ayudó con la lactancia, puesto que mi ilusión era poder darles pecho, aun sabiendo que sería difícil. Mis bebés nacieron de 34 semanas con 2,450 kg Sofía y 2,190 kg Hugo.

Al nacer se fueron directos a la UCIN, pero yo, al salir de quirófano, ya tenía a Paloma en mi habitación esperándome para empezar la estimulación y la extracción de calostro para dárselo a mis bebés, puesto que no pudimos hacer el piel con piel por su prematuridad.

La leche tardó dos días en subirme, y mientras, iban dándoles a mis bebés lo poquito que yo podía sacar de calostro y el resto leche de fórmula con dedo-sonda. Yo tuve unos problemas con la preeclampsia (motivo de la cesárea tan prematura) y no pude ir a la UCIN hasta pasados tres días. Una vez que pude estar con ellos, los poníamos al pecho; Sofía se cogía superbién, le dábamos ayuda, pero con el sistema pecho-sonda, pero Hugo no se cogía, nos tocó introducir la pezonera y aun así no cogía nada de peso, llegó a bajar hasta 1,950 kg y no conseguía que remontara. Nos los trajimos a casa a las dos semanas, y Sofía ya estaba por encima del peso de nacimiento, con la lactancia bastante bien, ya casi no le dábamos fórmula, porque yo entre toma y toma intentaba sacarme todo lo que podía. Hugo seguía sin coger peso, aún estaba en 2,120 kg, ni siquiera el peso del nacimiento, y yo ya empezaba a estar bastante agobiada. Me pasaba el día con las tetas fuera, las dos. Los peques tardaban mucho en mamar, una hora o más en cada toma; cuando ellos acababan, me ponía el sacaleches, y así pasaba mi día...

Nos mandaron a casa el 13 de marzo, día del confinamiento...

Eso ya fue lo que me faltaba, me agobié muchísimo, con dos bebés, primerizos y solos. Además, Hugo seguía sin cogerse, me hacía daño, tenía perlas de leche, que conseguía sacar poniendo a la nena en ese pecho varias veces, porque ella sí que se cogía bien. Luego empezó a salirme la leche como si fuera agua sucia, muy clarita, casi transparente. Esa fue la gota que colmó el vaso...

Estaba supermal, muy agobiada y sin poder desahogarme con nadie; estaba todo el día y la noche con la teta, me dolían. Hugo no engordaba y nosotros estábamos agotados, no podíamos acudir al pediatra con nuestras dudas ni a que nos orientarán porque era todo telefónico; de hecho, nos diagnosticaron por teléfono unos hongos en la lengua que resultaron ser otra cosa. Porque además de estar con los dos bebés, teníamos que hacernos cargo de la casa y nuestras comidas... Me vi muy sobrepasada y decidí dejarlo cuando ellos tenían un mes y medio. Llamé a mi matrona y me concertó una cita, porque le comenté el caso por teléfono. Cuando fui me dio unas pastillas y me dijo que me dolerían los pechos una semana más o menos, mucho, y que intentara ponerme presión en los pechos y que no acercara mucho a los bebés, porque eso estimulaba las hormonas. Yo me tomé las pastillas, pero en el resto no le hice caso porque me dolían muchísimo. Miré por Internet para ver información y ponía que la presión no hace nada, y por supuesto iba a coger a mis bebés cada vez que ellos o yo lo necesitáramos. Tuve una mastitis bien grande en ambos pechos a la vez, pero yo los masajeaba para intentar deshacer los bultos, muriéndome de dolor, eso sí. Pero en 3 días conseguí que ya no me dolieran los pechos. Mi bebé empezó a ganar peso en cuanto le dimos fórmula y eso me tranquilizó mucho. Creía que había hecho lo correcto, pero ahora ya no lo creo. Mi bebé aun con el «bibe» no succiona bien y creo que un mal agarre no detectado puede haber sido la causa de que mi bebé no engordara y no se cogiera bien al pecho. Porque ahora dobla la tetina y la saca para fuera con la lengua, y tira muchísima leche al tragar. Pero bueno, ahora ya está hecho y mis niños están bien y grandes; eso sí, yo no hay día que no piense que podía haberlo conseguido. Ahora llevo bastante tiempo muy mal de ánimo, solo quiero llorar y no me veo capaz de hacerme cargo de ellos, me pongo muy nerviosa y triste. Mañana tengo cita con mi médica, porque me da miedo que sea un poco de depresión posparto.

SHEILA COSTEA

....

Yo quería dar el pecho a mi peque a toda costa. Durante el embarazo leí un montón e incluso le pedí a mi marido que por favor no me dejase abandonar si me veía mal.

Cuando nuestro peque nació, se enganchó superbién, no había visto a un niño mamar con tanta fuerza jamás.

Di a luz un jueves por la noche; el viernes por la mañana ya tenía grietas y el sábado me desperté con el pecho destrozado. Recuerdo decirle a mi marido que no quería una sola visita aparte de la de mi hermana. Además, sentía rechazo a coger al niño por el dolor que me producía y no podía hacer más que llorar y llorar.

Vino una enfermera que me animó a probar el sacaleches (para mí, un aparato del infierno. ¡Qué dolor!). Ya las había pedido mucho antes, pero entonces ya me propusieron usar pezoneras (moría igualmente).

Le pregunté a mi pareja qué hacía, porque mi hermana me vio tan mal que me animaba a dejarlo. Mi chico me animó a intentarlo un poco más (más tarde me confesó que fue por aquello que yo le pedí durante el embarazo).

Al final, decidí cortarme la leche, aunque aún no había subido. Además, necesitaba el apoyo de alguien que me comprendiera. Hacía un año, una de mis mejores amigas había pasado por la misma situación, así que le escribí y le conté cómo me sentía. Creo que también ha compartido su testimonio contigo. Me llamó inmediatamente y esa misma tarde vino a verme. Me ayudó muchísimo.

Aún ahora, casi 2 años más tarde, hay días que lo pienso y lloro, porque tenía muchísima ilusión por poder amamantar a mi pequeño, pero hay veces que las cosas no se dan o no estás rodeada de las personas que podrían ayudarte o no sabes a quién recurrir.

PATRY FERNÁNDEZ

De 5 días a 1 mes

El 29 de junio de 2016 me encontraba mal, así que me fui al hospital y nació mi primera hija por cesárea de urgencias a las 38 semanas + 3 días por preeclampsia en el hospital Teknon de Barcelona. A mi marido le dijeron que estaría 24 horas en UCI, hasta que me estabilizara, y mientras se llevaron a Emma a neonatología. Durante estas 24 horas, mi estado empeoró y se convirtió en un síndrome de Hellp con fallo multiorgánico, y tuvieron que trasladarme a la UCI del Hospital Clínic de Barcelona. A mi hija le dieron el alta y fue a casa de mi suegra con mi marido. Durante mi larga estancia en la UCI y mientras estaba en coma, vino una amiga de mi marido y me examinó los pechos para ver que no tuviera mastitis, y habló con las enfermeras para que me visitara un ginecólogo. No tenía ninguna mastitis. Cuando me desperté y mi cabeza estaba centrada «hablé» (no hablaba, ya que estaba conectada al respirador porque sufrí una parada respiratoria y tuvieron que realizarme una cricotomía y traqueotomía de urgencias) con los médicos sobre la medicación que me habían dado y la posibilidad de hacer lactancia materna.

Me comentaron que era compatible, así que una gran amiga me trajo un sacaleches manual a la UCI y empecé a estimularme. No salía mucho, por no decir nada, pero yo lo intentaba. El 11 de julio me trasladaron a la semi-UCI de la Maternidad de Barcelona y al llegar las enfermeras me proporcionaron un sacaleches eléctrico y conseguí sacar calostro y lo guardamos para dárselo a Emma. La verdad es que no me lo creía y estaba encantada. Aquel fue el maravilloso día en el que conocí a mi hija, hicimos piel con piel y me la puse al pecho. Las enfermeras me decían que se agarraba bien y estaba tranquila. Todo parecía ser perfecto, pero los comentarios de mi entorno no me ayudaron mucho: «Vigila no vayas a pillar frío», «¿Tú crees que debes darle el pecho después de toda la medicación que te han dado?», «Si no le das pecho, no pasa nada», «Tú ahora tienes que descansar y cuidarte» y, además, aquella noche se la llevaron para que yo «descansara» (hoy en día no lo habría permitido, pero estaba muy débil). Todas esas palabras me retumbaban en la cabeza, me agobié por si podía afectarle la medicación, a pesar de que me habían dicho que no. Ver que Emma estaba acostumbrada al biberón, que tampoco producía mucho, que habían pasado 12 días tras el parto y que me separaran de ella (ahora dale pecho, ahora biberón; yo solo pensaba que así no iba a establecer la lactancia) truncó mi ilusión y sucumbí. Solo estuvimos dos días con pecho, el 11 y el 12 de julio. Hoy en día habría luchado como una leona, pero en aquel momento me dejé llevar. Estaba muy débil mentalmente y me pudo la presión. El 14 de julio me dieron el alta y me fui a casa con mi hija y mi marido.

El parto de mi hija me dejó muchas cicatrices físicas y emocionales. Ninguna de ellas desaparecerá, pero sí he conseguido subsanarlas un poco, ya que con mi segundo hijo, Enzo, he podido vivir lo que es un parto, piel con piel, ser la primera persona en coger a mi hijo y lo que me hace muy feliz es llevar 9 meses maravillosos de lactancia. Ahora, con todo lo que he vivido y aprendido (aún me falta mucho por aprender) sobre la lactancia materna, muchas veces me pregunto si hubiera podido conseguir establecerla con Emma...

MILA

....

A mi hija mayor la desteté a los 15 días. En realidad, siento que nunca le di la teta, aunque hasta los 15 días no le había ofrecido nunca otra cosa. La historia fue la típica. Yo no sabía nada de nada, nadie me informó nunca, me lastimé los pezones, ella bajó mucho de peso (nació con 3,600 kg y a los 15 días pesaba 3,100 kg). Se dormía todo el tiempo. Yo no entendía nada de nada, lloraba todas las noches, nadie me explicaba nada, no había la información que hay ahora, no había redes sociales. En la consulta a los 15 días, cuando había bajado 500 gramos, el pediatra me dijo que teníamos que suplementar. Me dijo que le diera 60 ml por toma (y supongo que me diría que luego le diera la teta, la verdad es que no lo recuerdo). El biberón era la única opción, nunca surgió la posibilidad de jeringa

ni nada. Ese día compré fórmula y biberones y le di. Por primera vez en esos 15 días sentí que estaba satisfaciendo a mi hija de alguna manera. Ella tomó y durmió tranquila durante 2 horas seguidas por primera vez, y sentí un alivio infinito. Recuerdo que salí al patio de mi casa y prendí el primer cigarrillo después de 9 meses y medio. Y nunca más la puse en la teta. En mi cabeza era una cosa o la otra. Nadie me dijo lo contrario. O sí y yo no pude escucharlo. Muchos años después, entendí que tal vez el contacto físico me agobiaba un poco. Siempre fui una mujer más bien fría y racional. La falta de apoyo de mi marido también fue un factor. Yo cargaba con la responsabilidad de todo (y no solamente en lo relativo a mi hija) y creo que fue demasiada responsabilidad toda junta. Durante años me castigué mucho por no haber buscado más ayuda, por no haber insistido; incluso lo hago ahora, a veces.

FANNY ZEIGUER

....

Tuve a mi primer hijo con 23 años. Soy una persona muy insegura y sufridora, así que creo que todo esto hizo daño a nuestra lactancia.

Mi hijo nació el 8 de febrero de 2015. No había buscado información, creía que era lo natural, nacer y mamar, pero no fue así. Me provocaron el parto en la semana 37 por fisura en la bolsa, pastillas vaginales, nadie me explicaba el proceso. Empezó el parto y tuve a mi hijo encima, intentando ponerlo en la teta, pero él solo dormía. Cuando cogió el pecho, estuvo unos 5 minutos mamando y volvió a dormir. Las enfermeras se horrorizaban, le hacían cosquillas en los pies, le quitábamos la ropa para despertarlo, pero él seguía mamando, como mucho, 5 minutos, mientras todos me decían que mínimo era 10 minutos en cada pecho. Yo no sabía nada, solo quería hacer lo mejor para mi hijo. Lo llevé a la primera revisión, a los 5 días de vida, y pesaba un poquitín menos que cuando nació. Ya empezaron a decirme que la leche no era buena, que le diera una ayuda. Y ahí estaba yo, muerta de miedo otra vez, porque pensaba que no alimentaba a mi hijo, sentía que mi cuerpo le estaba fallando, que era una madre de pacotilla que no podía ni alimentar a su bebé. Empezamos con los «bibis» a los 5 días de vida; se los comía genial, pero en el pecho, otra vez dormido. A los 3 o 4 días me dio mastitis, un dolor horrible cuando se enganchaba, estado de ánimo pésimo; solo lloraba y lloraba porque sentía que yo no era suficiente para él, que le estaba fallando. A todo esto, compré un sacaleches para comprobar lo que comía mi hijo y fue la peor decisión. No saqué ni 10 ml y encima con sangre; ese fue el fin de nuestra lactancia, ahí me rendí, dejé de darle el pecho porque creía que lo mataba de hambre. Ojalá hubiera leído, me hubiera informado y hubiera confiado más en nosotros; ahora, con mi segunda hija, llevo 3 meses de

LME (lactancia materna exclusiva), una experiencia completamente diferente.

ERICA

....

Fue un parto inducido porque empecé a sangrar en la semana 38, no sabían qué pasaba y decidieron provocarlo. Fueron unas 13 horas de inducción, y con ayuda de ventosa conseguimos no llegar a cesárea. Era pequeñita (2,640 kg), pero según nació se enganchó al pecho.

Estuvimos las dos bien unas 12 horas, nació de madrugada y hasta que llegaron las visitas íbamos haciendo a nuestro gusto. Cuando llegaron sus abuelos y tíos, ya empezaron con el déjala en la cuna, es cada 3 h y 10 min cada pecho, y la niña no se quejaba, estaba con los ojos abiertos y de brazo en brazo tooooodo el día.

Cuando se fueron... Empezó nuestro calvario. Toda la noche llorando, no se enganchaba, una enfermera estrujándome el pecho, yo no podía con el dolor y me empezó a salir sangre por los pezones, y ahí pedí un biberón y la niña se calmó.

Al día siguiente yo estaba fatal, muy triste, y salir del hospital e ir a la farmacia llorando a por leche y biberones (no tenía ni uno porque iba a dar el pecho) fue horrible.

Intenté unas semanas que se enganchara porque aunque me dieron las pastillas para cortar la subida me goteaba el pecho, pero no hacía tomas completas, así que dejé de intentarlo y seguimos con lactancia artificial.

DÉBORAH PÉREZ

....

Cuando mis bebés, Eithan y Jared, nacieron por cesárea en la semana 37 + 2, se los llevaron varios minutos que a mí me parecieron una eternidad. Una vez que los tuve en brazos e iniciamos el piel con piel, empezó un camino corto pero intenso en mi intento de hacer lactancia exclusiva.

Había leído sobre el tema y mi intención era tener sesiones de asesoría en la lactancia, pero la pandemia me lo impidió. Sabía de antemano que sería difícil y agotador, iba a tener dos bebés siendo madre en solitario y además con unos pechos muy grandes y caídos que dificultaron las posturas... Pero quería poner todo de mi parte.

De repente me vi en un continuo intento de dar el pecho con dos bebés que no se agarraban bien, que dormían y a los que era incapaz de despertar para que mamaran.

Tardaba horas en conseguir colocarlos, con el dolor de la cesárea, agarrándome el pecho entre 20 cojines, haciendo pinza en un pezón muy grande para las boquitas de mis bebés. Primero uno, después el otro. Y otra vez el primero. Y así en un bucle infinito.

Tras 4 días sin dormir y ya en casa, el equipo de comadronas se volcó conmigo. Vinieron a casa cada día durante una semana para tratar de buscar nuevas posturas; pesaron a mis bebés, que seguían sin coger peso (a esas alturas ya habíamos recurrido a darles fórmula mientras seguíamos trabajando la lactancia para que no me desquiciara y pudieran alimentarse). Compré pezoneras, un relactador, me sacaba leche entre tomas (lo que me impedía dormir) y lloraba agotada. Mis bebés seguían sin agarrarse bien y ahora además lo vivían con frustración. Lloraban, gritaban, se arañaban la cara, se quedaban sin respiración de la angustia. Cualquier madre o padre sabrá cómo se te rompe el corazón cuando ves a tu bebé desesperado.

Tardé dos semanas en decidirme. No quería que fuera una decisión tomada desde el miedo, el agotamiento o la desesperación.

Ya había tenido que renunciar al parto natural que había planeado y ahora iba a renunciar a la lactancia, pero dejó de tener sentido para mí cuando mis bebés no conseguían más que frustración y llanto.

Así terminó mi experiencia con la lactancia... en 15 días que me parecieron 15 siglos.

NINA ERIKSEN

....

Gala nació el 17 de abril de 2020. Fue mediante cesárea, pero en cuanto pudimos hacer el piel con piel se agarró al pecho y fue el momento más bonito y emocionante. Fueron pasando los días y empecé a tener heridas, sobre todo en el momento en que empezaba a mamar. Fui a la matrona del CAP y vio que tenía frenillo, así que decidimos cortarlo. Antes de eso, como no aguantaba el dolor, empecé a usar pezoneras. De esta manera no me dolía nada, pero la comadrona, a la vez que vio que tenía frenillo, vio que yo tenía mastitis. Hicimos analítica para el cultivo de mi leche y así era, mastitis subclínica. Empecé con antibiótico y probiótico. Aunque habían cortado el frenillo, yo veía que la cosa no mejoraba. Gala seguía enganchada al pecho horas seguidas, yo notaba que con la pezonera se cansaba más y que quizá no le salía suficiente leche. Intenté retirar las pezoneras, pero ella ya se había acostumbrado. También estaba el problema de que no ganaba suficiente peso. Por eso, para salvar la lactancia, suplementamos primero con sonda y luego con jeringa-dedo. Yo ya estaba muy muy cansada, psicológicamente estaba fatal, muy deprimida, veía que no me movía del sofá, todo el día con la teta fuera. No tenía ganas ni de salir a la calle porque sabía que nada más salir ella lloraría y debería buscar sitio para darle pecho y tirarme allí dos horas... Ya no podía más, hasta sentía que de lo mal que estaba no producía suficiente leche. Así que fui a la comadrona, que me visitaba cada semana por el tema de la mastitis y el peso de la niña, y le dije que ya no podía más, que tiraba la toalla y que quería biberón. Me derrumbé en la consulta, pensé que era la peor madre por negarle a mi hija mi leche; con lo mal que estaba yo, me daba pena pensar que no se alimenta-

ría más de mí, que no la sentiría más en el pecho.

Empezamos el destete cuando Gala tenía 7 semanas. Fuimos retirando una toma cada dos días, primero las del mediodía y las últimas fueron la última de la noche y la primera de la mañana, tal como me recomendó la comadrona. Poco a poco empecé a mejorar solo de ver que ella cogía peso y estaba más contenta, sonreía más, dormía más... Ahora estoy contenta de la elección que hice y sé que lo hice por su bien, y que tanto su padre como yo somos unos campeones por haber intentado salvar la lactancia de todas las maneras posibles.

Nuria Arias

Hace 2 años y medio fui madre por primera vez. Cuando Eren nació, no se agarraba bien al pecho. Yo lloraba del dolor cada vez que él tenía que comer. Visité a mi doula, pero no había manera y a los 2 meses y medio de nacer dejamos la lactancia materna. Justo ahí empezó todo. Nos enteramos de que Eren sufría una enfermedad mortal que le producía, entre otras cosas, hipotonía muscular y por eso era incapaz de succionar bien y no producir dolor. A los pocos meses, Eren falleció.

Muy poco tiempo después me quedé embarazada de nuevo. Carla venía en camino. Me preparé muchísimo durante el embarazo para tener una lactancia materna en condiciones. Cuando nació mi hija, parecía que todo iba bien. Tuvo muy buen agarre, pero conforme pasaban las horas, todos los recuerdos inundaron mi mente. Me llena de nostalgia y dolor. No por dolor físico, que un poco también, sino por dolor psicológico. Sentí muchísima culpabilidad, pero al final no fui capaz de establecer una lactancia materna con Carla. Al mes de nacer, quise ponerla en mi pecho, ya que tenía leche porque tardaron mucho en darme las pastillas para retirarla y ya me había dado la subida de leche. Pero Carla no quería mi pecho. Eso me hizo sentir triste y mala madre, hasta que logré comprender que mi hija estaría bien si yo estaba bien.

Siempre he dicho que no le di lactancia materna porque me dolía el pecho, pero realmente no se lo di porque me dolía el alma y era incapaz de soportarlo. Con esto quiero decir que no todas no damos pecho porque no queramos, que también hay madres que no quieren y son tan buenas como las que sí. Pero juzgar no está bien, porque no sabes lo que hay dentro de esa mamá.

VANESSA GARCÍA

....

Amalia empezó a tomar complemento un poco antes del mes de vida, ya que no engordaba. Igualmente, mirando hacia atrás, y con mi segunda hija de 2 meses y medio en brazos mientras escribo, este destete empezó en el embarazo.

Cuando me quedé embarazada, yo viajaba mucho por trabajo y trabajaba muchas horas, me daba miedo perder mi puesto de trabajo por la dependencia que mi bebé tendría al nacer. No me tomé el tiempo de pensar qué quería hacer con la lactancia una vez que Amalia naciera. Por un lado sabía que lo haría porque había que hacerlo y por otro no quería que esta bebé afectara demasiado a mi vida, sobre todo profesional. Creía que debía criar una niña independiente, que se vinculara con todos para que no sufriera por los viajes y el trabajo de su madre, y la lactancia no era compatible con esto. Menos aún una lactancia a demanda. Nunca me sentí muy afín con la lactancia durante muchos meses o años ni con dar a demanda y tener al bebé prendido todo el día.

Tenía poca información sobre lactancia en general, sobre cómo empezarla, crisis, etc.

Amalia nació por parto normal y por haber tragado meconio la llevaron a cuidados intensivos para observación. Estuvo allí un día. Ella nació a las 9 de la tarde y pude verla al día siguiente por la mañana, ya que la anestesia me mareó y no pude ir antes. Así que no estuvimos juntas ni la primera hora ni el primer día...

En cuidados intensivos tomó biberón con leche materna del banco de leche, hasta que yo pude ir. La enfermera me dijo que le diera 15 minutos de cada pecho, porque pasado ese tiempo la succión ya no era efectiva, y así lo hice, creyendo que la pobre Amalia tenía un cronómetro y que en ese tiempo comería lo que necesitaba hasta llenarse y listo. Además, como al principio me dolía cuando se enganchaba, empecé a usar pezonera. Una enfermera me dijo que me la pusiera y a partir de ahí no podía darle sin ella. Después, con mi segunda hija, me enteré de que la pezonera debe pautarla una puericultora o asesora en lactancia y que debe retirarse también con asesoramiento. Yo tenía buena producción de leche, pero Amalia se dormía enseguida, la mojábamos un poquito y le apretábamos los pies para despertarla, pero la mayoría de las veces no lo conseguimos. Me resultaba difícil saber si lo que succionaba era nutritivo o no, y una vez pasados los 15 minutos, la acostaba dormida. Mi seguro médico mandó a una asesora de lactancia, pero no fue de gran ayuda; ella también me dijo que después de los 15 minutos la succión no era efectiva.

El posparto de Amalia, en general, fue para mí muy duro, todo el cambio en mi vida me resultó muy difícil de procesar. Sentía que mi marido no me estaba apoyando y acompañando en todo este cambio y me sentía sola. Sentía que el día pasaba demasiado lento, pero a la vez no me daba tiempo para nada, me cansaba hacer todos los días lo mismo. Darle de mamar me resultaba esclavizante, terminaba de darle y cambiarla, y ya tocaba de nuevo, eso sentía yo. Amalia lloraba mucho (de hambre, obviamente) y las noches eran eternas.

Cada 4 días íbamos al neonatólogo para control y Amalia engordaba muy poco. Finalmente, llegando al mes, la doctora me dijo que le diera 10 minutos de cada pecho y luego leche artificial, pero como se dormía nunca llegaba a tomarla, así que por mi propia cuenta y agotada empecé a darle la poca leche que tenía extraída en el frigorífico y cuando se terminó, la leche artificial.

En ese momento fui a alquilar un sacaleches, ya que el mío se había roto, y la dueña del local era asesora en lactancia. Le conté toda la historia y le dije que le iba a dar leche artificial porque se dormía antes de llegar a ella. Me dijo que le diera a demanda y me extrajera entre 4 y 6 veces por día, algo que para mí era como escalar el Everest; no había forma de que yo mentalmente pudiera hacer eso y desestimé por completo su comentario. Amalia empezó a tomar biberón con leche artificial y fue otra niña, dejó de llorar y yo me sentí más libre que nunca.

Ahora tengo a Felicia, de 2 meses y medio, a LME (lactancia materna exclusiva) y la historia es otra; esta vez me informé, leí, tengo claro qué quiero y si tengo un problema consulto y lo resuelvo. Todo marcha bien, ella engorda y yo no padezco. No pienso darle hasta los 2 años porque sigo sosteniendo que no es para mí, pero sí quiero darle hasta los 6 meses si puedo.

Anderlin Blanco

....

El destete con mi primera pequeña fue a los 15 días del nacimiento. Cuando nació, en el hospital tuve cero apoyo para la lactancia y eso empujó a una lactancia materna horrible. Mi hija nació a las 5 de la tarde, de madrugada no se enganchaba bien, topé con una enfermera que tenía muchas cualidades, pero la paciencia no era una de ellas. Me comentó que la niña necesitaba comer porque se ponía muy nerviosa en el pecho y no había manera, me dieron un biberón. Primer error que cometimos. Como la subida de leche no llegaba y solo salía calostro, entramos en un bucle; ella se enganchaba, no salía suficiente, se ponía nerviosa y yo, como madre primeriza, me ponía aún más nerviosa, y acabamos con el biberón. Me sacaba el poco calostro que me salía. Por las noches, después de intentar que se agarrara, sin éxito, me pasaba muchos ratos en el sacaleches para poder darle algo de mi leche en biberón. La lactancia con mi primera hija fue, mientras duró, de los peores días de mi vida. Al final, como no llegó la subida de leche, decidí dejar de darle teta y pasar al biberón.

Con mi segunda, vamos a por el tercer mes de LME (lactancia materna exclusiva) y están siendo de los mejores días de mi vida.

Claramente, que te ayuden y te asesoren bien es la clave. Leerte me ha dado muchas herramientas para tener una buena lactancia con mi peque, gracias.

ELI PATIÑO

Del primer mes a los 6 meses

Cuando me quedé embarazada me dieron la baja, ya que trabajaba en un laboratorio diáfano, por lo que no había un lugar seguro para mí. Durante mi baja por maternidad estuve valorando si tendría la oportunidad de que me dieran también la baja por lactancia, pero al final tuve miedo de que no me renovaran y decidí informarme sobre los riesgos de los productos químicos que utilizaba sobre la lactancia. Descargué el Excel de todos los productos y comenzó mi investigación. Mi sorpresa llegó cuando en ningún producto venía especificado el riesgo, así que, tras discutirlo con mi pareja, decidimos destetarla antes de que me incorporara al trabajo, a los 5 meses de su nacimiento, para evitar cualquier problema con los productos químicos en mi leche. El primer biberón de mi bebé fue a los 10 días de nacer porque tuvieron que hacerme una resonancia con contraste y desde entonces el papá iba dándole alguno cuando yo tenía que ir al fisio. Antes de comenzar mi destete, hablé con diferentes sanitarios que me dieron diferentes propuestas:

1) Pediatra: «¿Destete? Tú le das la teta hasta el último día, cuando tenga hambre ya tomará biberón».

2) Enfermera pediátrica: «Hazlo como veas».

3) Matrona: «Empieza 15 días antes a quitarle tomas y después tómate las pastillas para que deje de salir leche».

Después de estas diferentes opiniones, decidimos adaptarlo a nuestras necesidades. La idea de ir quitando tomas me parecía una buena opción; además, la peque estaba acostumbrada al biberón, ¿qué podía fallar? Ixeia estaba acostumbrada a que el «bibe» se lo diera su papá, así que cuando yo fui a darle el biberón, lo rechazó... La idea que se me ocurrió fue darle el pecho e intentar alargar la siguiente toma (por supuesto, sin que pasara hambre ni llorara ni nada), y así fue como poco a poco fue aceptando que yo le diera el biberón. Poco a poco el número de «bibes» fue aumentando mientras disminuían las tomas, hasta dejarle solo la de la noche. Sorprendentemente, las dos últimas noches que podía darle el pecho no se despertó. La verdad es que al ser tan bebé no sentimos que ella lo pasara mal; eso sí, yo lloraba cada vez que le daba un biberón, pues poco a poco notaba que yo era menos imprescindible, pero después me di cuenta de que una mamá es imprescindible siempre y sentí una gran liberación al poder compartir los despertares nocturnos con mi pareja. También acabé dejando el trabajo, porque unos jefes que no entienden que haya que coger la baja en el embarazo o lactancia por riesgo para el bebé y no te traten con respeto no merecen que trabajes para ellos.

Irene Gracia

....

Empezaré contando que en la semana 20 de embarazo vieron que Rafael ve-
nía con fisura labiopalatina. A partir de ahí fue un embarazo muy movido, con muchas pruebas para poder descartar posibles síndromes asociados. Me había leído durante el embarazo varios libros de Carlos González y visto por YouTube varias conferencias, y tenía claro que quería hacer lactancia materna.

Finalmente, Rafael solo nació con fisura labial. Al principio fue complicado darle el pecho porque el agarre no era bueno; tuve que recurrir a las pezoneras. El niño empezaba a perder peso y estaba siempre muy inquieto, hasta que di con la pediatra que me dijo que con el dedo le tapase un poco la fisura y me corrigió la postura. A partir de ahí, todo fue rodado, tanto que el niño empezó a coger un peso estupendo y, eso sí, cada 45 minutos comía.

Sabíamos que la operación se realizaría con 6 meses, pero no tuvimos ninguna pauta de cara a pasar por quirófano. Unas semanas antes de la operación, la cirujana vio un problema en darle el pecho al niño, porque decía que posteriormente no se le podría alimentar y que los resultados en niños que seguían con el pecho eran peores. Además, dejó constancia de su falta de apoyo a la lactancia materna haciendo comentarios personales acerca de cómo había alimentado a sus hijos y tirando por tierra los beneficios de la leche materna, tachándolo incluso de moda. Para mí fue un auténtico agobio pensar que quedaban tan pocos días, que antes nadie me había dicho nada cuando había preguntado. Y pensar lo que nos había costado establecerla, lo felices que éramos ahora disfrutándola, como para quitarla de repente.

Llegó la operación, una intervención de tres horas. Todo salió perfecto y de nuevo vino la cirujana a recordarnos que no había que darle el pecho, que, total, si estaba unos días sin darle, yo perdería la leche y el niño ya ni se acordaría. Me hizo llorar con sus palabras, que parecían más bien una burla. Unas horas después de la intervención, el niño apenas pensaba en comer, tenía toda la boquita y parte de la nariz, que también le habían operado, llena de puntos, y a pesar de que siempre había sido muy demandante y pedía pecho prácticamente a la hora, el pobre no tenía ganas de nada. Por la noche iba a quedarme yo con él, llegó la hora de que se fueran las visitas. Nosotros y las enfermeras nos dimos cuenta de que el niño empezaba a ponerse nervioso al verme a mí y que no le diera el pecho. Tan nervioso que al final las enfermeras tuvieron que sacarme de la habitación, porque ya sí que quería teta y no le podíamos dar. Acabé yéndome de la habitación llorando y mi marido diciéndome que me fuera tranquila a otro lado, pero superangustiado porque el niño se puso como loco. Como era tarde y yo estaba muy nerviosa por separarme de mi bebé, las enfermeras me hicieron el favor de que me quedara escondida en la sala de juegos, que está enfrente de la habitación (ya que solo estaba permitido que se quedara uno de los

dos). Desde allí se escuchaban los gritos de mi hijo en brazos de su padre, que intentaba consolarle en brazos. Se pasó toda la noche cantándole, susurrándole, acariciándole... Y escondida en la sala de juegos, me acordé de Alba, a quien seguía por Instagram y de la que aprendí mucho mientras estaba embarazada. Así que, como si se tratase de una amiga, le escribí por primera vez buscando consuelo y me tranquilizó con sus palabras. Al día siguiente todo el hospital se acordaba de ese bebé que no había parado de llorar echando en falta a su mamá y a su alimento. Había cambiado la tetita por unas jeringas grandes con leche que yo me extraía en otra habitación. Pasamos una semana así, en brazos constantemente de su padre y distrayéndolo cuando me pedía teta. Tras consultarlo con otra cirujana y «escondiéndoselo» a la que había operado a Rafael, volvimos a la teta. Y así llevamos 34 meses. Muchas gracias, Alba, nunca olvidaré esas palabras de consuelo. Y gracias por todo lo que ayudas en algo tan hermoso como es la lactancia materna.

BELÉN

....

Mi hija nació el 27 de septiembre de 2017 y desde el nacimiento la lactancia fue un éxito. Cogió muy bien el pecho y todo iba muy bien, hasta que por las noches, sin motivo alguno, se ahogaba y dejaba de respirar unos segundos que se me hacían eternos. Al mes y medio nos fuimos a pasar unos días a

Benidorm y una noche me desperté alterada y vi que mi hija estaba roja y no podía respirar; de verdad que creo en el instinto maternal, porque de no haber sido así, no sé qué hubiera pasado. Después de intentar varias veces que respirara, veíamos que esa vez no era como las otras y decidimos llamar a la ambulancia. En el hospital de Villajoyosa le hicieron todo tipo de pruebas y todo estaba perfecto. Yo estaba muy nerviosa y lloraba cada noche; de hecho, cuando me iba a la cama, me ponía a temblar por si no la oía esa noche si se ahogaba. Tantos fueron los nervios que empecé a producir menos leche y me cambió de color (verde clarito), por lo que al final a los 4 meses decidí dejarlo, porque creía que no era el camino a pesar de que me daba mucha pena.

Esta vez acabo de ser mamá y espero poder disfrutar al máximo de la lactancia, porque creo que es un momento de conexión especial entre el bebé y la mamá.

Estefanía Pascual

....

Estoy operada del pecho y pensé que por mi aumento no podría dar el pecho, pero para mi sorpresa sí pude. Eso me hizo muy feliz, pero también me di cuenta de lo duro que era.

Cuando Enzo tenía 1 mes, decretaron el estado de alarma y nos confinaron. Se acabaron los talleres de lactancia del centro de salud. Leí mucho (incluido tu libro) sobre cómo eran las crisis, etc., y al llegar a los 3 meses me parecía que el niño se quedaba con hambre y yo agotada. Mi marido y mi madre me animaron a darle algún biberón, así podrían ayudarme por las noches y yo descansar. ERROR.

El niño rápido se dio cuenta de que el biberón lo hacía más sencillo y empezó a rechazar mi pecho, y yo, por miedo a que pasase hambre, a darle más biberones. Se quedó con el pecho únicamente por la noche, porque así lo quería el bebé, pero a los 4 meses ya ni siquiera eso, prefería el biberón también de noche.

Yo seguí sacándome la leche, pero cada vez sacaba menos y no pude mantenerlo.

Intenté relactar viendo vídeos y con vuestra app, pero sin apoyo es muy duro.

Me arrepiento de haber dejado de luchar por mi lactancia, pero al final mi bebé decidió destetarse completamente a los 4 meses.

Me gustaría haber seguido más tiempo. Ese sentimiento cuando está mamando y te mira es indescriptible. Si vuelvo a tener otro hijo, sabré muchas más cosas de las que sabía con mi pequeño y seré yo quien decida sobre mi lactancia.

Un posparto es duro, pero un posparto durante una pandemia... no tiene nombre.

Por cierto, la que sigue levantándose por las noches a dar biberón soy yo.

Marta Abellán

En mi caso, tenía decidido darle 6 meses el pecho porque no quería darle más y quería buscar trabajo compatible con la crianza.

Casualidades de la vida, a los 5 meses empezamos con la fruta y al no tenerla tanto tiempo en el pecho empecé a producir menos, así que entre una cosa y otra empezamos a darle lactancia mixta con leche de fórmula. La complicación vino cuando empezó a vomitarla nada más tomarla; daba igual la marca que utilizáramos, siempre vomitaba. Acudimos al pediatra y nos dijo que podía ser intolerancia a la leche. Como le daba pecho aún, me quitaron todos los lácteos por prevención y le hicieron analítica. Con los resultados ya en la mano, nos comunicaron que tiene alergia a la proteína de la leche de vaca, aunque tampoco puede comer leche de cabra u oveja porque son transversales, por lo que nos mandan a comprar leche hidrolizada.

La cuestión fue que con todo este ajetreo para comprobar qué le pasaba, fuimos dándole fruta y verdura (purés), por lo que cada vez producía menos leche materna y al poco de comprobar que tenía una alergia, a los 6 meses de vida o un poco más, ya no tomaba leche materna. El destete fue bien realmente porque ella no presentó dificultad alguna para la comida complementaria sin ser la leche de fórmula, además demandaba su pecho cuando quería; cuando dejé de dárselo no lo reclamó, se habituó al biberón y la leche hidrolizada. Ha sido una niña buena para conocer nuevos alimentos y ahora toma otro tipo de leche vegetal, porque tras 3 años de vida seguimos con su alergia, aunque remite poco a poco.

BEKA

Soy de México y cuando con 20 años tuve mi primera hija, recuerdo que casi no se hablaba de lactancia. Yo lo veía como algo natural, pues mi madre dio el pecho a casi todos sus hijos, cinco. Me hicieron cesárea de emergencia y recuerdo que mi doctor llegó con dos latas de leche artificial de regalo, supuestamente; debido al dolor y a lo joven que era, decidí que le dieran biberón con la leche de regalo... Para el tercer día me encontraba mejor y sentí que empezaba a salir la leche; afortunadamente era bastante y no dudé en colocar a mi bebé para que la tomara; a pesar de ser tan joven, ambas sabíamos lo que hacíamos. Íbamos bien, pero durante la noche preferí darle biberón, pues sentía que así su padre me ayudaría un poco debido a que yo cursaba el segundo semestre de la carrera de ingeniería y eso de estudiar con un bebé era muy duro. Pasaron 2 meses y tenía que volver a clases presenciales, mi madre cuidaba de mi hija mientras yo me encontraba en la escuela. Al cabo de dos semanas sentí que había disminuido bastante mi producción, y a pesar de que continuaba dándole cuando volvía de clases, seguí dándole biberón por temor a que mi leche no fuera suficiente. En la escuela me era muy difícil extraerme leche, pues lo tenía que hacer en el baño y eso no me gustaba para nada, y así, sin más, se fueron sustituyendo casi todas las tomas hasta que caí en la cuenta de que la había destetado por completo. Siempre me sentí culpable por no haber luchado más por nuestra lactancia, pero esos meses los disfruté a pesar de que no era lactancia exclusiva. Terminé la carrera cuando ella tenía 4 años y si pudiera hacer algo de nuevo sería solo eso, retomar nuestra lactancia.

SUSANA LOYOLA

....

Nuestro destete fue muy progresivo porque así me indicaron que debía ser. Soy autónoma y empecé a quitar las tomas de pecho a los 3 meses y medio; a las 16 semanas después de parir tenía que volver al trabajo y no veía clara la idea de sacarme leche. No veía claro el mantenimiento de la lactancia, estaba agobiada y me dijeron que tenía que preparar el terreno y acostumbrar al bebé al biberón.

Así lo hice. Recuerdo que me decían que no le diera yo el primer biberón, pero quise hacerlo yo. Le preparé el biberón y se lo di. Tenía 3 meses y medio, y lo hice todo con lágrimas en los ojos. Él llorando y yo también. Ninguno de los dos lo veíamos claro y posiblemente no queríamos destetar ninguno de los dos, pero si no quería volver al trabajo con un sacaleches encima, teníamos

que pasar por ello. O así me dijeron que debía hacerse. Tuve que consolarlo cuando lo que yo también quería era lo mismo que él, darle teta.

No quería que nadie le hiciera fotos tomando el «bibe», ya que me dolía; no sabía explicarlo mejor, pero me dolía muy adentro. No conseguí una lactancia sin pezoneras, pero igual que no las quería, no quería que terminara. Eso lo veo ahora, cuando tiene 3 años y yo me he trabajado a nivel psicológico. No vi ni me ayudaron a ver otra opción, ni me animaron a escuchar lo que yo quería realmente. Quizá desteté porque el sistema laboral en el que nos encontramos me forzaba a volver al ritmo anterior.

Quizá volver a las 16 semanas posparto no es natural, quizá nuestro cuerpo nos decía que no queríamos separarnos aún.

Así fue nuestro destete iniciado a los 3 meses y medio, siguiendo con la lactancia nocturna hasta los 5 meses y medio cuando ya no se dormía al pecho porque ya no había leche. Y así acabó nuestra lactancia.

HELENA ANGEL

....

Natalia nació de madrugada hace 17 años. Nada más nacer, la pusieron en una cuna con una luz roja, así dos horas hasta que la llevaron a la habitación. Allí ya me la puse a la teta. Yo tenía 19 años y poco sabía de esto, pero tenía claro que quería dar teta. Cuando pasó la pediatra, detectó un soplo en el corazón y se la llevaron a neonatos, a donde religiosamente cada tres horas iba a verla y darle teta. Cuando bajé al día siguiente me cerraron la puerta en la nariz sin explicación alguna, me dijeron que no iba a tomar nada. Le conté a mi madre y corriendo fue a ver qué pasaba, y la explicación fue que le habían puesto una vía y que yo me podía impresionar siendo tan joven. Volví a bajar y tomó teta, me dijeron antes de empezar la toma que si no se enganchaba iban a darle biberón, y yo le dije que no quería que se lo diesen (ya le habían dado algo para ver si comía durante la noche, y como no lo aceptaba, le pusieron la vía), que yo le iba a dar teta.

Nos dieron el alta el mismo día y salí del hospital con más peso en chupetes y biberones de muestra que lo que pesaba mi hija.

Mi hija no cumplía eso que nos habían dicho de comer cada tres horas, diez minutos en cada pecho y yo le preguntaba a mi madre y ella me decía que eso no era así, que los niños no tienen horas. Pero claro, tantas dudas y tantos cólicos, empecé a hacer una lactancia mixta. Como ya del pecho no se enganchaba, yo me sacaba con sacaleches con los correspondientes dolores de cabeza, y toda la familia detrás preguntando cómo comía la niña, cada cuántas horas, y yo me agobiaba más y más y más. Un día se quedó dormida en la teta (estaba en casa de unos familiares y no le llevé el sacaleches, así que me la puse en la teta), y me sorprendí porque llevaba más de 10 minutos en ella. Pero lejos de avanzar en esa dirección, volví a sacarme con el sacaleches y seguir como antes de este acontecimiento.

Como el sacaleches me daba mucho dolor de cabeza, fui espaciando las extracciones, aunque tenía aún mucha inflamación y me extraía mucha cantidad.

Por la presión familiar y los cólicos, que no nos dejaban dormir apenas, decidí una mañana plantarme en el centro de salud a por la pastilla de la retirada de la leche. La médica de cabecera me preguntó por qué la retiraba y me propuso tener una cita con la enfermera y ver una toma. Y yo se lo pedí por favor, porque estaba sufriendo mucho y no quería seguir así, pensando que al dejar la teta tanto los cólicos como la presión familiar iban a terminar, aunque fueron a peor: llamadas a deshoras de mi madre preguntando horarios y mililitros en cada toma, y yo casi sin dormir porque los cólicos seguían.

Exactamente no sé qué día desteté, pero por las fotos que tengo no llegué al mes y medio.

ANA PILAR BLANCO

....

La función de mi hijo durante la lactancia era darme fuerzas desde otro plano para poder continuar con ella, seguir con el proyecto que habíamos comenzado juntos con él en vida; la donación de leche era ahora era su legado.

Yo quería poder honrar su vida, ayudar a otras familias que lo necesitasen, validar mi maternidad e integrar su muerte en mi vida, al igual que integraba así su vida y me recordaba día a día que no había soñado estar embarazada. Rubén había sido muy real, no era un espejismo, se había muerto y con él muchos de nuestros sueños, pero la donación de leche al banco de leche podía continuar adelante y así decidí que fuera. Me quedaba su lactancia como fe de vida y esperanza.

No era la lactancia proyectada, pero sí nuestra. Primero me puse un objetivo plausible, llevar una nevera en nombre de Rubén al banco de leche materna de Asturias. Fue un gran día la entrega de esa primera neverita. Y también los que vinieron después. Rubén era en esos momentos un bebé-medicina para otras familias.

Raramente una madre dona la leche en los primeros meses de embarazo. Sin embargo, las madres en duelo sí podemos hacer este gesto y transformar ese dolor en algo bueno y útil en un momento de devastación total. Tras aquella neverita llegaron muchas más. Con cada gota que manaba deseaba la mejor de las vidas, llenas de salud, amor, éxito a quien la fuera a recibir.

Es un destete bastante común entre madres lactantes donantes de leche tras la muerte de sus hijos o hijas, gracias al Movimiento Rubén y las donantes con estrella. Ahora ya lo sé. Estaba viviendo todo un proceso de sanación, de recuperación, de aceptación; estaba haciendo lo que fue para mí la mejor de las terapias, y en este caso mi cuerpo me la brindaba, cargada de hormonas neuromoduladoras del estrés, la ansiedad, la depresión... La lactancia me estaba ayudando a sanar, a despedirme de mi hijo, a transformar el dolor en amor gracias a la creación de recuerdos que me proporcionaba la lactancia sin darme cuenta. Ese amor que Rubén nos dio en vida y que aún puedo percibir pese a que solo habita en mi corazón.

Mi lactancia duró 5 meses y medio, de los cuales doné en el banco de leche durante tres. El primer mes no pude donar leche hasta terminar con una medicación y limpiar el organismo, y el último mes y medio me fui de viaje y me presenté en el «V Foro de maternidad de Vía Láctea», donde conté mi historia y los hallazgos sobre la lactancia en duelo durante esos 5 meses y medio.

El último mes, durante nuestro viaje, disfruté del final de nuestra lactancia, iba reduciendo las tomas poco a poco, cada semana una toma menos... Poco a poco... escuchando mi alma, agradeciendo a la tierra y a los elementos, pues en todos ellos estaba Rubén.

El factor inhibidor de la lactancia hacía bastante bien su trabajo. Yo me estaba destetando y disfrutaba de estos últimos juegos con la leche, con Rubén, con la magia que nos mantenía unidos y a la vez me estaba ayudando a procesar lo rápido que pasó todo. Toda una vida proyectada al lado de mi hijo se había esfumado en cuestión de minutos, pero su lactancia nos dio el tiempo necesario para procesar su muerte.

La última gota para mí fue como un saludo final: «Mamá, estoy aquí, te quiero y ya me voy, sigue difundiendo mi legado». Me había destetado, con una sensación empoderante al haber podido vivir esta experiencia tan sanadora y haber alargado de alguna manera esa despedida precipitada, llorando océanos, ríos y también riendo, sintiéndome orgullosa, agradecida, bendecida de que me hubiera elegido como madre.

Este es mi destete en duelo, cargado de mucha magia, amor, nostalgia y sensación de haber hecho algo útil.

La vida de mi hijo, a fin de cuentas, tenía un sentido a pesar del sinsentido de su muerte. Recordad siempre que donar leche en duelo es decisión personal de cada madre y de nadie más, facilitarnos opciones para maternar la muerte puede ayudarnos.

Te quiero, Rubén, te echo de menos y sé que estás bien. Sigue volando lejos.

OLAYA RUBIO

De los 6 a los 12 meses

Soy M.ª Àngels y a mi bebé, Lluna, le salieron los dientes de abajo sobre los 7 meses. Entonces empecé a notar roces con los dientecillos y dos veces hacia los 8 meses me mordió y me hizo sangre en los pezones (la verdad es que siempre los he tenido muy sensibles).

Yo intentaba explicarle que eso no se hacía, que a mamá le dolía y que le iba a quitar la teta. Me daba la sensación de que no se enteraba de lo que le decía, pero yo cada vez empecé a cogerle más miedo. Hacia los 9 meses vi que los dientes de arriba empezaban a asomar y que ella seguía mordiéndome, pero no parecía un juego, era como que no era consciente. Yo intentaba cambiarla de posición y cambiar cosas, pero cogió esa costumbre.

Recuerdo los últimos días que le di teta con mucha tensión y miedo de que me mordiera y pensé que eso no podía ser, no tenía sentido no disfrutar de nuestra lactancia.

Fue muy natural, porque desde que empecé a trabajar, a los 5 meses y medio, me sacaba leche y se la daban las abuelas con el biberón; ella estaba acostumbrada al «bibe» y como ya comía alguna cosa... Los últimos días empezamos a combinar «bibes» de leche artificial y yo ya dejé de sacarme leche paulatinamente hacia los 8 meses, casi ni me noté los pechos hinchados, solo recuerdo que uno de los últimos días en los que me saqué leche, esta parecía tener un color verdoso que me pareció extraño.

Así que hacia los 9 meses y medio dejé de darle teta y ella no me pidió, ya le iban bien los «bibes». Ahora mi bebé tiene casi 2 años y tenemos una amiga cuyo bebé es de la misma edad y ella le da teta. Mi hija los mira muy extrañada y no entiende mucho qué hacen, y a mí me entristece y pienso que podía haberle dado más tiempo, pero también recuerdo la tensión y se me pasa ;)

M.ª ÀNGELS NAVAS

Tenía 16 años cuando nació mi primera hija. Amaba su teta. Yo amaba dársela. A los 8 meses, en consulta con su pediatra, él me dijo que yo estaba demasiado flaca, que debía destetar ya o me pondría enferma. Yo, adolescente e ignorante, de verdad pensé que era lo mejor. Y me dio unas pastillas. Me indicó no ponerla más al pecho porque si lo hacía las pastillas pasaban por la leche y podrían hacerle mal.

Me fui.

Y fue una de las experiencias más traumáticas de la vida. Lloró durante 3 días sin querer comer nada y el pediatra solo me decía: «Ya comerá, de hambre no se va a morir». Y yo tenía que negarle su tetita. Lloramos juntas esos 3 días, hasta que, pobrecita, se dio por vencida y agarró el biberón. Ahora sé lo malo y traumático que fue. En ese momento mi instinto de mamá sabía que estaba mal, pero me daba miedo darle el pecho pensando que las pastillas le harían mal a ella.

FRANCISCA GARCÍA

Le proporcioné a mi bebé lactancia mixta debido a que, en la primera noche en el hospital, cuando aún no estaba implantada la lactancia, se lo llevaron una noche porque lloraba mucho y me lo devolvieron en calma. Al preguntar cómo lo habían hecho, mi sorpresa fue que le habían dado un biberón porque tenía hambre. Te puedes imaginar mi cara... Me hicieron creer que necesitaba «bibe» por la noche, y a la larga a mí misma me fue bien para compaginar las dos lactancias.

Cuando mi hijo tenía 9 meses, seguía dándole lactancia mixta (normalmente solo un «bibe» por la noche, de cereales) y comía ya de casi todos los alimentos, aunque después de cada comida le ofrecía pecho y siempre se cogía, pero cuando me lo ponía ya lo veía muy mayor; sí, ahora lo pienso, solo tenía 9 meses, pero incluso podría decir que me producía a mí misma rechazo al darle el pecho. Ya no lo hacía a gusto, así que por todas estas sensaciones decidí dejar de amamantarlo.

Fue bastante fácil y progresivo; ya no le ofrecía yo el pecho después de cada comida, solo si él me lo pedía, que eran pocas veces, y por la noche solo se despertaba para chupar 10 segundos si iba yo, así que durante 3 noches fue su padre a atenderlo y ponerle el chupete, y se quedaba tan tranquilo. Después de esas 3 noches dormía las noches del tirón, sin despertarse, y todos tan contentos. Después de una semana sin ofrecerle yo el pecho, él tampoco volvió a pedirme más. A los 10 días de retirarle totalmente la lactancia tuve mastitis con fiebre y no hubo forma de que volviera a engancharse; ya se había producido el destete definitivo.

GLORIA R.

En primer lugar, estamos probando el destete nocturno, pero en cuanto «cedemos» un día, todos los logros se derrumban y nuestro agotamiento, la poca tolerancia a escucharlo llorar o que se presenten situaciones extraordinarias como visitas o irnos a dormir fuera y no querer «agobiar» a nadie con sus gritos, etc., hace que no seamos constantes ni lo suficientemente rígidos con este método. Aun así, seguimos intentándolo cada día hasta que llora tanto que no podemos aguantar y le ofrezco la teta o se duerme de agotamiento.

Por otro lado, tratamos de distraerlo durante el día para espaciar las tomas. Los primeros días han sido muy duros y llega un momento en que ningún recurso realmente funciona (ni tiritas, ni poner un tiempo a la toma...), así que decido ponerme pimienta en el pecho. Nada. Teta pimentada también le gusta al peque. A todo esto... Lloros y gritos de «tetaaaa» constantes. Todos estamos llorando mucho en casa.

Otro día probamos a poner ajo y... ¡Sorpresa! No se acerca para pedir en toda la mañana (¿será el olor?). Eso sí... La siesta no la perdona por más que intento distraerlo ¡Ñam! ¡Teta al ajillo!

Van pasando los días y parece que las tomas se van espaciando (3 al día). Aun así, todavía no tolera dormirse sin teta y yo estoy agotada, cansada, siento que estoy cediendo y fracasando cada vez que se la doy, en un laberinto sin salida. Ahora mismo, su padre se lo ha llevado a dar una vuelta en el carro para dormirlo mientras lo oigo llorar y gritar «mamá» dos calles más abajo.

A esto añadimos mi tristeza y la sensación de estar «perdiendo a mi bebé». Es una sensación muy parecida al duelo. La contradicción de no querer y el vértigo de perder el vínculo que tenemos me entristece mucho. Hace unos días le escribí una carta al Aran de 18 años donde le explicaba nuestra lactancia y los motivos por los que quiero acabarla. Eso me ayudó a desahogarme.

Aún seguimos en el camino; aunque hay días que vea la luz, hay muchos más momentos en que no la veo y siento que más que camino esto es un laberinto de difícil salida.

ALBA CALIZ

....

Ahora tiene 22 meses e hicimos un destete progresivo que duró 3. Lo inicié yo porque tras una lactancia mixta de 12 meses, el peque ya comía muy bien y le encantaban sus «bibes». La teta era más bien para dormir y para consuelo. Antes de los 12 meses, a los 11, ya lo intentamos, pero sin éxito; él lloraba conmigo o con mi marido y enseguida me agobiaba y le daba su «teti». Cuando ambos lo hablamos, llegué a la conclusión de que realmente no estaba preparada YO para dejar la teta, de que me gustaban esos momentos y no quería ni dejarlo llorar ni perderme esos ratos de brazos y abrazos que tanto nos gustaban y tanto me había costado conseguir (la lactancia mixta ha sido dura porque no quería darle artificial, pero por motivos que no vienen al caso no pude. No, no siempre se puede, es algo que también he aprendido y comprendido con mi experiencia personal). Así que al mes siguiente decidí que ya no le daría el pecho si era capaz de calmarlo con abrazos canciones y paciencia... ¡y funcionó! Fue un proceso lento y cada vez que se despertaba lo cogía, lo mecía y lo calmaba hasta que se quedaba dormido. Mi marido, poco a poco, pudo volver a participar y yo me sentí mejor, ya que empezaba a ser un problema que yo me fuera a trabajar de guardia (soy matrona) y que dormirlo fuera un suplicio para mis chicos. Quiero añadir que el truco del «bibe» de agua no fue de ayuda al inicio, aunque más tarde sí que le ayudaba a relajarse (se deschupetó él solito a los 9 meses). Y hasta aquí resumo de forma breve mi experiencia de destete. Te escribo porque para mí y muchas mamás es un quebradero de cabeza y cuando finalmente te decides es un proceso difícil la mayoría de las veces y no hay información en condiciones. Yo leí mucho y acabé haciendo lo que mi hijo y mi sentido común me decían, lo demás no funcionó (otra lección más aprendida de tantas que me quedan).

PILAR COBO

....

Soy Noelia, la mamá de Marcos, un bebé precioso de 8 semanas. El jueves me operaron para quitarme la vesícula, ya que empezó a darme problemas durante el embarazo y después del parto la cosa fue a peor, a lo loco y sin frenos.

Yo iba con toda la intención de dejar de darle el pecho durante una semana y sacarme la leche para dársela en biberón. Un día después de la operación me dieron el alta y no pude resistirme, y conseguí darle el pecho un poco, aunque no en muy buena postura... Pero yo estaba contenta porque pude darle algo. Por el dolor, le daba muy muy pocas tomas de mi pecho y me sacaba la leche, pero tenía que complementar con algún «bibe» de leche artificial.

Después de 4 días de mucho esfuerzo con «bibe» y sacaleches, con los pechos que me reventaban de leche cada dos por tres, etc., llegó la pesadilla de los gases posoperatorios, sin aviso y con unos dolores más que insoportables acompañados de ataques de ansiedad. Para disgusto mío, llegó el no poder ni sacarme leche apenas por el dolor y el no poder coger a mi bebé ni 5 minutos seguidos. Después de otros 4-5 días, empiezo a volver a ver la luz al otro lado del túnel y aquí estoy, con un bebé muy triste por tanto cambio, sin su «teti» y yo me he quedado bajo mínimos de leche, ya es un 95 % de leche artificial. No ha sido algo voluntario ni imaginado y haré todo lo posible para poder relactar, porque adoro dar el pecho.

NOELIA MARTÍNEZ

....

Con mi primer bebé tenía 27 años, era una auténtica ignorante en lactancia, no sabía nada ni tampoco me informé; en realidad, pensaba que todo sería fácil, pues dar el pecho era lo natural.

Aunque no fue fácil, conseguí dar el pecho casi de manera exclusiva las 16 semanas de mi permiso por maternidad. En la revisión del niño sano (en Andalucía se hace al nacimiento, a los 2 meses, a los 4, al año...) me dieron la correspondiente hoja donde me explicaban el tema de la alimentación que tenía que darle a mi bebé a partir del cuarto mes, cómo tenía que ir introduciendo los primeros alimentos, primero cereales sin gluten en biberón por la noche y poco a poco ir espesándolos hasta hacer papilla; después fruta (manzana, pera, plátano y naranja), y seguidamente verduras, de dos en dos y cuando las hubiera probado todas introducir carne y pescado... Pensé que si su pediatra me daba estas recomendaciones es porque sería lo correcto e ignorante de mí seguí sus instrucciones.

Todo esto, sumado a la finalización de mi permiso por maternidad y los 15 días que me daban en el trabajo por la lactancia, hizo que mi bebé fuera dejando poco a poco la teta. Comencé a hacer colecho en ese momento para intentar aprovechar la noche para que tomara toda la teta que él quisiera, pero poco a poco fue dejando de mamar, no aguantó más de 2 meses desde que empecé a introducir nuevos alimentos.

Cada vez que veía a mis amigas amamantando a sus niños más allá del tiempo que lo hice yo, sentía cierta envidia; ahora, con mi tercera niña, estoy haciendo todo lo posible para que no vuelva a suceder.

LINA CUEVAS

Lahia tenía 8 meses cuando viajamos por primera vez en avión con ella. Ella llevaba una lactancia mixta, aunque tomaba mucho más pecho que fórmula, pero había días que teníamos que recurrir a ella a causa de mi hipogalactia.

Por aquel entonces yo aún no era asesora de lactancia y lo que sabía sobre ella lo había aprendido leyendo en Alba Lactancia. Estaba siendo un viaje muy especial, aunque Lahia había notado el cambio de sitio muchísimo y su forma de expresarse y sentirse segura era recurrir a mi pecho constantemente; es más, por las noches estaba teniendo más despertares que nunca.

Me tenía agotada, pero el que también estaba cansado de ver a la niña un tanto obsesionada con el pecho era mi pareja, y me propuso empezar con el destete cuando llegásemos a casa.

Cuando acabaron las vacaciones, volvimos a la rutina y ella siguió demandando el pecho muy seguido por la noche. En ese momento yo no conocía la existencia de la crisis de apego, así que me tenía desesperada.

En esos tiempos, yo me levantaba a las 5 de la mañana para trabajar y ella tenía despertares cada media hora, 1 hora... y así todas las noches. Llegaba al trabajo exhausta.

Así que empecé con el destete y lo hice muy paulatinamente. Empezamos a quitarle las tomas y a los 12 meses terminó.

Por la noche era el padre el que se

encargaba de alimentarla antes de dormirla y luego la acostaba, y así hasta que fuimos reduciendo tomas, hasta que dejó de despertarse pidiendo.

Y luego comenzamos por el día, hasta que un día fue ella misma la que se negó a coger mi pecho. Una mezcla de emociones se apoderará de mí, estaba contenta porque por fin era un poco más libre, pero a la vez estaba triste, porque era algo muy especial que aún hoy en día echo de menos, y se había acabado.

A las dos semanas del destete completo me dio una mastitis; fue un poco extraño, pero mi lactancia no fue normal en ningún momento.

NEREA LÓPEZ

Con Hugo era primeriza y tenía 23 años. Como madre inexperta, escuché lo que me decían los demás e hice caso al pediatra, quien pensé que sería la persona más sabia en ese momento. A los 5 meses me dijo que tenía que meterle los cereales sin gluten, y como no sabía que no era necesario, confié en el pediatra. Era incapaz de usar el sacaleches para darle cereales con el biberón y en papilla no los quería, así que me dijo el pediatra que usara leche artificial, y así empecé por la mañana y por la noche. Además, tenía que darle fruta, y como tenía el estómago muy pequeño y se llenaba con nada, no quería teta después ni antes. A los 6 meses comenzó la comida y cada vez menos

teta, ya ni la pedía por la noche, porque con el «bibe» y cereales aguantaba casi toda la noche, así que se destetó. Sin lágrimas y sin peleas, simplemente dejó de pedirlo. La ignorancia es muy mala y más cuando eres primeriza y joven, que te crees todo lo que te dicen. Ahora, con mi tercer hijo, de 8 meses, lo vivo de otra manera. He podido mantener con el mediano 9 meses de lactancia, que abandoné por decisión propia, por tener que trabajar, y ahora llevo 8 meses y 6 de exclusiva y espero llegar al año.

JURY REINA

Cuando estaba embarazada no tenía muy claro si dar el pecho o no. En mi familia tuve la suerte de ver dos lactancias muy diferentes y poder tener una idea más clara de lo que era. Mi lema en el embarazo fue «Sobre la marcha». Cuando Aisha nació, por cesárea, ya que venía de nalgas, pudimos hacer 5 horas de piel con piel en la sala de recuperación. Ahí comenzó todo.

Su agarre fue perfecto desde el minuto cero, con alguna dificultad de posición y alguna grieta. Superado eso, todo fue rodado.

Hemos disfrutado 8 meses de miradas, suspiros, contacto, manos entrelazadas, siestas, sudor, algún que otro dolor de espalda y mucha tetita juntas.

Aisha come genial gracias al BWL (Baby-led weaning o alimentación autorregulada por el bebé). Cada vez iba reduciendo más las tomas, no por falta de ofrecimiento, sino porque ella sentía más estímulos a su alrededor, solo hacía las tomas a la hora de dormirse.

Los motivos que me han llevado a decidir destetar han sido varios, todos y cada uno pensados y valorados.

Después de consultar con mi asesora de lactancia, me decidí a probar aprovechando que mi madre venía unos días. Gracias a la ayuda de mi pareja y mi madre, pude despegarme unos días de ella, siestas diurnas con introducción de leche artificial y mucho cariño de ellos. A la hora de dormir era nuestro momento y volvía a mamar.

Yo sufría mucho por la regulación de la leche, temía una mastitis, pero el cuerpo es increíble y se ha regulado genial.

Solo le doy por la noche y estoy planteándome destetar también las tomas nocturnas.

Todo lo he hecho desde el amor más profundo y creo que si no hubiera sido su momento, tampoco lo hubiéramos conseguido en solo una semana.

Espero que mi historia os pueda servir en este proyecto tan necesario para nosotras, las madres. Me ha costado escribir esto y quizá no he sabido expresar todo lo que hemos vivido y lo fácil que nos lo está poniendo.

Soraya Pérez

....

Mi hijo mayor tomó pecho y desde los 5 meses un «bibe» de leche artificial antes de ir a dormir. Era madre primeriza, estaba agotada y necesitaba que el padre me sustituyera en esa hora del día en la que ya no podía más. De todas formas, esa toma me la sacaba yo para no perderla y la congelaba.

Hacia los 9 meses empecé a trabajar y el pecho era algo que servía para consolar y que se echara la siesta.

Un día no logré ni consolarlo ni que echara la siesta con el pecho y dije: «Hasta aquí, ya no lo necesitamos ni tú ni yo». Y se acabó. No lo pidió ni lo buscó ni se lo ofrecí. Todo genial, sin dramas.

No soy una persona a la que le guste especialmente dar el pecho. Tiene su aquel, pero no creo que vaya a echarlo de menos. En gran parte, ya quiero dejar esta etapa atrás.

Elisenda Andreu

....

Soy Ana, mamá de tres niños (Iker, Leire e Irene).

Iker nació el 6 de julio de 2014. Parto natural con epidural y rapidito. A las 24 horas nos dan el alta y todo va genial. Tuve mastitis por sobreproducción, pero con masajes y tal, se pasó.

El 29 de abril de 2015 (Iker tenía 9 meses), le diagnosticaron un tumor cerebral (ependimoma anaplásico grado III). Había dejado el pecho unas semanas antes, no sé muy bien cuándo ni cómo. Estuvimos en la UCI tres meses y me recomendaron no cogerle porque se revolucionaba al olerme y él, siempre, iba a la postura de mamar. Pobrecito, con mil cables, con una traqueotomía y siempre iba al mismo sitio, al pecho.

Leire, la princesa arcoíris, nació a los 4 meses de que falleciera Iker. Leire se destetó sola a los 14 meses, el mismo día que empezó a andar. Yo estaba embarazada de 2 meses de Irene. Irene tiene ahora 4 meses y está con LME (lactancia materna exclusiva]. Al día siguiente de que naciera Irene, nos dieron el alta; era 2 de abril, en plena pandemia. Leire, al ver a su hermana pequeña mamar la primera vez, me dijo que ella quería. Le ofrecí la teta y me dijo: «No, caca». Cada vez que Irene llora, Leire, que tiene 2 añitos recién cumplidos, me dice: «*Ama*, Irene "titi"» y yo muero de amor. Espero que la lactancia dure el tiempo que Irene quiera.

ANA

De los 13 a los 24 meses

Tuve grietas y todo lo que puedas imaginar. Luché y conseguí una lactancia exclusiva hasta los 22 meses.

Mi cuerpo no podía dar más de mamar; estaba cansada, agotada, rechazaba el momento de dar la teta. Ya habíamos empezado con el destete nocturno, charlado, hablado, muy cuidado. Ahora solo nos quedaban las tomas diarias, que se hacían infinitas, ni te cuento la última antes de dormir. Un día me levanté y le dije: «¡Listo! ¡Mamá no quiere darte más la teta!». Y así fue, no podía más. Ese mismo día tomé cabergolina, la peor experiencia que tuve con un fármaco. Casi me muero, me desmayé, me bajó la tensión... un desastre. Pero Juan Simón lo

entendió, yo mejoré y los dos buscamos otra conexión más allá de la teta.

Y así fue como terminó esa etapa que empezamos con miles de inconvenientes. Ahora estamos felices de que fuera como fue.

NATALIA PERALTA

La lactancia empezó bien desde el minuto cero que nació mi pequeño Óliver, ya que en el hospital, conforme me atendieron a mí y atendieron al peque, me lo pusieron en el pecho haciendo piel con piel, disfrutando de la soledad entre mi pareja, el nene y yo durante al menos una hora y media, sin recibir visitas. En ese momento nos conocimos los 3. Pasados los 12 meses de lactancia, mi niño, que es un tragón empedernido, comía ya todo lo sólido que puedas imaginar. LE GUSTA TODO y poco a poco empezó a pedir menos teta; además, empezó a morderme como un juego y yo no supe gestionarlo y hacerle ver que eso no se hacía, así que la única manera de solucionarlo fue «castigarlo» sin teta, algo que me entristeció enormemente, porque me habría gustado quitársela de otra manera, pero bueno. La lactancia fue una experiencia maravillosa, mucho mejor que como lo había imaginado.

VERÓNICA HERRERO

Tengo un hijo de casi 4 años y le di pecho durante 1 año y 9 meses. Aproximadamente al año y 3 meses, empecé a intentar un destete natural sin negar ni ofrecer, porque ya me habían diagnosticado un nódulo sospechoso en la tiroides y muy posiblemente tendría que someterme a cirugía. Conseguí el cuento de la teta cansada y traté de hablarle mucho a Roberto Isaac de que la tetita de mami ya se estaba quedando sin leche, pero él se resistía y decía que no, tetita está bien.

Como el método no me funcionaba, empecé a saltarme las tomas del día, dejé de tomar los descansos durante el día que me permitían ir a verlo para darle y solo le daba cuando llegaba al final del día y durante la noche. Fueron días muy intensos durante los que la nana me llamaba porque Roberto se desesperaba o se ponía muy irritado. Ese sentimiento de saber que te necesita a ti y tú negarte es horrible.

Todo se complicaba los fines de semana cuando yo estaba con él todo el día y no había manera de negar la teta.

Me pusieron fecha para la operación y el médico me dijo que no iba a ser posible mantener la lactancia porque estaría en cuidados intensivos después de la cirugía y luego con muchos medicamentos que le podían hacer daño. Entonces recurrí al remedio que me recomendaron las abuelas: sábila o aloe vera. Me la coloqué en los pezones y le dije a Roberto que la teta estaba enferma y tenía medicina. La sábila es tan amarga que solo el olor hizo que se lo pensara, pero la agarró igual. Fue horrible porque lloró varias veces hasta que no la quiso más.

Fue muy triste para mí también porque disfruté muchísimo de darle pecho y mi experiencia me motivó a hacer cursos para ser educadora de lactancia y hoy ayudo a mamás que necesitan apoyo (siempre recomiendo tu app).

Al final no sé si realmente se destetó, porque aún se duerme con una mano en mi teta.

Sueli Caballero

....

Hacia los 20 meses, decidí destetar por la noche. No podía dormir, eso de sacar la teta y seguir durmiendo nunca me funcionó. El niño tenía un frenillo tipo 4 cortado, pero aun así necesitaba colocarlo bien para mamar, por tanto, me despertaba, me sentaba y me desvelaba.

Trabajar de maestra sin dormir bien era horrible.

Por Semana Santa decidimos hacerlo. Le explicamos que de noche las tetas iban a dormir y que cuando saliera el sol volvería a haber teta. Así se lo fuimos explicando. Le daba teta en el sofá cuando se iba a dormir. Yo dormía en la habitación de nuestra hija mayor, él con su padre.

La primera noche se despertó pidiendo teta, mi marido lo cogió en brazos y le explicó que era de noche y que no había teta. Lo abrazó, columpió, le dio agua... Él lloraba mucho y yo detrás de la puerta pensando si entrar o no.

No lo hice. Se calmó y durmió. Se despertó, más golpes, pero su padre seguía firme con la historia.

A mí me costó dormir, lo oía llorar. Pero sabía que su llanto era en brazos del padre y que lo consolaba, que no lo estábamos desatendiendo. Por la mañana subimos la persiana, vimos el sol y dijo: «Tetaaaa».

Al día siguiente igual, y tengo que decir que ya sentía el llanto más lejano. Lloró menos. El tercer día ya ni me desperté. ¡El mundo es de otro color cuando duermes!

La verdad es que fue muy fácil. Siguió tomando teta mucho tiempo. Yo al poder dormir ya estaba feliz, porque ahora sí que la teta no me hacía sufrir nada. Me daba igual, estaba relajadísima y más descansada.

JÚLIA DANÉS

Eric tiene 2 años y 9 meses, y hace un mes conseguí destetarlo. Lo había probado muchas veces, no ofrecer-no negar, negociación, explicar, cosquillitas, tiritas, hasta limón en los pezones cuando ya no podía más. Es un niño de alta demanda que me tenía totalmente absorbida con el pecho, pero nunca lo conseguimos, podía pasarse horas llorando y yo era incapaz de hacerle pasar por eso. Hace un mes, dejé las anticonceptivas para buscar otro embarazo, y en el momento de la ovulación, me dolían muchísimo los pezones, así que, sin mucha fe, le expliqué que no podía seguir, que me dolían mucho cuando mamaba y, sorprendentemente, le dio un beso a cada una, se abrazó a mí y se durmió sin su teta (en casi 3 años no lo

había hecho NUNCA) y no volvió a pedir. Les da besitos cada vez que las ve, les dice que las quiere y tan contento. Entonces entendí que las otras veces no estaba preparado y me alegré de no haberlo «obligado» y de que haya podido dejarlo sin problemas ni lágrimas.

LORENA RODRÍGUEZ

El destete ocurrió como nunca hubiese imaginado. No fue una lactancia con el final feliz que había deseado ni fue una culminación en la línea en la que había llevado mi crianza. Pero con el tiempo me he dado cuenta de que fue justo lo que necesitábamos las dos en ese momento.

Yo desteté cuando mi hija cumplió los 2 años, y digo yo porque fue una decisión unilateral por mi parte debido a una agitación que venía arrastrando durante meses.

Para ponernos en antecedentes; mi hija nació con 37 semanas y 2,750 kg mediante cesárea de urgencia. Desde siempre he tenido claro que cuando fuese madre iba a dar el pecho, me había informado bastante sobre lactancia en el embarazo y estaba decidida a ello. A las horas de nacer, la pediatra del hospital me recomendó encarecidamente que le diera fórmula por el riesgo de hipoglucemia que tenía la niña. En ese momento empezó mi trabajo con el sacaleches y combinamos la fórmula con alimentación en vasito. Una vez que conseguí extraerme una cantidad que la pediatra consideró razonable, nos fuimos a casa y empecé la lactancia exclusiva con bastantes dificultades tanto de agarre como de ganancia de peso.

Esto se fue superando y pude empezar a disfrutar de mi lactancia a partir de los 3 meses.

Desde los 3 a los 18 meses aproximadamente fue una bebé muy demandante que pedía pecho día y noche cada 2 horas. Nunca durmió más de 3 horas seguidas. Tampoco comía demasiados sólidos, así que su demanda de pecho era aún mayor. Yo pasaba las 24 horas del día con ella y la estaba criando realmente como yo quería, a mi manera, de una forma muy consciente. Yo diría que éramos una, no sentía que se hubiese dado esa separación mamá bebé.

Hacia los 18 meses el cansancio y la alta demanda empezaban a hacer mella en mí. Las noches se me hacían cuesta arriba. Llevábamos ya 6 meses durmiendo solas mientras mi marido lo hacía en otra habitación. Empecé a tener sentimientos de rechazo en algunos momentos, especialmente durante la noche. No entendía qué me pasaba, no sabía poner en palabras aquello, en ese momento era todo muy confuso.

Poco a poco estos sentimientos fueron a más, noche tras noche mirando al techo mientras ella mamaba, hasta que la idea del destete se me pasó por la mente. Al principio no le hice caso, ¿cómo iba a hacerle eso a mi hija?, ¿cómo iba a quitarle lo que más necesitaba?, ¿cómo iba a poder dormir sin su teta? Pensar en todo esto me ponía peor aún.

Luego fui viendo que los sentimientos que tenía durante la noche se extrapolaban al día; ya no me apetecía darle a demanda durante el día, pues me pedía mamar cuando estaba en medio de un juego o en medio de la comida o en medio de una tarea que yo estuviese haciendo. Y esto empezó a importarme de repente, cuando no había sido algo a lo que hubiese prestado atención meses atrás. Yo veía que la teta dominaba todo el ambiente.

Por otra parte, yo había adecuado todo mi vestuario desde su nacimiento a la lactancia (sujetadores, partes de arriba accesibles) y quizá, aunque esto era lo menos importante, también sentía necesidad de vestir como lo hacía antes, cuando mi pecho no era el TODO.

Por estas fechas empecé a teletrabajar. Me sentía privilegiada de poder hacerlo desde casa, con ella, con su teta. Pero todas estas circunstancias me llevaron a pensar que necesitaba pasar a otra etapa, recuperar una parte de mí que había estado relegada durante dos años de intensa demanda y crianza casi en soledad.

No ofrecer-no negar fue el inicio del destete durante el día, aunque fue una pesadilla, pues ella pedía y pedía y yo continuaba con sentimientos de rechazo. Viendo que pasaban los días y no me sentía cómoda, pensé en un destete total contradiciendo así todas las ideas respetuosas que yo tenía sobre la crianza.

Pues bien, aprovechando mi primer viaje por trabajo en el que pasaría dos noches fuera de casa, mi marido se puso manos a la obra. Esa primera noche la vamos a recordar los dos durante toda nuestra vida; tanto él con la niña como yo en mi habitación de hotel sintiéndome la peor madre del mundo.

Era la primera noche que pasábamos separadas, la primera en la que no dormiría con la teta en la boca; lloró, me llamó, gritó, pidió teta, se desesperó y finalmente acabó rendida viendo dibujos y se durmió. Se despertó a las pocas horas como acostumbraba hacer y volvió a llorar, gritar, llamarme, pedir teta...

La segunda y última noche que pasé fuera de casa la niña ya no se desesperó, pues entendió que era inútil pedir la teta, que ni estaba ni iba a estar. Cambió el chip al modo «papá» y acogió como reconfortante todo lo que papá hacía para su cuidado.

Una vez que llegué a casa, la niña no volvió a pedirme pecho y nuestra relación cambió. Pasamos juntas a otra etapa en la que la teta ya no dominaba, en la que podíamos hacer otras cosas sin esa «interrupción» en la que se había convertido.

Sin duda, no fue un destete respetuoso, solo la consecuencia de una situación en la que estiras la cuerda al máximo y esta finalmente se rompe. Soy consciente de ello, pero ante situaciones desesperadas, tuve que tomar una decisión desesperada.

Hace ya 6 años de esto y puedo decir que me he perdonado, pues he interiorizado que la maternidad tiene muchas luces, algunas casi mágicas, pero también tiene sombras, y que tan importante es el bienestar del bebé como el de la mamá, y para que el bebé esté bien, la mamá debe estarlo. Sin duda, me ha llevado tiempo entender esto.

ANDREA LÓPEZ

Como asesora de lactancia, siempre creí que mi lactancia duraría años, pero a partir de los 19-20 meses, Julieta comenzó a reducir las tomas a solo para dormir. Hubo un par de veces que me pedía durante el día, pero como mi producción bajó, se quitaba y seguía a lo suyo. Un día, justo a los 23 meses, fuimos a visitar a mi mamá después de un mes por la pandemia. Yo soy enfermera de pediátrica y trabajo en un hospital. Antes de la pandemia, Julieta pasaba la tarde con mi mamá mientras yo me iba al hospital. Justo salí de vacaciones, me aislé 3 semanas y fuimos a ver a los abuelos. Julieta estaba tan feliz que cuando nos íbamos me dijo que no, que ella quería quedarse. Entonces le dije que le preguntara a su abuela Pepa, se dio la vuelta y yo escuché esto:

JULIETA: ¿Pepa aquí mí? ¿Sí?
PEPA: Sí, mi cielo, pero se va tu «chichi»[1] y yo no tengo.
Julieta salió, abrazó sus «chichis» y dijo:

---

[1] En España, relacionamos «chichi» o «chichis» con la vulva, pero en México significa «teta». El término proviene del náhuatl (lengua hablada en México) y significa «mamar».

JULIETA: *Bye* «chichis, lolula» (así me despido de ella, «te amo con locura»); *bye*, mamá; *bye*, papá.

Su papá y yo nos quedamos pasmados, pero su actitud fue tan segura, no nos quedó más que irnos. Fue la noche más larga que he pasado, pensé que iba a ir a media noche a por ella y no fue así. Al día siguiente regresé a por ella y no hizo el más mínimo intento de pedirme leche. Ese día, por la noche y un par de noches sí me pidió, pero solo le preguntaba: «¿No le habías dicho *bye* a la "chichi"?». Y decía: «Ahh, shííí», y salía corriendo a pedirle biberón a su papá. Mi corazón no estaba preparado, pero una parte de mí está muy orgullosa por la seguridad con la que hace las cosas; ella tomó la iniciativa, así que solo la seguí.

LIZETH LÓPEZ

En mayo comencé. Primero me tomé varios días para hablar de alma a alma cuando Álvaro dormía, explicándole lo que iba a pasar: que mamá estaba muy muy cansada y que la teta iba a ir acabándose por el bien de los dos, pero que mamá lo iba a querer igual y que iba a estar con él siempre. Esto se repetía cuando dormía con una mano en su corazón y otra en el mío. Al principio comencé triste, luego un día dije: es hoy.

El destete fue en dos fases. Primero reduje la teta para la siesta y dormir

(y despertares). Me puse unas tiritas y cuando vino Álvaro le dije que mamá tenía pupa; él decía que estaba «rota». Y luego me quitaba las tiritas en la siesta y por la noche. Solo me la lio una tarde a los dos días, en que lloró 10 minutos, pero se fue de paseo y se le pasó. Mi vida cambió completamente y he disfrutado mucho este mes del contacto, he estado aún más presente, he hecho fotos. Creo que de no estar embarazada es un ritmo ideal. Hemos estado así mes y medio.

Y entonces pasé al destete total. He estado completamente agotada, ya estoy de 18 semanas, así que un día decidí que no había teta; un día que me sentí fuerte, me puse mis tiritas y comenzamos el destete total. No os negaré que aún ahora, al escribir, me da pena, porque es un lazo muy especial, pero empecé a dormirlo en brazos. En los despertares nocturnos me hace salir de la cama, pero me lo pongo encima en el sofá y se queda frito en nada.

Está siendo una nueva forma de descubrirnos, mismas caricias, mismo amor, distinta forma...

Han pasado tan solo 10 días; el otro día, en la piscina, le enseñé la teta y qué curioso que ya no sabía mamar.

Poco a poco iré recuperando mi energía y será beneficioso para los tres. Disfrutaremos Álvaro, mamá y Elena, que en unos meses estará con nosotros.

No me pierdo por nada volver a disfrutar de la experiencia. En mi caso la maternidad en mí era como ser astronauta (menudo patrón raro tenía), y al no tener expectativas es el mejor regalo que me podía haber hecho la vida.

PAULA SERRANO

....

Mi hijo Alain nació en diciembre del 2017. Durante el piel con piel después del parto se enganchó enseguida al pecho. Creíamos que lactaba bien, pero no iba ganando suficiente peso, y es que no teníamos un buen agarre. En la misma clínica nos corrigieron la postura y a la semana ya había recuperado el peso del nacimiento.

Fue un embarazo muy complicado, pues venía con un gemelo que se colocó en trompa y me provocó una hemorragia interna. Perdí la trompa durante el embarazo y creíamos que era prácticamente imposible un segundo embarazo. Pero sin buscarlo, a los 15 meses aproximadamente, Alain empezó a rechazar el pecho. Ya teníamos alimentación normal instaurada, pero manteníamos la toma sobre todo al irse a dormir. Durante dos o tres noches se enganchaba al pecho, pero se revolvía. Pensaba que era otra de esas crisis de lactancia, que ya habíamos pasado unas cuantas, pero una noche me dijo que él quería teta pero solo agarrar. Se durmió como todas las noches, cerca de la teta, pero sin chupar. Así pasamos prácticamente una semana. Y entonces descubrimos que estaba embarazada y que lo más probable es que el sabor de la leche hubiera cambiado, ya que estaba casi de 4 meses. Con la lactancia no tuve regla después del parto en ningún momento, así que no pensamos que pudiera ser eso. Fue un destete de lo más sencillo.

A los 5 meses nació su hermana Aitana. Cuando llegó a la clínica, Aitana estaba en el pecho y él la recibió con una gran sonrisa. Le dijo: «Bebé, te presto mi "teti". ¡Come, come!». Y ya llevamos otros 12 meses de lactancia maravillosos.

Solo una vez ha pedido teta en todo este tiempo y fue porque estaba muy malito. Una noche, al meterse en la cama me dijo: «Mamá, yo teta». Se la ofrecí e intentó chupar, pero enseguida me dijo: «Yo "teti" no, yo solo acurrucarme con ella».

ÁNGELA GÓMEZ

....

Mi pequeña Alma empezó un viernes con febrícula. Al mirarle la boca, parecía que dos muelas eran las culpables de esas decimillas.

Se pasó todo el día queriendo comer poco y muy a menudo teta. Ella siempre ha sido una niña muy demandante.

Al llegar la noche, cerca de las doce, se tomó la toma de antes de dormir, la que le hace caer en un sueño no muy largo, porque ella durante la noche es cuando más teta toma.

Empezó a llorar desconsoladamente y yo, como cada noche, le ofrecía el pecho, pero me lo rechazaba rotundamente. Ni un pecho ni el otro; nada, absolutamente nada.

Yo no podía salir de mi asombro, porque en 22 meses nunca me había pasado nada parecido.

Alma no hacía otra cosa que repetir «pica» y lo decía gritando; era como si quisiera engancharse y a la vez lo rechazara. Así nos pasamos toda la noche, de querer y rechazar, pero no llegar a enganchar el pezón en ninguna ocasión. A la mañana siguiente seguíamos igual, nada; no había manera de que quisiera pecho, ni a la hora de la siesta; yo empezaba a desesperarme.

Ella repetía a voces «pica» y «asco»... Esas dos palabras me penetraban y me hacían mucho daño, no sabía qué ocurría. Fue entonces cuando me puse en contacto contigo y empezaste a asesorarme. Otro día más y seguíamos exactamente igual, la febrícula había bajado, pero su insistencia en querer y rechazar el pecho era a partes iguales.

Había leído, buscado ayuda, no sabía ni qué hacer, porque eran dos días completos sin una toma, ni de un pecho ni del otro, nada...

La desesperación se apoderaba de mí cada vez más. Dejé de ofrecerle según lo que me habías aconsejado, pero todo seguía igual, no dábamos un paso adelante.

Eran ya 3 días sin mamar, me hacía mil preguntas que tú, con todo tu cariño, me explicabas.

Ese día me extraje la leche porque sentía los pechos un poco duros y le ofrecí la leche en biberón y se la tomó sin rechistar ni un segundo. Eso aún me dejaba más descolocada, si mi leche le gustaba y decía «rica» a la vez que se la tomaba, ¿por qué de mi pecho no la quería? Al quinto día de no querer absolutamente nada de teta, en la hora de la siesta, ella, sin más, se enganchó y mamó hasta dormirse de una teta y luego la otra.

Pensaba que todo había pasado y que al llegar su hora de irnos a dormir todo volvería a ser como antes. Pero nada más lejos de lo que realmente ocurrió. Al llegar la noche, volvió el rechazo absoluto del pecho y llanto con gritos de «no», «pica» y «asco». ¡No podía creerlo!

Solo me faltaba lo que me habías dicho y yo había leído de la técnica de la bañera, las dos juntas y conectar, muchas risas y pasarlo bien, disfrutar la una de la otra. Desconectar de unas cosas para conectar con nosotras mismas.

Les dije a mis hijos Iris y Eros que no nos molestasen mientras nos dábamos un baño Alma y yo; exactamente les dije: «Dejadnos, que tenemos que conectar Alma y yo».

Estuvimos mucho rato en la bañera juntas, quería conseguir que Alma se riera, que disfrutara y yo con ella. Besos, caricias, palabras de mucho amor.

Ella es una chica muy terremoto y no para quieta ni un minuto, no fue tarea fácil, la verdad, porque estuvo todo el rato trasteando con los geles y el grifo. Llegó un momento en que se le arrugaron tanto los deditos que estaba asustada y ella insistía en salir de la bañera.

No me opuse, la saqué y me derrumbé.

Nos fuimos a la cama las dos desnudas y ahí de repente surgió, ella se enganchó al pecho, primero uno y luego el otro, no me lo podía creer. Empezó así y parecía que se había vuelto más demandante que antes si cabe. Seguimos a tope con mucha mucha teta y con muchísima demanda de teta y de mami. Todos estaban expectantes y yo más, porque no creía que pudiéramos conseguir un nuevo retomo de lactancia a tope.

MARÍA JOSÉ ARCAS

No me creé expectativas respecto a la lactancia antes del nacimiento de Mateo. Me regalaron el libro de Carlos González, lo leí y ya está. Fui a las clases preparto y no quise informarme más, quise esperar a ver cómo transcurría todo.

Mateo nació y todo fue muy fácil. Nada más nacer hicimos el piel con piel y yo ya tenía calostro y Mateo mamaba de maravilla. Así que entonces empecé a buscar información sobre lactancia y te encontré a ti, Alba Padró, mi guía, no solo teórica sino espiritual, durante toda mi baja maternal de 6 meses. Te escuchaba todas las mañanas temprano, pues por aquel entonces hacías todas las mañanas directos en Instagram y contestabas preguntas. Me sirvió muchísimo y me enamoró la lactancia tanto que pensé que me había equivocado de profesión. Contigo lo aprendí todo, incluso a superar una obstrucción una noche. Durante esos 6 meses vi nacer LactApp y me alegré muchísimo por todos los avances que os veía, me daba la sensación de que crecíamos a la vez.

Volví al trabajo y Mateo se quedó con su padre en casa, y continuamos con lactancia materna exclusiva. Yo me iba a las 8 y llegaba a las 15 h, así que no me puedo quejar, sé que hay muchas que lo tienen peor. A los 11 meses, Mateo empezó la escuela y continuamos con la lactancia. La pediatra alucinaba con lo bien que lo llevábamos y me preguntó dónde me había formado tanto; por supuesto, le di tu nombre y mencioné la app.

Mateo era muy demandante y depende del cansancio que yo tuviera lo llevaba mejor o peor, pero estoy muy contenta, pues estuvimos más de 18 meses disfrutándonos. Cuando mi hijo mamaba se paraba todo, no pensaba en lavadoras, en comidas o en obligaciones laborales; es curioso, solo estábamos él y yo.

Pero tomé una decisión y no quería, no me apetecía y pensaba que no podría superar (y, a la vez, que me quedara un buen recuerdo de la lactancia) la crisis de los 2 años. Así que antes quería destetar. Esa fue mi decisión.

No tengo ningún truco, no tengo ningún consejo, pero tengo la sensación de que fue muy paulatino; puede que empezara sobre los 15 meses o antes y duró hasta pasados los 18.

Fui esquivando algunas de sus demandas y mi pareja empezó a darle un biberón por la noche; luego ese biberón de la noche lo eliminamos también. La alimentación complementaria también ayudó.

No fue fácil. Para ninguno de los dos. Yo a veces quería y a veces no. Y si algún día me arrepentía de estar destetando, pensaba: «No te preocupes, puedes abandonar». Pero a los dos días tenía ganas de destetar otra vez, así que por eso se alargó.

Como Mateo ya iba a la «guarde», cuando lo recogía demandaba mucho y eso me agotaba, pero también me hacía sentir culpable, pues eres consciente de que te necesita.

Además, no quería negarle teta a todas horas, así que a veces me dejaba llevar y pensaba: «Ya llegará».

De vez en cuando le decía que mamá estaba cansada de darle teta, quería ser sincera, pero tampoco se lo decía constantemente.

Y así fue. No sé explicarte más.

Guardo un magnífico recuerdo de la lactancia, solo recuerdo cosas maravillosas. Y sé que hubo momentos duros, pero pasa como con el parto, que lo duro se olvida y solo queda lo bueno.

Del destete recuerdo que había sentimiento de culpa y, en mi caso, lo compararía con el embarazo, pues es un proceso largo de meses; no me planteé hacerlo de un día para otro, sino que caminé por el camino hasta llegar al final.

MAYTE

De los 25 meses a los 3 años

He sido una afortunada por poder cuidar de mi hijo desde que nació. La lactancia al principio fue muy dura y la salvé gracias a las pezoneras. Con unos 3 meses pude quitarle las pezoneras. Con momentos difíciles y a pesar de todos los comentarios, conseguí hacer lactancia materna exclusiva que se fue extendiendo en el tiempo de forma natural porque yo estaba bien y mi hijo también. Por el trabajo de mi marido nos fuimos de España los tres, mi marido, mi hijo y yo, y todo lo que nos ha ocurrido ha sido estando solos, sin poder recibir ayuda de familiares o amigos.

En diciembre del año pasado, con casi 2 años y medio, seguíamos estando todo el día juntos y la verdad es que estaba muy demandante de la teta. Cada vez que me sentaba en una silla, me levantaba la camiseta, y si estaba de pie, me agarraba fuerte para que me agachara. A pesar de toda la teta que tomaba, también se tomaba 2 vasos de leche de vaca al día, en el desayuno después de su teta y en la merienda. Era bastante agobiante a veces, porque no me dejaba hacer nada. Ya llevábamos un tiempo queriendo buscar un embarazo y decidimos que era el momento. Mi duda era qué iba a pasar con mi hijo y la teta, cómo iba a reaccionar si me disminuía la producción de leche. Necesitaba la teta para todo, era lo único que quería recién despertado, para calmarse cuando se caía, cuando tenía un berrinche, para dormir, en los despertares nocturnos. Pero decidimos arriesgarnos y fuimos a por ello. En febrero estaba embarazada. La alegría era máxima, pero el miedo por el destete de mi hijo también. Y poco después empezó la pandemia. Tuve muchas molestias durante el primer trimestre y cuando todo parecía que iba pasando, empezó nuestra pesadilla. En la ecografía de las 12 semanas tenía la translucencia nucal aumentada y me hicieron analíticas que como resultado dieron riesgo alto para trisomía 21. Ilusa de mí, siempre pensé que todo acabaría bien y que solo sería una pesadilla pasajera. Con las pruebas que tenía me dijeron que lo mejor era hacer amniocentesis, una experiencia muy desagradable física y emocionalmente. Y el primer tropiezo para mi hijo con la lactancia. Al terminar la prueba me prescribieron 24 horas de reposo absoluto; después, reposo relativo, pero 36 horas sin dar el pecho a mi hijo. Además del disgusto por tener que pasar por esa prueba, menuda angustia por mi hijo. Ese día tuve la prueba muy pronto y no le di pecho por la mañana.

Cuando llegué a casa, mi hijo no paraba de pedirme teta, pero su padre y yo, con todo el cariño que pudimos, le decíamos que mamá tenía pupa en la barriga y tenía que descansar, y me daba besitos en la barriga y seguía jugando, y aunque al rato volvía a pedirme, así nos pasamos el día. La noche fue mejor de lo que esperábamos, porque sin tomar teta se durmió acompañado por su padre. Al día siguiente, con el reposo relativo, le di pecho para dormir, tumbada en la cama, y después se lo llevó su padre y lo durmió él. Yo creía que tras esas 36 horas estaría bien, pero la cosa no fue así, porque por la amniocentesis tenía muchas molestias en la barriga que me duraron casi una semana. Así que tuvimos que cambiar la forma en que le daba el pecho para que las molestias fueran las mínimas. Tras varios días, mi hijo empezó a rechazar el pecho; cuando le decía si quería teta por la noche, me decía que no, que se quería ir a dormir con su padre. Pensé que había llegado el destete. Y llegó el resultado de la amniocentesis y lo que nunca imaginé que me dirían fue lo que tuve que oír.

Mi hija tenía trisomía 21, problemas de corazón y un grave problema en el intestino. Después de pensarlo, decidimos interrumpir el embarazo; sin duda, la peor experiencia de nuestra vida. Nunca imaginé que pudiera doler tanto. A raíz de todo esto, mi hijo no solo ya no necesita el pecho para todo; por las mañanas, cuando se levanta, pide su desayuno y después se pone a jugar. Si le ofrezco el pecho, siempre me dice que no quiere, y solo toma pecho para dormir la siesta y para dormir por la noche lo ha vuelto a pedir. Si se despierta a media noche, pide leche de vaca y se vuelve a dormir con su padre. Con los primeros síntomas del embarazo y la sensibilidad en los pezones tenía mucha molestia al dar el pecho, pero lo soportaba. Unas dos semanas después de la interrupción ya no tenía ese dolor, pero empecé a sentir una molestia más fuerte. Cuando mi hijo mamaba y me tocaba el otro pezón, sentía una molestia superior a mí, no sé si fue hormonal o qué, pero solo quería destetarle, no quería darle de mamar y a veces interrumpía la toma a medias. Han sido unas dos semanas muy difíciles en las que me he planteado seriamente destetar, pero ese rechazo tan bestia que sentía se me ha pasado un poco. Aún siento molestias si me pellizca el pezón, pero al menos no es tan desagradable. Me da pena, sobre todo por la razón que ha provocado este cambio. Todo esto solo me recuerda lo que he perdido, mi hija. Y la culpa (con razón o sin razón) de pensar que no me había cuidado tan bien como en mi primer embarazo, de pensar en la energía que pude perder en las primeras semanas con un niño tan demandante con el pecho, energía que necesitaba la hija que crecía en mi interior para poder ser una niña sana. Sé que no es así, que las razones son otras, pero estoy en el punto de andar buscando culpables por todo lo que nos ha pasado y uno de esos culpables siento que es la teta. Así que estoy con la angustia por no querer destetar a mi hijo; si lo desteto por esta razón, para mí sería un fracaso. Desde que supe que estaba embarazada deseaba dar de mamar a mi nuevo bebé, hacer tándem si podíamos, y nada de eso se va a cumplir. Destetar ahora sería un destete traumático, pero en este caso para mí, aunque hay momentos en que deseo hacerlo. Va a cumplir 3 años y me imagino que el destete anda cerca. Quisiera que fuera un destete natural por su elección, pero siento que si yo necesitara hacerlo, mi hijo no me pondría problemas, porque ya me ha demostrado que ya no necesita la teta tanto como yo creía. Desde el inicio pensé que la lactancia materna era un duro camino por recorrer hasta que esta se instauraba correctamente, muchas veces con muy poco apoyo del entorno, pero nunca imaginé que todo el tema de la lactancia podía ser tan duro emocionalmente casi 3 años después.

MARÍA JOSÉ BAEZA

....

Vega tenía 2 años y medio cuando vino al mundo su hermana Anna. Antes no hacía muchas tomas, pero su teta no la perdonaba.

Nació la hermana y continuamos con la lactancia en tándem, lo que me trajo una agitación por amamantamiento. Vega estaba más demandante, el posparto y todas esas emociones que te vienen de golpe y hacen que todo sea muy intenso creo que fueron el desencadenante.

Empezamos a reducir las tomas, solo para dormir y por la mañana. Por la noche hicimos destete nocturno con ayuda del papá. Si ella se despertaba, él iba con ella y la acompañaba hasta que se volvía a dormir. Las primeras noches con mucho llanto, paciencia y acompañamiento. En una semana los llantos eran cosa del pasado, a veces se despertaba y directamente llamaba a su papá, solo por estar acompañada.

Con el tiempo, dejó de pedir la toma de la mañana.

Después dejó de dormir siesta, por lo que eliminamos esa toma también. Solo quedaba la toma de antes de dormir, mi agitación estaba más controlada, aun así decidimos un destete completo. Su hermana estaba a demanda y para mí habían sido meses muy duros.

Ya con 40 meses, empezó a ir a dormir sin mamar. Lo conseguimos siguiendo la misma rutina, leer un cuento y acompañarla hasta quedarse dormida. Fue mucho más fácil de lo que pensaba, en este caso sin lágrimas.

Fue un destete progresivo, lo más respetado que pudimos y supimos.

Después mi agitación desapareció por completo y fuimos mucho más felices.

Anna sigue con su teta a demanda 16 meses después. Hasta que ella quiera o llegue el momento del destete.

ANA DEL PINO

Hice lactancia exclusiva con Alma hasta los 6 meses, que empezamos a introducir sólidos. A partir de ese momento, seguimos con el pecho hasta los 2 años y 9 meses. Cierto es que a partir de los 2 años empezó a ser algo cada vez más rápido, más corto, menos frecuente y, sobre todo, como consuelo o antes de dormir. Cuando Alma tenía 2 años y 9 meses hicimos un pequeño viaje a Disney y fue el momento perfecto. Por el día estaba rodeada de magia y no pedía; por la noche caía rendida en la cama... Digamos que acabó olvidándose. Al volver del viaje alguna vez lo sugirió; simplemente le dije que como había estado sin tomar unos días, ya no tenía leche. Lo vivió de una manera muy natural, sin traumas para ninguna de las dos, así que pude conservar toda la magia que había sido la lactancia durante tanto tiempo. A veces me da penita, pero estoy tan orgullosa de ambas...

CRISTINA MARTÍNEZ

La verdad es que llevaba desde las navidades de 2018-2019 mamando solo de un pecho; él lo decidió así. Por aquella época su lenguaje era muy limitado, pero se hacía entender muy bien por señas. Poco a poco aprendió a decir «esta» y luego las diferenciaba como «la grande» (la que no quería) y «la pequeña», en mi caso la izquierda. Yo tengo psoriasis y el inicio de la lactancia fue muy doloroso y no sabía la razón; todos me decían que el agarre era bueno, y las pezoneras tampoco me funcionaban (me dolía el más mínimo roce). Mi hijo no recuperaba el peso perdido tras el parto y la culpabilidad hizo de las suyas. Hasta que él no tenía alrededor de 2 meses no se dieron cuenta de qué me pasaba... El caso es que la piel de mi pezón derecho había desaparecido, me dolía mucho y estaba más cómoda dando el pecho con el izquierdo; creo que él notaba que cuando mamaba del derecho yo estaba más tensa y de ahí que él se haya sentido más cómodo mamando del izquierdo. A pesar de que cuando empecé a tratar el derecho y la piel se regeneró pude volver a dar de los dos con normalidad, creo que él siempre ha sacado más leche del izquierdo. Me extraía de los dos con sacaleches, hice extracción poderosa y suplementábamos con mi leche.

Yo tengo mucho pecho y la verdad es que nunca entendí qué significaba para él que una fuera grande y la otra pequeña, pero así ha sido desde siempre. De vez en cuando, yo le pedía que mamara de la que no quería y le preguntaba si salía leche; él le daba un par de chupadas, tampoco más, y decía que sí, pero poco a poco empezó a decir que no.

En septiembre de 2019 me llamaron para trabajar (soy interina en educación) después de un curso en blanco, y mi pareja y yo decidimos que cada noche lo dormiría uno de los dos, por turnos, dado que hasta entonces siempre lo había dormido yo (a la teta), pero llevaba un tiempo que tras mamar, decía «ya está», rodaba de nuestra cama a su cuna (tenemos cuna de colecho) y se dormía solo. Eso hizo que los días que lo dormía su padre (sin teta previa), el peque empezara a demandar algunas veces en el sofá antes de ir a la cama o por la mañana al despertar. Las primeras semanas, los días que lo dormía el padre incrementó la demanda, llegó a pedir incluso al volver de la escuela infantil.

Mi hijo llevaba un buen tiempo haciendo 3-4 tomas al día (hablo de días normales, en situaciones estresantes para él, por ejemplo, visitas, ese número aumentaba, obviamente) y con este «cambio» a la hora de irse a dormir, aumentó, pero poco a poco se acostumbró y volvió a 3 tomas diarias, llegando a reducirse a 2, pues con el paso de los meses la toma de media tarde la retiró también.

Todo esto que te cuento ha sido decisión del peque, yo en ningún momento hice nada por quitar la teta... Pero entonces, en febrero de 2020, decidimos que íbamos a intentar tener otro bebé y ahí empecé a plantearme la necesidad de ir destetando, porque sentía que mi cuerpo necesitaba un descanso antes de una nueva lactancia. No sabía el tiempo que nos iba a llevar y quería hacerlo de forma progresiva y respetada. Hacía tiempo que teníamos el cuento de «La fiesTETA» y lo íbamos leyendo, pero aunque a

Gael le gustaba el cuento y a veces decía que quería una «fiesTETA», a la hora de la verdad, cuando le preguntábamos si quería teta o «fiesTETA», seguía eligiendo teta, así que nos dimos cuenta de que aún no era el momento. Él elige sus lecturas nocturnas, así que lo leíamos únicamente cuando lo pedía.

Y entonces llegó el confinamiento y estar en casa, todos juntos, hizo que la demanda aumentara. Tampoco lo viví como un retroceso, me pareció algo totalmente normal, pero pronto descubrí que ese aumento simplemente era causado por la novedad, porque duró algo menos de un par de semanas y volvió a 3 tomas diarias y, de hecho, al hacer menos ejercicio y levantarse más tarde, dejó de echarse siesta y dejó, por tanto, de pedir después de comer. Y poco a poco, el cuento de la «fiesTETA» fue apareciendo más noches a la semana. Durante el mes de abril, si la noche anterior lo había dormido yo a la teta, no pedía por la mañana, pero si lo dormía su padre, al día siguiente pedía por la mañana y luego se dormía de noche a la teta... Ese día tocaba doble. Eso fue así durante un pequeño periodo de tiempo, porque a finales del mes de abril nos dimos cuenta de que solo mamaba cada 48 horas (la noche que me tocaba dormirlo a mí).

Fue ahí cuando empezamos a hablarle de lo mayor que era ya y a incrementar el número de veces que le preguntábamos si quería hacer una «fiesTETA»; le decíamos que él podía ayudar a preparar la tarta... Con la lectura del cuento él iba integrando que podía sentirse bien no solo con la teta de mamá, sino con otras cosas: abrazos, caricias, cosquillas... A nosotros nos funcionó ir sustituyendo la «teta para todo» de forma progresiva (durante más de un año) por todas esas cosas que también le hacían sentir bien.

De repente, un día, a mediados de mayo, me dijo que ya no quería más teta, aunque al ratito me pidió y, obviamente, le di. La noche que me volvió a tocar dormirlo, misma historia, pero esta vez cuando me pidió teta, de pronto, mientras yo se la ofrecía, él rodó a su cuna y dijo «No, no quiero». Así varias veces. Su lucha interna era evidente, a mí me dio un poco de pena, pero entendí que estaba siendo su decisión, algo así como cuando de adultos hacemos un sacrificio tipo «No me como este pastel, que quiero hacer dieta». Al día siguiente hicimos una «fiesTETA» confinada, con su tarta y su canción inventada con la melodía de cumpleaños feliz.

La tercera noche que me tocó dormirlo (y llevábamos, por tanto, seis) pasó lo mismo, pero menos veces. Decía que quería, yo le recordaba que había tenido su «fiesTETA», pero que si quería mamar, no pasaba nada, y él decía que no y se iba a su cuna. Me pedía tocarlas, eso sí (algo que sigue haciendo a día de hoy). La cuarta noche (una semana después del último día sin mamar) no se resistió y dio un par de chupadas. Y entonces dijo: «No quiero, ya no sale leche». Y hasta hoy.

A veces le pregunto si quiere y dice que no. En cuanto nos dejaron reunirnos con amigos, hicimos otra «fiesTETA» con sus amiguitos, pícnic en un parque al aire libre, con otra tarta, que la verdad creo que ayudó a reforzar el proceso. Ha ayudado mucho también que él lo contara a la familia en las videoconferencias que hicimos durante el confinamiento. Ahora, que estamos de vacaciones, sigue contándoselo a gente que no habíamos visto en todo este tiempo. Sentirse mayor le gusta. Además, todo este proceso le ha coincidido con que decidió que no quería usar pañal, así que como lo contamos a la vez (dejó la teta y ya no usa el pañal), se refuerza a sí mismo la idea de lo mayor que es. Creo que al final haber respetado sus tiempos ha servido muchísimo para que haya sido una decisión que se forjó prácticamente sola en él, porque nunca le negué la teta siempre que la pidió, aunque es cierto que llegó un momento (cuando ya mamaba cada 48 h) que le alentábamos con palabras.

KILOMBÈ

....

Yo siempre he tenido claro que quería un destete tardío, mi idea era esperar a que él estuviese preparado y que fuese su decisión, pero por desgracia no fue así.

Cuando mi hijo tenía 18 meses, me quedé embarazada de nuevo y empecé a sentir un rechazo muy grande; es una sensación horrible, porque lo amas y sientes culpabilidad, pero es inevitable. Sentía dolor y una sensación muy desagradable cuando mamaba; aun así, conseguí seguir con la lactancia materna, aunque le daba poquito, unas tres veces al día y tomas no muy largas.

Me sentía orgullosa porque había conseguido luchar contra mi propio cuerpo por él, y por mi convencimiento de que hacía lo correcto, y pensaba que con el nacimiento de mi hija esa sensación desaparecería y podría amamantar en tándem.

Pero lo que ocurrió fue todo lo contrario: con el nacimiento de su hermana, mi rechazo se incrementó. No soportaba darle pecho, me dolían hasta los dientes cuando mamaba, y él quería mamar cada vez que su hermana recién nacida lo hacía.

Por todo esto tuve que tomar la decisión de destetarlo. Por suerte, él es un niño muy bueno y tenía casi 2 años y medio, por lo que lo entendió bastante bien. Hablé con él para explicarle que era mayor y que no podía darle más el pecho, y aunque tuvimos unos días duros, se adaptó antes de lo que hubiese imaginado. Mi truco, si es que existe algún truco, fue cambiar el pecho por mucho amor, lo abrazaba y lo acunaba siempre que quería pecho y poco a poco se acostumbró.

Hoy mi hija pequeña tiene 19 meses y continúa mamando, espero que por mucho tiempo, todo el que ella quiera, pero ya os contaré.

Estrella Ibáñez

Nuestro destete no fue el deseado, pero al final fue el que tuvo que ser. En septiembre de 2019 me quedé embarazada de mi segunda hija. En diciembre empecé a sentir agitación cada vez que tomaba y cada vez iba a más. También se intensificaron los berrinches de la niña y la relación madre-hija no era buena debido a esto. La niña acababa de cumplir 3 años en octubre. El 2 de enero de 2020, decidí dejar de darle pecho a mi hija para evitar causarle daño físico y psicológico. Esa noche lloró un minuto, le expliqué lo que me pasaba cuando tomaba, que tenía mucho dolor y eso hacía que me alterase mucho, y aunque no le parecía muy bien, lo aceptó. Estuve machacándome una semana lamentando el no haber conseguido un destete respetuoso hasta que me di cuenta de que lo nuestro también lo fue, ya que no sé qué habría pasado de seguir dándole el pecho con la agitación. Desde el destete pararon las tensiones, los berrinches y empezamos nuestra nueva relación madre-hija. Estos 3 años y 3 meses de lactancia maravillosa han dado paso a una relación de amor más maravillosa todavía.

María José

Tengo tres hijas y tres destetes muy diferentes. La primera estuvo con lactancia materna hasta los 24 meses y entonces desteté de noche, ya que se me hacían las noches eternas con la niña enganchada. Le conté que la teta de noche dormía y no se la podía molestar, y de día estaba despierta y podía tomar su leche. Me fue bien porque era invierno y las noches son más largas. Me quedé embarazada 2 meses después y ella sola dejó las tomas de día en cuestión de una semana.

Con la segunda el destete fue completo a los 23 meses. Coincidió que tuve que trabajar un fin de semana entero muchas horas y se quedaban a dormir en casa de los abuelos, así que el domingo por la noche cuando nos reencontramos después de dos días sin vernos, me puse unas tiritas en los pezones y cuando me pidió le mostré que tenía dolor y que se tenían que curar. No me pidió nunca más, pero sí que necesitó tocarme la teta para dormirse durante medio año más.

Con la tercera llevo 34 meses de lactancia. Cuando cumplió los 2 años intenté el destete total después de pensarlo durante más de 3 meses. Lo conseguí dos días, pero al tercero no había manera de dormir y acabé cediendo y dándole un poco. Así que decidí darle solo para dormir. Desde entonces llevamos 10 meses de lactancia solo para dormir y no siempre. Y la verdad es que ahora mismo no me planteo dejarlo del todo, estamos muy a gustito a la hora de dormir y además, como es mi última hija, es una forma de alargar esa sensación de tener un bebé en brazos.

RUTH ARAUJO

De los 31 meses en adelante

Estaba yo en el primer trimestre de mi segundo embarazo y notaba mucha sensibilidad en los pezones. Mi hija mamaba poco y decidí destetar antes de que esa sensibilidad que tenía se convirtiese en dolor, no quería nada negativo en nuestra lactancia. Tuve mucha suerte de que mis suegros me ayudasen. Aprovechamos que era verano para que se fuese con ellos una semanita. En esa semana le costó dormirse sin teta, pero con las caricias de su abuela conciliaba el sueño sin ponerse triste. Cuando nos reencontramos fue muy bonito, lo primero que hizo fue meter la mano en mi escote y nos dimos muchos besos y abrazos. Al quedarnos solas me susurró que quería teta y le expliqué que quizá, después de tantos días, ya no sabría mamar. Y así fue, lo intentó pero no sabía. Lloró un poco y la acompañé, estaba pasando su duelo. A partir de ese día me toca mucho los pechos, sobre todo para dormir.

Cuando nació su hermano le explicó que de la teta salía leche y de vez en cuando me pregunta si me acuerdo de cuando ella tomaba tetita. Nuestra lactancia empezó y acabó de la mejor manera posible.

NOÈLIA MUÑOZ

Siempre supe que la lactancia era cosa de dos y mientras mi hija Emma y yo estuviéramos bien, el resto no importaba. Todo cambió cuando mi hija estaba a punto de cumplir los 3 años. En esa época tomaba teta en la siesta y por la noche, y fue en ese tiempo cuando empecé a sentir agitación cuando me pedía pecho por la noche. Nunca había entendido eso de la agitación hasta que lo viví. Es una sensación horrible y unos sentimientos difíciles de explicar. Pasaba mucha angustia mientras le daba y no podía dejar de pensar en salir corriendo y huir bien lejos. Hablé con mi marido y le dije que no podía más y que necesitaba destetarla por la noche. En un fin de semana lo hicimos, ya que él no tenía que madrugar y podía dedicarse a ello. El plan era que yo me iba a dormir a otra habitación y él se ocuparía de ella si se despertaba. Cabe decir que a Emma la acostábamos ya en su cama leyéndole un cuento, tanto él como yo. Ya no dormía con la teta desde hacía unos pocos meses. Dormía en su cama la primera parte de la noche y después solía venir con nosotros a nuestra cama. Unos días antes fuimos explicándole el cuento de la teta cansada, le dijimos que si se despertaba ya no habría teta, pero sí que habría muchos abrazos. Fuimos preparando el terreno lo mejor que pudimos.

Así lo hicimos. La primera noche se despertó y él se la llevó con él a la cama de matrimonio. Sollozó un poco, pero se calmó al momento, mi marido le acarició la espalda y se abrazaron, así durmieron. Fue un éxito la primera noche, pero no sabíamos que lo peor estaba por llegar. La segunda noche fue la más difícil. Emma ahí se dio cuenta de que iba en serio, de que se terminaba la teta por las noches, y lloró más, quizá fueron cuatro o cinco minutos de negociación, lloros... pero a mí se me hicieron eternos. Lo oía desde la otra habitación como una espectadora. Al final, abrazándose a él, mi hija se durmió. La tercera noche fue simplemente despertar e irse a la cama con su padre, sin dramas.

Yo tenía miedo a volver a la cama de matrimonio, a que ella viera que estaba ahí y pidiera... pero tenía que pasar. Comenzó la semana y su padre se fue a trabajar muy temprano, sobre las 4 de la mañana. Emma se despertó al poco tiempo y fui yo a buscarla. Hizo amago de querer tomar teta, pero le dije que no, que mejor dormir abrazadas, y así fue el destete nocturno. Se abrazaba a mí, metía la mano en el escote y volvía a dormirse.

Continuó tomando el pecho a la hora de la siesta si yo estaba en casa; si no, se dormía sin teta. Yo trabajo tres días fuera de casa, así que ya eran cuatro días a la semana lo que le daba. Había semanas que tomaba cuatro veces y había otras que eran solo dos o tres; si estábamos fuera de casa y estaba entretenida, ni se acordaba de la teta. Llegaron las vacaciones de verano cuando ella tenía 3 años y 2 meses, y ese fue el final. Los días de playa, piscina y juegos con sus primos la dejaban agotada y caía rendida a la hora de la siesta sin necesidad de mamar. Ya veníamos de solo tomar una o dos veces a la semana y ahí fue el final. Siempre recordaré la última vez con cariño. Me sentía preparada para aceptar el final y ella también. Una vez que volvimos a Inglaterra, donde vivimos, no volvió a pedir. A la hora de la siesta simplemente nos acurrucábamos en el sofá, ella con la mano metida en el escote, por supuesto, y a dormir.

Carmen Bejarano

....

El destete de la primera fue un largo tira y afloja en el que no estaba a gusto, pero me daba pena, noches eternas de mil despertares (me despertaba muy incómoda) y amanecer exhausta. Cada noche explicaba el cuento de la teta se va a dormir, pero eso todavía le creaba más demanda...

Llegó el destete del pequeño. Lo primero fueron las tomas nocturnas. Segura de mí misma (punto importante) y sin sentirme mal (con el convencimiento de que era lo mejor para los dos, mamá feliz, bebé feliz), y armándome de paciencia, empezamos el proceso.

Última toma en el salón y en la cama caricias y nanas (no usaba chupete). Por la mañana, hacia las 6.00, primera toma en la cama y durante el día barra libre. Pasado un mes más o menos, él solo fue bajando la frecuencia; a veces me pedía a los 10 minutos después de haber mamado y le distraía con otras cosas.

Pasados un par de meses más, mamaba ya solo unas tres veces al día. Nos fuimos de vacaciones y el primer día no pidió teta... ni el segundo ni el tercero, y así pasaron dos meses.

Al llegar a casa y entrar en nuestra habitación y subirse a la cama, puso cara de «Ayyy, Dios, que se me ha olvidado la teta» y solo dijo «Teta» y me indicó que me tumbase con él en la cama. Empezó a tratar de quitarme la camiseta y le dije que ya no.

Pasados unos días, al salir de la ducha, se acercó riéndose a una teta y, con la broma y jugándome el tipo, le dejé. ¡Pues no sabía mamar! Después de tres años con sus días y sus noches, un bebé enganchado a la teta se había olvidado en solo dos meses de cómo mamar.

MARIA MALLO

....

Tenía 4 años y 3 meses, solía tomar teta solo para dormir y de repente me dijo que era demasiado mayor para eso y que no quería más; así, de un plumazo. Yo salía de cuentas en pocas semanas y pensaba que íbamos a hacer tándem. Lo acepté pero me quedé con la

sensación de que alguien bienintencionado le había metido eso en la cabeza. Nunca lo sabré, lo cierto es que luego nació su hermano y no hizo por reengancharse ni mostró celos.

OIANE RUIZ

....

Clara nació en octubre del 2012. Su lactancia tuvo algunas dificultades al principio, sobre todo porque unos años antes me habían extraído un nódulo de la mama derecha y —nos dimos cuenta al comenzar la lactancia— me cortaron conductos o nervios, por lo que ese pecho no producía más que unas gotas. Ni sacaleches ni extracción manual, nada funcionaba. Sin embargo, Clara se acostumbró pronto a mamar solo de una teta y así todo fue maravilloso en cuanto a la lactancia.

El primer hito del destete fue el destete de la teta para dormir, algo que a mí me pesaba mucho, porque era más de una hora que yo debía estar con la teta en la boca de ella, que ya tenía 2 años, para que se durmiera. Le expliqué que íbamos a tomar teta en el sillón y luego íbamos a dormir. Costó unas dos o tres noches, pero enseguida fue amigándose con la metodología. Cuando despertaba por la noche (colechábamos), teta y a seguir durmiendo. Así, yo, que pensaba que había llegado el momento del destete porque me sentía muy muy cansada, me di cuenta de que en verdad lo que me ocurría era que esa teta para dormir me agotaba mucho. Una vez que ya no estuvo, pudimos seguir disfrutando de nuestra lactancia.

A los tres meses me quedé embarazada por segunda vez. Mi idea no era ir por el tándem pero no me sentí con fuerzas para destetar a una niña al tiempo que le contaba que se convertiría en hermana mayor. Confiaba en que el embarazo haría lo suyo y se destetaría sola, pero eso no sucedió. Algunos días ni siquiera la pedía. Por la noche tomaba unos segundos y la soltaba. Yo sentía que no salía nada y, sin embargo, ella, persistente, me decía que sí.

Cuando nació Tomás, pasó algo que no esperaba en lo más mínimo, puesto que Clara estaba «prácticamente destetada»: al ver que la teta volvía a estar llena de leche, Clara, de 3 años y 3 meses, volvió a pedir teta como si fuera recién nacida. A cada toma que hacía su hermano, ella esperaba para tomar después (porque recordemos que yo tenía solo una teta para ofrecerles a ambos). Fueron días muy muy agotadores. Cerca del mes, ella poco a poco volvió a su ritmo de teta de antes; tomaba solo un momentito de teta antes de irse a dormir. Fuera de esa teta, solo pedía en momentos muy específicos; por ejemplo, si algo le había generado mucho miedo o angustia.

Así pasó el tiempo. Nuestro tándem duró dos años y ocho meses. Cuando Clara estaba a dos meses de cumplir 6 años, y aunque ella realmente tomaba muy poco, yo sentía que estaba cansada, que solo quería darle la teta a uno de mis hijos, ya no a ambos. Entonces, una noche, conversé con ella, le expliqué lo cansadas que estaban las tetas y cuánto le habían dado. Le sugerí que tomara un día sí y uno no. Así estuvo unas dos semanas, cuando un día que «tocaba» no lo pidió, y otro y otro. Cuando hacía una semana que no pedía, se acordó y me pidió. Le dije que ya que había visto qué bien podía dormir sin la teta y que evidentemente no la necesitaba ya tanto, qué le parecía si seguimos probando como estaba, sin teta. Y así, sin demasiada complicación, llegó para Clarita su destete definitivo. Hoy está cerca de cumplir 8 años y todavía recuerda muchísimo sus días de teta.

Su hermano tiene 4 años y medio y todavía toma, y siento que, aunque esta vez no esté en tándem, poco a poco vamos acercándonos al destete.

DANIELA

....

Nuestra historia de destete es de lo más normal, pero llegó cuando Pablo (mi hijo mayor, que ahora tiene 6 años) tenía 3 años y medio y ya había empezado el cole.

En septiembre de 2016 empezó el cole. Vivimos en Francia y aquí lo de lactar más allá de los 6 primeros meses o más allá del año está verde y además diría que como mal visto...

El caso es que a mí siempre me dio

igual y mi hijo tomaba teta a demanda, hasta que un buen día llegó del cole y al ir a acostarse me dijo: «Hoy no más teta, Pablo ya no es un bebé» y de manera radical cortó el grifo. Le pregunté el porqué de esa decisión, pero la respuesta siempre fue la misma: «Pablo es mayor». Estoy convencida de que alguien en el cole le dijo que la teta es de bebés. Nunca lo sabré.

Mi segundo hijo tiene 10 días y el mayor cuando le ve tomar teta me dice: «¿Yo puedo tomar un poco? Porque cuando era pequeño me gustaba».

VANESSA PENEDO

....

Leo siempre fue muy muy de teta, teta para todo. Toda solución, consuelo, comienzo de algo nuevo, sueño, nerviosismo, caída, todo se pasaba con teta.

Hubo momentos de muchísima demanda, recuerdo aún la cuarentena. Ufff, tomaba teta cada 20 minutos y también recuerdo los continuos despertares. Cuento todo esto para poner en antecedentes que para él la teta era lo más y que tomaba muy a menudo.

Sí me planteé varias veces destetar, por el agotamiento, pero luego le veía lo feliz que era y me pesaba más el dolor de imaginarle pasarlo mal por destetarle que estar yo agotada. Y así llegamos a los 40 meses.

En este punto ya solo hacía una toma al levantarse; como el que antes de comenzar el día necesita café, él necesitaba su teta para empezar la jornada.

Y hacía otra toma para dormirse. Durante el día, por norma general, ya no tomaba, salvo que se hiciera daño, estuviera muy cansado o algo extraordinario como estar enfermo, cosa que ocurría muy poco.

De repente, una mañana se despertó y yo, como todas las mañanas, me saqué la teta para dársela, y él se fue al baño a hacer pipí y después al salón a jugar... Yo me quedé un poco extrañada y lo llamé para preguntarle si quería teta. «Leo, cielo, ¿y la "teti"?»

«No quiero, mamá.»

Ufff, me recorrió un escalofrío. Le pregunté por qué y me respondió algo sencillo y evidente: porque no le apetecía. Y siguió a lo suyo. El resto del día estuve pensando si eso sería el fin y hasta me planteé si a mi pecho le pasaría algo que hubiera hecho que la leche cambiara de sabor. Pero luego pensé que igual había sido solo en ese momento.

Esa noche tomó para dormirse muy poquita y listo.

A la mañana siguiente ocurrió lo mismo. Se levantó y pasó de la teta. Le pregunté si no le gustaba su sabor y me dijo que no, que no tenía ganas. Esa noche ya tampoco tomó, y desde entonces hasta ahora.

Así de fácil y de desconcertante. De un día para otro, mi hijo, ese al que la sabiduría popular tachaba de que tomaría teta hasta los 18, se había destetado él solo, sin más. Por un lado sentí alivio de que sucediese así, sin dolor, de forma natural, sin que resultase traumático.

Pero por otro a mí me pilló un poco fuera de juego, sin haberlo visto venir ni estar preparada. Le preguntaba varias veces qué sucedía y volvía a repetirme lo mismo: que ya no le apetecía.

Esta es nuestra historia, una lactancia muy agotadora, pero que cuando llegó a su fin me generó un sentimiento de duelo durante un tiempo. Ahora estoy dándole el pecho a su hermana y a él le encanta verla mamar e incluso me indica de qué pecho he de darle en la siguiente toma, ja, ja, ja.

GEMA

AGRADECIMIENTOS

Hora de agradecer. Si habéis leído *Somos la leche*, sabréis que esta parte es muy importante para mí. ¡Si el agradecimiento moviera el mundo, todo sería distinto!

Familia: Rome, Baba, Maria y Abril... Os quiero infinito.

Gracias por soportar mis horarios locos, mis ausencias y que viva pegada a un ordenador. Os quiero y os agradezco la paciencia infinita que tenéis conmigo y con tanta teta. Hemos vivido unos años complicados, pero aquí estamos buscando el camino, o sea que ¡a por ello!

Gracias también a mis dos peludas, que durante el confinamiento y la redacción de este libro se encargaron de llenar el ordenador de pelos y obligarme a hacer pausas. Sia, te echo de menos.

Maria y Laia, qué decir de las mejores socias del mundo. Soy muy afortunada por poder compartir todo lo que compartimos día a día. ¡Deberían clonaros! Cuando pensamos que nos quedábamos en Chile confinadas, Maria lo tenía

claro (como siempre): «Acabas el libro y yo escribo el mío». Siempre un paso por delante, lo que sueñas se cumple pero, ¡te recuerdo que falta el tuyo! Y Laia, ahora te toca a ti ¡y lo sabes! Eres grande, eres maravillosa, es una suerte poder compartir y aprender juntas. ¡No lo dudes nunca!

Gracias a las dos por cada comentario y cada propuesta de mejora, por las horas de risas y las horas de llantinas y crisis en las que nos hemos sostenido unas a otras.

Y al chico del equipo: Enric, que te llevo ventaja, ¿al menos ya has plantado el primer árbol?

Gracias, Anna. Aparte de ser la mejor veterinaria del mundo y tener la santa paciencia de aguantarme como madre de mis peludas, nos has regalado el texto de vuestro destete y has revisado este libro: ¡mil gracias!

Mil gracias también a Hiba Abouk por dejarse engañar y decir que sí a la primera cuando le pedí que escribiera el prólogo de este libro. Gracias.

A Irina Comesaña Kotliarskaya y su madre, por su traducción y explicación correspondiente del texto de Tolstói.

A Ares, Alejandra, Alba, Olaya, Helena por compartir sus destetes y estar tan presentes estos meses de creación del libro.

A todo el equipo de LactApp, LactApp Clinic y LactApp Shop, por todo su cariño.

Gracias a Teresa Petit, mi editora, que tenía claro que el segundo libro era sobre el destete, ¡siempre me lo pones todo tan fácil...!

Gracias a todas las madres que estos años me han permitido acompañarlas y aprender con ellas.

A toda la comunidad mañanera de Instagram que sigue a horas intempestivas el «preguntas y respuestas» siempre con nuestro grito de guerra. ¡Mucha teta!

Y, por último, gracias infinitas a todas las mujeres que han compartido sus vivencias de destete conmigo y que han ayudado a que este libro sea una realidad. Ya os dije que no podían estar todos los relatos (he recibido más de quinientos), pero mil gracias a cada una de vosotras por vuestra generosidad.

P. D.: Hace años que este libro estaba en un cajón (bueno, en una nube virtual, ya me entendéis), pero por falta de foco no lo había terminado. Durante los meses de confinamiento por la pandemia de COVID-19 me puse manos a la obra para que saliera a la luz. Han sido unos meses muy duros para todos y muchas mujeres se han visto solas, sin ayuda ni información, tanto de lactancia como de destete. Muchas de vosotras os planteasteis destetar en pleno confinamiento por el aumento de demanda de vuestros bebés a pesar de que la realidad era muy compleja: muchas de vosotras estabais solas sin ninguna ayuda familiar o con la pareja aislada por covid, mujeres sanitarias que tenían que volver a trabajar atendiendo enfermos de covid y que no sabían si era o no seguro mantener la lactancia, con la imposibilidad de salir a la calle para distraer a los niños. Y aun así lo habéis conseguido. He aprendido mucho de vosotras. Ver cada una de las circunstancias y la gran necesidad de información fue lo que me dio la fuerza necesaria para ponerme a ello y terminar este libro que acabas de leer.

Nunca vamos a olvidar todo lo que nos ha tocado vivir.

Papel certificado por el Forest Stewardship Council®

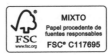

MIXTO
Papel procedente de
fuentes responsables
FSC
www.fsc.org   FSC® C117695

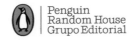

Penguin
Random House
Grupo Editorial

Primera edición: marzo de 2021
Primera reimpresión: abril de 2021

© 2021, Alba Padró
© 2021, Penguin Random House Grupo Editorial, S.A.U.
Travessera de Gràcia, 47-49. 08021 Barcelona

Printed in Spain – Impreso en España

ISBN: 978-84-18055-00-3
Depósito legal: B-657-2021

Compuesto en M. I. Maquetación, S. L.
Impreso en Gráficas 94 de Hermanos Molina, S. L.
Sant Quirze del Vallès, Barcelona

DO 5 5 0 03